# 朱丹溪传世名方

主　编◎ 盛庆寿

U0207084

中国医药科技出版社

# 内 容 提 要

朱丹溪，金元四大家之一，滋阴派创始人。本书全面收录了朱丹溪独创方剂，并对方剂的临床应用情况进行系统整理。全书内容丰富，资料翔实，具有很高的文献价值和学术价值，能够帮助读者开阔视野，增进学识。

**图书在版编目（CIP）数据**

朱丹溪传世名方／盛庆寿主编. —北京：中国医药科技出版社，2017.10
（大国医系列之传世名方. 第二辑）
ISBN 978-7-5067-9342-1

Ⅰ. ①朱…　Ⅱ. ①盛…　Ⅲ. ①方书-汇编-中国-元代　Ⅳ. ①R289.347

中国版本图书馆 CIP 数据核字（2017）第 119558 号

**美术编辑**　陈君杞
**版式设计**　张　璐

出版　中国医药科技出版社
地址　北京市海淀区文慧园北路甲 22 号
邮编　100082
电话　发行：010-62227427　邮购：010-62236938
网址　www. cmstp. com
规格　710×1000mm ¹⁄₁₆
印张　18¼
字数　238 千字
版次　2017 年 10 月第 1 版
印次　2017 年 10 月第 1 次印刷
印刷　三河市国英印务有限公司
经销　全国各地新华书店
书号　ISBN 978-7-5067-9342-1
定价　**38.00 元**

# 丛书编委会

# 本书编委会

主　　编　盛庆寿

副主编　王　迪　郭洪武　吕清国　黄　中

编　　委（按姓氏笔画排序）

王　武　王　迪　韦　翠　古训东

吕　和　吕清国　刘继民　齐文龙

许峰铭　杜雨锡　杜娇娟　李东华

李文佳　李国峰　余学竟　张国星

洪影霖　郭　迪　郭洪武　黄　中

黄鸿娜　盛庆寿　韩林轩　赖国权

管　明

# 出版者的话

中医名著浩如烟海，积淀了数以千年的精华，养育了难以计数的英才，昭示着绚丽无比的辉煌。历史证明，中医的成才之路，非经典名著滋养下的躬身实践，别无蹊径。名医撰医著，医著载医方，源远流长，浩如烟海。历代名医凭借非凡的智慧及丰富的临床实践，创制了诸多不朽的传世名方。

本套丛书以在方剂学方面确有创见的历代名医为主线，选择代表性名医，将其所撰医著中的医方进行了全面系统的搜集整理。《大国医系列之传世名方》（第一辑）于 2013 年初出版后，受到广大读者的热烈欢迎，屡次重印。为此，我们组织专家编写了《大国医系列之传世名方》（第二辑），包括刘河间、朱丹溪、程钟龄、俞根初、吴又可与雷丰等，共计 5 个分册。第二辑延续第一辑的编写体例，每个分册分为上、中、下三篇，上篇简单介绍医家学术思想及遣药组方特色；中篇详细介绍了该医家方剂在临床各科的应用；另外，该医家还有许多名方不为世人所熟知，未见临床报道，则收入下篇被忽略的名方。每首方剂从来源、组成、用法、功用、主治、方解、方论、临床应用、临证提要等方面来论述。全书收罗广博、条分缕析，详略适中，既言于古，更验于今，既利掌握，又裨读者更好地熟悉、掌握历代名方的组方原理及临床运用规律，以适应当前临床实际的需要。

愿《大国医系列之传世名方》成为中医药院校在校学生和中医、中西医结合医生的良师益友；愿本套丛书成为医疗、教学、科研机构及各图书馆的永久珍藏。

中国医药科技出版社

**2017 年 6 月**

# 目 录

## 下篇 被忽略的名方

# 上 篇
## 滋阴大家朱丹溪

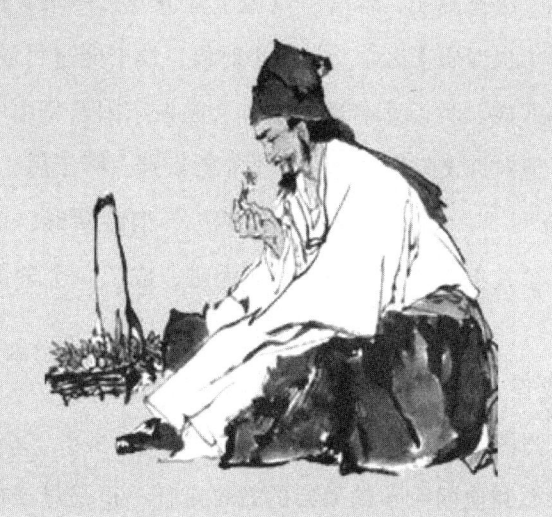

## 一、医家生平

### （一）生平简述

朱丹溪（公元1281～1358年），名震亨，字彦修，汉族人，元代著名医学家，婺州义乌（今浙江义乌市）赤岸人，因居住地有一条美丽的小溪叫丹溪，故被后世尊称为"丹溪先生"或"丹溪翁"。丹溪学术渊博，医术高明，治病救人往往一贴药即见效，人们又称其为"朱半仙"或"朱一贴"。朱丹溪以"阳有余阴不足"立论，力倡滋阴学说，并与刘完素、张从正、李东垣三位著名医家共誉为"金元四大家"。一生著书《格致余论》《局方发挥》《本草衍义补遗》《金匮钩玄》等，门人综合其学术思想，编辑《丹溪心法》综合性医书，并有多个版本。

#### 1. 出生于书香世家

至元十八年（公元1281年）11月28日，朱震亨出生在婺州义乌（今浙江义乌市），其祖父朱环，父亲朱元，母亲戚氏皆以孝道而闻名乡里，堂曾祖朱杓，精通医学，医德高明，曾著有《卫生普济方》一书。丹溪堂祖父也是宋咸淳进士，晚年也专研于医学。丹溪小时候，读书能过目成诵，日记千言，言章词赋，一挥即成。听说著名理学家许文懿在东阳八华山中讲学，专门传授朱熹的理学，他对许文懿讲授那套理学非常崇拜，听了后，"自悔昔之沉冥颠齐，汗下如雨"。他"每宵挟册，坐至四鼓，潜验默察，必欲见诸实践"。这样，他坚持学了几年，日有所悟，学业大进，成了一个学识渊博的"东南大儒"。

#### 2. 逆境中成长

然而，在朱丹溪14岁时（元贞元年即公元1295年），父亲因病去世，母亲一人承担起丹溪和他两个年幼弟弟的教育重任，正是母亲德行高尚和教导有方，丹溪得到了良好的教育，为以后成才打下了基础。青年时期的丹溪为人正直，仗义执言，"行侠于乡里"，敢于对抗官府，凡是自己认为对的事情都要据理力争，官府也惧怕丹溪，此时期培养了丹溪正直不阿的性格特点，为以后中国古代哲学和医学打下了良好的人格基础。

### 3. 而立之年始涉《内经》

朱丹溪 30 岁时，其母患严重的脾病，脾痛剧烈，当地名医都束手无策，丹溪为救母疾，遂苦读《内经》，经过 3 年的研读，终于治好母亲病患，并感慨："医者，儒家格物致知一事，养亲不可缺"（《格致余论》序）。

### 4. 三十六岁拜高儒学为师

36 岁时在强烈的求知欲驱使下，丹溪到东阳从师许谦（朱熹的四传弟子），经过了 4 年的努力，成为许谦的得意门生。学习理学这段时间使丹溪的哲学能力有了很大的提高。这段时间，丹溪曾参加过两次科举考试，但都没有考中。同时许谦也因病重而卧床不起，这时的丹溪已经深深的体会到了"不为良相，便为良医"的意义，在许谦的建议下，做出了断绝仕途，专心从事医学事业的决意。

### 5. 四十岁再拜医门

此时，朱丹溪已年近不惑，他不远千里，拜在刘完素再传弟子罗知悌门下学习医学，罗知悌为"宋理宗朝寺人，业精于医，得尽刘完素之再传，而旁通张从正、李杲二家之说"，但性格狭隘，自恃医技高明，很难接近。因此，朱震亨的拜师之路也非坦途，几次往返登门拜谒，均未得亲见，趑趄三月有余。但他心诚意真，求之愈甚，每日拱手立于门前，置风雨于不顾。罗知悌在了解朱震亨的为人与名声后，始获相见。谁知却一见如故。罗知悌对朱震亨说："学医之要，必本于《素问》《难经》，而湿热相火为病最多，人罕有知其秘者。兼之长沙之书，详于外感；东恒之书，重在内伤，必两尽之，治疾方无所憾。区区陈、裴之学，泥之必杀人。"这为丹溪思想形成奠定了丰富的医学基础。一年半后，罗知悌去世。丹溪安葬了师傅后回到义乌老家。朱丹溪医术有了长足的进步，济世救人，为百姓治病，丹溪 42 岁时，治愈了许谦多年的顽疾。数年后，"声誉顿著"。

**6. 名震江南，影响深远**

丹溪本着博学，治病无数，闻名于江南，对中医学贡献卓著，明确提出"阳有余阴不足"及"相火论"等理论。丹溪之学，在 15 世纪由月湖和田代三喜等传入日本，对日本的中医学影响深远。后世为彰显丹溪医学成就，将其列为"金元四大家"之一。至正十八年（1358 年），78 岁的丹溪与世长辞，葬于义乌东朱之郭头庵。

**（二）医学著作**

据有关文献记载，署名丹溪所撰的医籍达二十多种，但由于年代久远，部分著作如《伤寒论辨》《外科精要发挥》等已散佚无见。即使在存世的著述中，情况也十分复杂，有的是丹溪本人所撰；有的是其门人或私塾者整理或编撰；有的则是托丹溪盛名之伪作，如《产宝百问》，虽题朱氏撰辑，实由宋代齐仲甫的《女科百问》更名而来。

一般认为，《格致余论》是丹溪晚年见解甚深之作。本书最能反映丹溪的学术思想，堪称丹溪学说的代表作。《局方发挥》一书是为评论《太平惠民和剂局方》而作。《本草衍义补遗》主要是对寇宗奭《本草衍义》的补遗和阐发，以上三书是朱丹溪自撰。而《金匮钩玄》一书，署名元代朱丹溪撰，明代戴元礼补校，全书共三卷，集丹溪平素临床经验，包括内、外、妇、儿、五官等各种疾病一百三十八种。戴氏在整理过程中附入己解。《丹溪心法》一书系朱氏弟子根据丹溪学术经验和平素所述编撰而成，共五卷。内容分列内、外、妇、儿诸科疾病。《脉因证治》原题朱丹溪撰，全书分上下二卷，计内、外、妇等各种病证 70 篇。系后人采集《丹溪心法》《格致余论》等书的精要而成，故能反映丹溪的学术经验。《丹溪治法心要》一书题朱丹溪述，实为丹溪门人整理。全书共八卷，分述内、外、妇、儿各科病证一百五十四种，内容比较全面。以上四书均为丹溪门人所编著。故本书重点介绍前四部。

《格致余论》是朱丹溪的医学论文集，全书共一卷，收医论 42 篇。朱氏在序言提到，"又知医之为书，非《素问》无以立论，非《本草》无以立方。有方无论，无以识病，有论无方，何以模仿""仲景之书，而详于外感""东垣之书，而详于内伤"，本来，"医之为书，至是始备""医之为道，至是始明"，当时《局方》盛行，阃间南北，翕然成俗，医家和病人都受《局方》影响，不能正确辨证，滥用温补、香燥辛热之剂。然而，江南水乡之人，体质柔弱，不比北方人体质强健剽悍，受不得孟浪性烈之品，其地卑而热盛，湿热相火，为病甚多。"人之一身，阴不足而阳有余，虽谆谆然见于《素问》，而诸老犹未表章"，因此，朱震亨"不揣芜陋，陈于编册，并述《金匮》之治法，以证《局方》之未备，间以己意附之于后"。因此著书立说，"古人以医为吾儒格物致知一事，故目其篇曰《格致余论》"。朱震亨非常谦虚，在本书序言说"未知其果是否耶？后之君子，幸改而正诸"。

《格致余论》撰写于1347年，是我国最早的一部医话专著。《格致余论》涉及内容相当广泛，篇次排列没有规律，颇有随笔杂记之韵味，按所论内容分类，则大致有：论养生者，有"饮食色欲箴""养老论"等；论机理者，有"受胎论""阳有余阴不足论"等；论诊断者，有"涩脉论""治病先观形色然后察脉问证论"等；论治则者，有"治病必求其本论""大病不守禁忌论"等；论具体病证者，有"痛风论""疟论"等；论具体方药者，有"脾约丸论""石膏论"等。另外，还有其他杂论数篇。《格致余论》是丹溪的医学论文集，充分反映了他的学术思想，是历代医家研究丹溪学术成就的重要著作。特别是其中的"阳有余，阴不足论""相火论"等文章最为著名。

《局方发挥》是朱丹溪的另一篇名作。宋代陈师文、裴宗元等奉命整顿官药局，并集民间有效验方，编撰《和剂局方》，共载方297首，大多为丸、散剂，即使是汤药也要预制成粗末以水煮服，缘其可据证检方，即方用药，使用方便，结果"世人习之以成俗"。朱丹溪目睹流弊积习，参考其自身经验，撰《局方发挥》一书以问答体例予以评论。丹溪指出，虽然《局方》集前人效方之大成，但其"别无病源议论，止于各方条述证候，继之以药石之分两，修制药饵之法度"。且书中诸汤皆类聚香药，无论治血补虚剂、治痒祛风剂、治痿剂、补益肝肾剂，皆以麻黄、桂枝、乌头、附子、龙脑、麝香、威灵仙等疏通燥热之药居大半。虽然辛温燥热之剂服之可使"湿痰暂开，病人得以清快，医者用之得效"，却不思"胃为水谷之海，多血多气，清和则能受；脾为消化之气，清和则能运。今反得香热之偏助，气血沸腾。其始也，胃液凝聚，无所容受；其久也，脾气耗散，传化渐迟"。如此反复，终致机体"清浊不分，阳亢于上，阴微于下"，而逐渐形成阴虚之体质特点。朱氏还认为："今乃集前人已效之方，应今人无限之病。何异刻舟求剑按图索骥，冀其偶然获中，难矣。"全书针对局方配伍原则与辨证论治等共提出三十多个问题，虽仅一万五千余字，但褒贬得体，论点明确，体现了其学术思想之大概。该书着重阐发了滋阴降火的治疗法则，指出《和剂局方》常以温补、辛香燥热之剂治病的偏向，主张戒用温补燥热之法。

《局方发挥》现存元刻本、三种明刻本、日刻本和清刻本等。1949 年后有影印本。朱丹溪著《局方发挥》，力辟温燥，剖析误用辛热之害，倡导依病人阴虚体质辨证用药，临床取得了较好的疗效。这对纠正时弊，启迪后学从体质入手治病具有深远的意义。当然，朱丹溪纠正时弊，并不说明其反对《局方》，在《宋元明清名医类案正编·朱丹溪医案》中一百一十七案分析统计，应用最多的方剂为四物汤及二陈汤。而四君子汤、二陈汤、平胃散等方均来源于《局方》，四物汤也为《局方》所载。由此可见，朱氏在强烈抨击《局方》的同时，又使用了《局方》中的部分方剂，说明丹溪对《局方》方剂并非完全舍弃不用。

《本草衍义补遗》是朱丹溪传世的唯一一部药学专著，实为对宋医家寇宗奭的本草学著作《本草衍义》的补充修正。朱丹溪对其书的补遗源于朱丹溪对医经的娴熟和独到的医学理论与实践。综观全书，《本草衍义补遗》从增补开拓药物主治范围、纠正辨析药物舛误、评价解析药物特性 3 个方面，充实了《本草衍义》的内容，是丹溪研究中药的代表著作。《补遗》一卷，共载药物 189 种，其中，原有 153 种，新增补 36 种。药味的排列次序无任何规律可循，对各药的叙述亦无定式。其于五行归属、气味归经、产地炮制、功能主治、禁忌鉴别等方面，或广泛阐发兼而论之，或取舍有别详略各异。从行文结构和补遗内容上看，似为作者阅寇氏《衍义》的读书笔记。丹溪论药多以疗效为主，这是针对《衍义》一书重视药物理论忽略用药实践而来的，所以他在《补遗》中详其所略的补充了寇氏未有论及的用药实践内容。丹溪在释药上是广集材料，而突出药物的功用主治。如在蓖麻条记有"以油涂叶炙热熨囟上，止鼻衄"，在莱菔子条记有"其子水研服，吐风痰，甚验"等等。此外，书中如铅丹、防风、黄芪、干漆、皂角刺等条中，还有部分医案说明其疗效。另外，丹溪重视用药实践，当然也不会忽略药味在使用中的有关注意事项。这与《衍义》重视药物理论和产地比较起来，《补遗》强调禁忌便更显得突出。据统计，《补遗》一书在释药中共增补了《衍义》中缺略的用药禁忌内容 32 条之多。

朱丹溪的《本草衍义补遗》在元代的本草书中有自己的独到之处，其内容亦对后世研究本草及用药治病提供了借鉴。但由于此书颇似对寇宗奭《本草衍义》随感而发之读书笔记，故释药内容显得欠缺，如最后八味药，每条仅一句话而过，算不上一本完整的本草。书中对药物品种记载也有不妥之处，正如李时珍评论的那样："此书盖因寇氏《本草衍义》之义而推衍之，近二百种，多所发明。但兰草之为兰花，胡粉之为锡粉，未免泥于旧说。"后世在研究应用《补遗》时亦应分辨。

《金匮钩玄》由朱丹溪撰述，戴元礼校补，书有三卷，宋濂、戴良为丹溪作传均未提到此书，推测为丹溪故后成书。该书又名《平治荟萃》，《中国医籍考》言："别有《平治荟萃方》三卷，与《钩玄》一书异名耳。"观其文字简朴，直抒胸臆，如老医谈心，无浮饰之辞，当系丹溪课徒笔录，复经戴元礼校补整理而成。全书分证治和医论两个部分，前后无序跋，书末所附 6 篇医论不入目录，似为坊间增辑。戴原礼的校补，书中标明为"戴曰"者 48 条，起到了提示病因、归纳病机、使方药有据的作用。也有无明显标识者，但一般可在阅读时体会出来，如"火""心痛""腰痛"等门。除此而外，尚有明显第三人称，如"脚气门"曰："常肿者，专主乎湿热，朱先生有方"等，"咳嗽门"后有"师云……"之类，已很难分辨出何者为发明、何者为师授。《四库全书总目提要》称："是书词旨简明，不愧《钩玄》之目，原礼所补，亦多精确"。本书计有内、外、妇、儿、喉科病证 137 门，忠实记录了丹溪治疗杂病的丰富经验，可以弥补养阴理论和临床脱节的缺陷。本书的最大特色是以气、血、痰、郁作为杂病辨证纲领，灵活运用于中风、内伤、咳喘、泄泻、呕吐、水肿、臌胀、吞酸嘈杂、痨瘵、血证、淋浊、怔忡、痿证等众多疾病的辨证治疗中。如"温病"中明确提出所用丸药，须"分气、血、痰，作汤使，气虚四君子汤，血虚四物汤，痰多二陈汤送下"。在"六郁"与"心痛"门中则提出了"郁病"的病机："气血冲和，万病不生；一有怫郁，诸病生焉"。又曰："病得之稍久，则成郁矣。郁则蒸热，热则久必生火"，并以此指导用药。

《金匮钩玄》论病大旨，不出气血痰郁火，体现了丹溪的证治心法。但许多门类残缺不全，是明显的不足之处。因此后世以此为蓝本，颇多修订增补之作，刊行了《丹溪心法》系列著作，如《丹溪心法类集》（四卷，明杨珣辑，又称《心法》陕本）《丹溪心法》（五卷，明程充辑，又称《心法》徽二版），另外还有《丹溪纂要》《丹溪心法附余》《丹溪先生治法心要》等书刊行，但流传、影响均远远不及《心法》徽二版。

《丹溪心法》是一部综合性医书，共五卷（一作三卷），元朱震亨著述，明代程充校订，刊于 1481 年，是一部研究内科杂病和朱氏学说的重要著作。《丹溪心法》在明初有两种刻本：其一，景泰年间杨林玉收集本书流行之遗稿予以刊行；其二，成化初王季献增加一些附方，重刊于西蜀，均有后世医家增附的一些内容，程充为了尽可能恢复原著面貌，予以删订校正，亦即当前的流传本。全书分列各科病证一百篇，以内科杂病为主，兼及其他各科，卷首有"十二经见证""不治已病治未病"等六篇医论。论述病证，先引朱氏原论，次则记述朱氏门人戴元礼有关辨证等方面的论述，并介绍治疗方剂。其中各病证的附录部分，对于病名解释、病因、证候、治疗等方面有相当深入的分析。全书比较集中和全面地反映了朱氏"阳常有余，阴常不足"的学说以及气、血、痰、郁诸病的治疗见解和丰富经验，其临床治疗虽重视补阳，但不拘泥专方，治法也比较灵活机变。末附"故丹溪先生朱公石表辞""丹溪翁传"两篇。该书问世后流行颇广、影响较大，现有多种明、清刻本。1949年后有排印本。此外又有《丹溪心法附录》二十卷，共七种（除《丹溪心法》外，尚合刊有朱震亨《医学发明》《脉诀指掌》《金匮钩玄》《活法机要》及戴思恭《证治要诀》《证治要诀类方》六种）。程氏誉朱氏的学术经验为"集先贤之大成"，确不为过。

## 二、学术思想探析

朱丹溪能成为金元四大家之一，显然和他的生活经历，所处时代背景，以及天资聪慧过人，刻苦学习博闻，具有丰富的临床经验分不开。丹溪的学术思想是丹溪辨证思维的体现，学术思想能够体现丹溪对疾病的认识、辨证的思路以及选方用药的考究。

总结中医大家学术思想，每一个学术思想的产生都有自己时代背景，每个医家所处的生活环境、政治背景不同，对中医理论的理解和诠释就有所不同，因此我们再次简要的回顾一下与丹溪医学有关的时代背景和丹溪人生经历。

### （一）时代背景

丹溪生活年代为元朝，元朝是我国第一个少数民族统治中原的时期，蒙汉矛盾一直就没有得到很好的解决，民族矛盾不断加深，特别是丹溪从医的时期，农民起义时有发生，社会动荡不已，民不聊生；上层社会腐败至极，皇帝昏庸，帝王更迭频繁，没有稳定的统治系统，官方欺压百姓时有发生。医学方面，中国自秦始皇统一中国后，统一了哲学思想，儒家哲学得到很快的发展，特别是宋代，程朱理学的产生把中国古代哲学理论提高到了新的层次，伴随哲学水平的提高，医学也得到很快的发展，逐步形成"医融于理"的局面，因此便有"不为良相，便为良医"现象，正如《格致余论·序》所言："《素问》，载道之书也"。丹溪首先修习哲学，师从许谦，许谦是程朱理学有力的继承和发扬者，而丹溪也从许谦处学到了程朱之理，深刻理解中国古代哲学对自然、人的认识。后来丹溪师从罗知悌，罗知悌是同为金元四大家之一刘完素再传弟子，可谓学宗于刘完素，旁通张从正、李东垣之说，俱是当时中医之大成者，这也是丹溪能够在医学上取得巨大成就的原因之一。正如《丹溪翁传》所言："乃以三家之论，去其短而用其长，又复参之以太极之理，《易》《礼记》《通书》《正蒙》诸书之义，贯串《内经》之旨，以寻其指归。"

中国宋元时期，人们崇尚服用温补之剂，达官贵人常以温补之品相互赠送，而温补之药给人身体造成的损伤也日益显露，常有人因温补而送命却浑然不知，正如"南宋四大名臣"之一的李庄简的《服温药着戒诗有感》所言："世人服暖药，皆云壮元阳，元阳本无亏，药石徒损伤……，参苓性和平，扶衰固难忘，恃药恣声色，如人畜豺狼，此理甚明白"，可见当时人们对温补之剂认识的偏激。当时《局方》盛行，罔间南北，翕然成俗，医家和病人都受《局方》影响，不能正确辨证，滥用温补、香燥辛热之剂。江南水乡，人体柔弱，不比北人体质强健剽悍，受不得孟浪性烈之品，其地卑而热盛，湿热相火为病甚多。在这种情况下，丹溪发挥经旨，参合理学，融会诸家，结合临床，总结经验，深感掺古方以治今病，其势不能尽合，于是力倡"阳有余阴不足"和"相火论"等理论，发展为滋阴降火之治则，盛赞茹淡节欲的养生法，从而形成了丹溪的独特学术思想。

### （二）阳有余阴不足

"阳有余而阴不足"是丹溪学术思想的重要组成部分。中医学认为人是宇宙的一部分，所有自然界事物的规律对人也都适用，即所谓"天人合一"。因此，中国古代哲学家们通过对日月观察，认为日有温暖、明亮的性质，属阳；而月亮有寒冷、晦暗的性质，属阴；日常年如一，而月有亏缺，故古代哲学认为日常有余，月常有亏，在阴阳即为阳有余阴不足，在于人体亦然。《素问·太阴阳明论》就有"阳者，天气也，主外；阴者，地气也，主内。故阳道实，阴道虚"的论断。丹溪精通古代哲学，更好的领悟自然界与人体关系，因此丹溪提出："天地为万物父母。天，大也，为阳，而运于月之外；地，居天之中为阴，天之大气举之。日，实也；月，缺也，属阴，禀日之光以为明者也。"说明宇宙万物皆"阳有余阴不足",这种普遍的联系也包含人体。正如丹溪所说:"人受天地之气以生,天之阳气为气,地之阴气为血,故气常有余,血常不足"。

在于人体,同样也是"阳有余阴不足",丹溪认为形成人体的"阳有余而阴不足"关键在于人体"阴"难成而易亏。从生理角度讲,人体生理上阴气难以形成而易于亏损。"血""精"属阴,男子二八肾精方盛,天癸方至,说明男子十六岁阴精方才形成;女子二七天癸方至,任脉方通,太冲脉方盛,月事以时下,说明女子十四岁阴精方才形成。在人体阴精初步形成之后,还需要得水谷以养,方能成人。正如丹溪所言:"人身之阴气,其消长若月之盈缺,故人之生也,男子十六岁而精通,女子十四岁而经行。是有形之后,犹有待于乳哺水谷以养,阴气始成而可与阳气为配,以能成人,而为人之父母。古人必近三十、二十而后嫁娶,可见阴气之难成,而古人之善于摄养也"。另外,女子七七任脉虚,太冲脉衰少,天癸竭,地道不通,故形坏而无子也;男子七八肝气衰,筋不能动,天癸竭,精少,肾脏衰,形体皆极。且《内经》亦有"年至四十,阴气自半,而起居衰矣"之论,说明人过四十"阴"已经开始衰减,人在有生之年十几岁"阴"始成,四十岁已衰减过半,可见正常情况下人体的真阴只能盛壮不足三十年,丹溪感叹:"夫以阴之成,止供给得三十年之视听言动,已先亏矣。"可见人体的阴精之难成。

丹溪认为造成人体"阴"易亏的第二个因素是相火妄动,丹溪认为相火寄于肝肾,肾之闭藏,肝之疏泄对阴精的形成起重要作用,而相火常常受君火的影响,"心主神志",人的情志活动又常常影响到心,心为君火所居,人的情志易引动君火,君火动则相火亦动,相火妄动则煎熬真阴,《相火论》:"相火易起,五性厥阳之火相煽,则妄动矣,火起于妄,变化莫测,无时不有,煎熬真阴,阴虚则病,阴绝则死"。因此"相火妄动"是人体"精"易耗的另一原因,结果是造成人体"阴不足"。正如丹溪所言:"心,君火也,为物所感则易动,心动则相火亦动,动则精自走,相火翕然而起,虽不交会亦暗流而疏泄矣",因此,丹溪认为通晓养生之理的人应当收心养心。正如王纶所说:"人之一身,阴常不足,阳常有余,况节欲者少,过欲者多,精血既亏,相火必旺,火旺则阴愈消,而痨瘵、咳嗽、咯血、吐血等证作矣。"

丹溪认为造成人体"阴不足"的第三个重要原因是不知"因时施补"。丹溪认为人是宇宙的一部分,人应合宇宙的变化,星际的运行有一定的规律,季节的更替存在着阴阳的转换,在季节转换中,人体的阴阳也受到一定的影响。"天地以五行更迭衰旺而成四时,人之五脏六腑亦应之而衰旺",为消除和平衡这样的影响,丹溪认为应当应时气不同而补养人体的"阴精",否则会进一步加重"阴不足"。中国农历四、五、六月为夏季,四月地支归属巳,而五月地支归属午,中国古代哲学认为巳、午为火之大旺,"火性炎上,易袭阳位",火旺则金(人体为肺)衰,肺主肃降而通调水道,肺的肃降功能对人体"阴"的形成也起重要作用;而六月地支属未,中国古代哲学认为未为土之大旺,土为水之夫,故土旺则水(在人体指肾)衰,因此六月常常肾阴不足,肺居上焦,肾居下焦,中医学认为肾水常常上滋肺阴,因此夏季为阴易虚之节,中医养生认为夏季应饮食清淡,避免过劳,这样才能保养肺肾二脏,以顾护真阴之万全。在冬季也应注意保养真阴,《素问》即有"冬不藏精,春必温病"之说,丹溪认为,十月地支属亥,十一月地支属子,而亥与子为精气潜伏闭藏之时,此时的闭藏是为春天万物生发之时积蓄能量,而此时不是顾护真阴,真阴亏虚,则春季无生发之力,可见冬季也是要顾护真阴的。

造成人体"阴不足"的另外一个原因是日常损伤的积累。丹溪认为,外界环境的改变、人体情志的变化、思虑劳累等都可以使人体短暂的"阴不足",即"一日之虚",人体生病等导致人体之虚并不止一日,这些积累起来是造成人体阴不足的另一重要原因。

可见,阳有余阴不足是自然界普遍存在的现象,在人体形成阳有余阴不足局面原因是多方面的,有生理因素,有病理因素,也有后天不懂摄养等的其他因素,形成人体阳有余阴不足关键在于阴液的难成易亏,结果导致阴不足而阳相对有余。

## (三) 相火论

"相火论"是丹溪的另一个重要医学思想。"相火"一词首见于《内经》,

在《素问·天元纪大论第六十六》即有"君火以明，相火以位"，但是《内经》没有对"君火"和"相火"进行具体论述。丹溪的《相火论》是将《内经》的相火加以具体化，并结合了中国古代哲学的"太极学说"，将"相火"提到一个新的高度，被后世医家所认同。

中国古代哲学对宇宙事物的解释是从"太极"开始的，"太极"是一切事物的本源状态，是可以分化的。中国古代哲学认为，太极首先分化成阴阳，《易经》有"太极生两仪（指阴阳）"之说，两仪再分，可分为五行，即木、火、土、金、水。周敦颐在《太极图说》中描述："阳变阴合，而生水、火、木、金、土。五气顺布，四时行焉。五行，一阴阳也；阴阳，一太极也；太极，本无极也。五行之生也，各一其性。"丹溪作为哲学大家和医学大家，通晓"太极"之理，将中医学和古代哲学紧密结合，更好地理解了"阴阳五行"的关系。

火的性质"主乎动，内阴而外阳"。就五行而言，木、土、金、水四者其本质都是"静止"的，而唯独火是运动的，因此中国古代哲学认为宇宙万物"动"皆为火性，都是火所为。丹溪言："火内阴而外阳，主乎动者也，故凡动皆属火""天主生物，故恒于动，人有此生，亦恒于动，其所以恒于动，皆相火之为也"。另外中国古代哲学认为人是宇宙的一部分，因此，"阴阳五行"既是人类发展生息的规律，也是人体生长活动、气血津液运行的规律，因此人的所有的"动"也都是"火"所为，当然动也包括人的情志、思维、以及感觉等。也就是说火是人体一起生命活动的源动力。火内阴而外阳，丹溪认为火必须依附于其他物质，自然界的"火"依附于"地"，推动海水运动的"火"必须依附于"水"，推动人体生命活动的火应依附于"阴液"。正如丹溪所言："见于天者，出于龙雷，则木之气；出于海，则水之气也""天之火虽出于木，而皆本乎地。故雷非伏，龙非蛰，海非附于地，则不能鸣，不能飞，不能波也。鸣也，飞也，波也，动而为火者也"。

火又分君火、相火。君火、相火之分的理论基础来源于中国古代哲学对人的认识，古代哲学认为人是自然的一部分，同时人也异于自然。周敦颐的

《太极图说》："惟人也，得其秀而最灵，形既生矣，神发知矣，五性感动而善恶分，万事出矣"，朱熹的《太极图说解》："盖人物之生，莫不有太极之道焉。然阴阳五行，气质交运，而人之所禀独得其秀，故其心为最灵，而有以不失其性之全，所谓天地之心，而人之极也"，可见古之圣人认为人同于自然亦别于自然。因此丹溪认为五行其性各一，但是"火"却又两性（周子只言五行其性各一），即君火和相火。君火是人所特有的，相火是自然界普遍存在的，《相火论》："惟火有二：曰君火，人火也；曰相火，天火也""相火天人之所同"。君火居于心，相火居于肝肾，五脏中心在五行属火，心主神志，为君主之官，一切神志运动皆有火推动，故心中之火为君火，丹溪曰"以名而言，形气相生，配于五行，故谓之君"；自然界（包括人）运动源动力之火为相火，出于地者，皆为木气所生；出于海者，皆为水气所生。在人体，肝五行属木，肾五行属水，人身之相火出于木者，寄于肝木，出于水者，寄于肾水。对于肝肾而言，中医学认为肝肾居于下焦，以脏论，是人体最下端的两个脏器，听命于心，故丹溪曰"以位而言，生于虚无，守位禀命，因其动而可见，故谓之相"。

君火和相火的关系在某种程度上是人体心和肝肾的关系，同时还涉及到胆、膀胱和心包络。心主神志，人体的精神、意识以及思维等活动由心所主，而心的主神志功能要肝的疏泄、胆的决断功能来协助，胆又是肝之腑；心主神志，一切情志活动有心所主，肾在志为恐，《素问·举痛论》："恐则精却"，说明恐可以伤肾。膀胱为肾之腑，心包络为心之外包，亦为肾之配，因此心包络有联系心与肾的作用。心与肝肾之间的关系，从心主神志角度出发，心有支配肾和肝的功能，肾和肝有辅佐心的职责，这也是君火和火之间支配和辅佐之间的关系。

相火主动，为人身动气，同时，又受到人的情志等活动的干扰，常常出现异常的"动"，丹溪称为"妄动"，相火妄动则为元气之贼。丹溪认为相火暴悍酷烈，而相火一旦妄动则容易煎熬阴精，损伤阴精。《格致余论·相火论》："火起于妄，变化莫测，无时不有，煎熬真阴，阴虚则病，阴绝则死。"

相火在正常情况下，能煦养人身之元气，若遇食欲不节、色欲过度、五志过极等伤害真阴，阴虚则相火失藏，而相火妄动矣。"夫以温柔之盛于体，声音之盛于耳，颜色之盛于目，馨香之盛于鼻，谁是铁汉，心不为之动也"（《格致余论·阳有余阴不足论》）。"大劳则火起于筋，醉饱则火起于胃，房劳则火起于肾，大怒则火起于肝"（《格致余论·疝气论》）。相火的形成还与六气之火有关，百病皆生于六气之动而为变者。《内经》病机十九条中，属火者有五，《素问玄机原病式》中提出五脏皆可由火而病，六气之火大多为实火，实火可泻。内伤阴虚者为阳所乘之火，多为虚火，虚火宜养阴降火。

丹溪认为人应避免相火妄动，而避免相火妄动就要避免心为外物所扰，这正合中国古代哲学"静"的理论，周敦颐曰："圣人定之以中正仁义而主静"，朱熹曰："必使道心常为一身之主，而人心每听命焉"。丹溪认为若使不被相火所伤，人当保持一颗平常心，适四时之变，合五运六气之殊，调阴阳之平和，即合乎于道也。因此，"此善处乎火者。人心听命乎道心，而又能主之以静"（《格致余论·相火论》）。

因此，相火为宇宙万物运动的源动力，在人体寄于肝肾，在生理上听命于君火，人的情志、欲望、饮食等可引起相火妄动，常常煎熬津液，损伤人体。人若想避免相火妄动对人体带来的损伤，唯一办法是如《内经·上古天真论》之真言："上古之人，其知道者，法于阴阳，和于术数，食饮有节，起居有常，不妄作劳，故能形与神俱，而尽终其天年，度百岁乃去"。

因此，朱丹溪"阳有余，阴不足论""相火论"的倡立，对于摄生以预防疾病、治疗疾病，具有一定的指导意义。

## （四）"六郁"学说

除了"阳有余，阴不足论""相火论"学说外，朱丹溪创立"六郁"之说，如《丹溪心法·六郁》中提出："气血冲和，万病不生，一有怫郁，诸病生焉。故人身诸病，多生于郁。"即气郁、湿郁、热郁、痰郁、血郁、食郁六郁，六郁中以气郁、痰郁、血郁三者为要，又以气郁为先。朱丹溪在继承《内经》理论的基础上，将病因重点由外感逐渐转为内伤，开创郁证病机研究的新阶段。其弟子戴思恭撰订朱丹溪先生《金匮钩玄·六郁》曰："郁结，结聚而不得发越也。当升者不得升，当降者不得降，当变化者不得变化也。"

### 1. 气郁为先

朱丹溪认为，"人生诸病，多生于郁""人以气为主，一息不运则机缄穷，一毫不续则穹壤判""五脏六腑所以相养相生者，亦以气也，盛则盈，衰出虚，而则平，逆则病"。人常因所愿不遂，或突受刺激，或贫窘所迫，或暴怒所伤，或悲哀太过，或思虑过度，造成气机疏泄不及，形成气郁。气郁日久，化热化火，火不外发，则内遏为火郁；气为血帅，气行则血行，气郁则血郁，而为血郁；气郁湿阻，停于内成湿郁；气不布津，聚而为痰而成痰郁；气郁不达，脾土壅滞，饮食不运成食郁。总之，气郁一成，则变化丛生，气郁可致津血运行不畅，故气郁可致诸郁。同时，诸郁一旦形成，又可阻碍脏腑气机，加重气郁。

### 2. 郁皆在中焦

《丹溪心法·六郁》曰："凡郁皆在中焦，以苍术、抚芎开提其气以升之。"中焦即脾胃，胃为水谷之海，法天地而生万物，脾主运化，因此，脾胃为后天之本。脾胃居中，心肺在上，肝肾在下，中气之病，常先于其余四脏，一有不平，中气不和而行郁，再加上饮食不节，积于脾胃，因此郁证形成，中焦致郁者多。

### 3. 创制六郁汤

朱丹溪认为，六郁之病，首为气郁，治当以顺气为先，郁久则兼以清火，故制越鞠丸统治诸郁证。"苍术、抚芎总解诸郁，随证加入诸药"，主用香附、苍术、川芎等药治之。朱震亨根据六郁之因，创制治郁名方—六郁汤。其用药特点：气郁者，香附、苍术、川芎；湿郁者，苍术、川芎、白芷；痰郁者，海浮石、香附、南星、瓜蒌；热郁者，青黛、香附、苍术、川芎、栀子；血郁者，桃仁、红花、青黛、川芎、香附；食郁者，苍术、香附、针砂、山楂、神曲。诸方之用，还应根据四时而加用相宜的药物，即春加川芎，夏加苦参，秋冬加吴茱萸。

### （五）发挥阴升阳降理论

中国古代哲学认为世间万物是不断变化的，自然界的四季更替，人的生老都是变化的产物。《易传·系辞上传》："易有太极，是生两仪（即阴阳），两仪生四象，四象生八卦"。这种变化的根本就是阴阳的运动，即升降运动，包括阳升阴降和阴升阳降。"阳"一般指向上、明亮、温暖等，其代表为火；"阴"一般指向下、晦暗、寒凉等，其代表为水。因为阳向上阴向下的特性，医学上常常重视阳气上升和阴气的下降，即阳升阴降，《素问·阴阳应相大论》："积阳为天，积阴为地"。

丹溪作为哲学大家和医学大家，不仅注意到阳升阴降，还注意到自然界和人体存在着阴升阳降，《局方发挥》："阳往则阴来，阴往则阳来，一升一降，无有穷已"。《素问·六微旨大论》："升已而降，降者谓天，降已而升，升者谓地。天气下降，气流于地，地气上升，气腾于天。故高下相召，升降相因，而变作矣"，可见阴阳的升降是阴和阳的相互升降。

丹溪认为人体存在着阴升阳降，主要表现为两个方面。一者脏腑之间的阴升阳降：①心与肾，在脏腑方面心五行属火，为阳，肾五行属水为阴，在生理上心阳需下温肾水，使肾水不寒，肾阴当上济心阳，使心阳不亢，谓之"水火既济"，若心阳不能下降于肾，或肾阴不能上济心阳，人常常出现失眠、心悸、心烦、腰膝酸软等表现，谓之"心肾不交"；②肺与肝，肺位置居上，为阳脏，肝居下焦，为阴脏，肺生理功能主降，肝生理功能主升，若肝升太过，肺降不及，则出现咳逆上气，谓之"肝火犯肺"，或肺降太过，则出现胸胁胀满不适，头晕等症；③脾与胃，脾为五脏之一，胃为六腑之一，五脏属阴，六腑属阳，脾主升胃主降，二者合作才能很好的完成消化功能，脾气升则能疏布水谷精微，胃气降则下传糟粕。二者为气血方面的阴升阳降，气为阳血为阴，丹溪认为气宜降血宜升，阳气降则可温暖下位，阴血升则可荣润清窍，故丹溪《局方发挥》言："气为阳宜降，血为阴宜升，一升一降，无有偏胜，是谓平人。"

阴阳是两个互根的概念，"孤阴则不生，独阳则不长"，倘若凡阳皆上而为天，凡阴皆下而为地，中间为何？中国古代哲学和中医讲究运动和平和，若要做到运动和平衡有阳升阴降就必须有阴升阳降，若只有阳升和阴降，阳终有升尽之日，阴终有降完之时，世间万物岂不静止乎？阴阳是两个密不可分的概念，有升就一定伴有阴升，有阴降就一定伴有阳降，这样才能永不停息的运动，世界才会精彩。

## 三、朱丹溪辨治特色

### （一）强调辨证论治

丹溪生于金元之际，在弃儒学医时适逢方书《太平惠民和剂局方》的盛行，据戴良的《丹溪翁传》记载："丹溪先生昼夜学习这部方书，不久感悟到：用古方治疗今时的病，药势不能完全吻合，如果要确立医学标准，必须是《素问》《难经》等医学经典"。丹溪发现《局方》所载之方剂，大多偏于温燥，而丹溪所在之地，是东南湿热之所，并不适合服用刚燥之《局方》所载之方剂，然而当时社会盛行"自宋迄今，官府守之以为法，医门传之以为业，病者恃之以立命，世人习之以成俗"，病人可不必求医，根据病证随时买成品的丸散。也就是说《局方》是制方以俟病，人们可据证检я，这种理法方药脱节的医疗风气与丹溪先生对医道的理解大相径庭，以至于病者因医者用《局方》而误治亦不自知，只叹病重之甚，命中使然。丹溪强调："古人以神圣工巧言医。又曰：医者，意也。以其传授虽的，造旨虽深，临机应变，如对敌之将，操舟之工，自非尽君子随时反中之妙，宁无愧与医乎？"

《格致余论》记载："丹溪先生在师从罗知悌的过程中，罗氏卧病在床，每日有求医者来，必令其诊视脉状回禀，罗但卧听，口授用某药治某病，以某药监某药，以某药为引经。往来一年半，并无一定之方。至于一方之中，自有攻补兼用者，亦有先攻后补者，有先补后攻者。又大悟古方治今病焉能吻合？随时取中，其此之谓乎！是时罗又言，用古方治今病，正如拆旧屋，揍新屋，其材木非一，不再经匠氏之手，其可用乎？"丹溪先生由此养成了匠心独运、灵活多变的医疗风格。丹溪用药往往自出机抒，不拘于成方，匠心独运，常引用许学士释微论言："予读仲景书，用仲景之法，然未尝守仲景之方，乃为仲景之心也"。故丹溪对当时世人滥用《局方》以致误治漏治非常痛心疾首，极力呼吁当世医家不要墨守成规，丹溪斥责这种不求病源，只求病名的做法，无异于守株待兔。况且《局方》有很多含麻黄、桂枝、乌头、附子、龙脑、廖香、威灵仙等辛香燥热之品的成方，虽然可以暂时使病人痛苦得以解除，医者用药得以见效，这样会逐渐使病人形成阴虚的体质，却是遗患无穷。

丹溪处于《局方》滥用的时代，能够不因循守旧，反而大力抨击《局方》之谬误，扭转了医学以《局方》为宗旨的局面，终止了《局方》滥用，成就了现代辨证论治体系的临证模式，故《四库全书总目提要》言："至震亨《局方发挥》出，而医学始一变也。"丹溪著《局方发挥》抨击《局方》，虽言"发挥"，却是批评其中之谬误。虽然如此，丹溪却善于利用《局方》，其临证多应用《局方》之四君子汤、四物汤、二陈汤、平胃散、三黄丸、紫雪丹等，然却非拘泥不化，而是应其所需而加减，可看出丹溪匠心独运，灵活应用，尊古不泥古之处。

## （二）治病必求于本

《素问·阴阳应象大论》曰："治病必求于本。"可谓千古不易之名言。大凡疾病之发生，必有其根本原因；病机之变化，必有其关键所在；疾病证候虽繁杂，必有其主次真假之可辨。朱丹溪亦以此为本，云："夫邪气之基，久而传化，其变证不胜其众也。譬如水之有本，故能游至汪洋浩瀚，而趋下以渐大，草之有本，故能荣生茎叶实秀，而在上以渐蕃。若病之有本，变化无穷。苟非必求其本而治之，欲去深感之患，不可得也。今夫厥阴为标，风木为本，其风邪伤于人也，掉摇而眩转，动而瘈疭，卒暴强直之病生矣；少阴为标，君火为本，其热邪伤于人也，疮疡而痛痒，暴注而下迫，水液浑混之病生矣；少阳为标，相火为本，其热邪伤于人也，为热而瞀，躁扰而狂越，如丧神守之病生矣。善为治者，风淫所胜，平以辛凉；热淫所胜，平以咸寒；

火淫所胜，平以咸冷。"治病求本，实为求于人生之阴阳，而非"疾病之本源"，人为本，病为标。《内经》云："生之本，本于阴阳，人以阴阳之气生，四时之法成。"

丹溪亦云："其病本于阳，必求于阳而疗之。病之不愈者，未之有也。太阴为标，湿土为本，其湿邪伤于人也，腹满而身肿，按之而没指，诸痉强直之病生矣；阳明为标，燥金为本，其燥邪伤于人也，气滞而郁，皮肤以皱揭，诸涩枯涸之病生矣；太阳为标，寒水为本，其寒邪伤于人也，吐利而腥秽，水液以清冷，诸寒收引之病生矣。善为治者，湿淫所胜，平以辛热；以其病本于阴，必求其阴而治之。病之不愈者，未之有也。"生之本，本于阴阳。论病求本，本必为阴阳。作为中医基础理论核心的阴阳五行学说，指导中医临床历经数千年的实践，说明了其真理性。

### （三）注重四诊合参

疾病的病情变化极其错综复杂，临床表现千变万化，病、证有先后、标本、合病、并病等的不同。而朱丹溪临证非常注重诊法合参，而且擅长运用四诊，加以综合分析，以判断疾病的实质。所谓"诊法合参"，是指四诊并重，诸法参用，综合收集病情资料。丹溪谓："欲知其内者，当以观乎外，诊于外者，斯以知其内。盖有诸内者行诸外，苟不以相参，而断其病邪之逆顺，不可得也。为工者深烛厥理，故望其五色，以青、黄、赤、白、黑，以合于五脏之脉，穷其应与不应；切其五脉，急、大、缓、涩、沉，以合其五脏之色，顺与不顺。诚能察其精微之色，诊其微妙之脉，内外相参而治之，则万举万全之功，可坐而至矣。"

望、闻、问、切四诊，是从不同的角度来检查病人病情和收集临床资料，各有其独特的方法与意义，不能够互相取代。《医门法律》"望闻问切，医之不可缺一"。《脉要精微论》"色合五行，脉合阴阳"。《十三难》"色之与脉，当参相应，然而治病，万全之功，苟非合于色脉者，莫之能也"。《四诊抉微》亦云："然诊有四，在昔神圣相传，莫不并重。"诊病往往是望时有问、有闻，通过问诊而提示检查的内容。有时是望色在先，有时是闻声在先，有时是问病在先，并不是按望闻问切的顺序进行的，因此，诊病时要做到诊法合参。丹溪在诊法的顺序上是"先观形色然后察脉问证"，以望诊为诸诊法之首。朱丹溪临证注重四诊合参，并对望诊甚有心得，治病以病人具体情况来决定用药，临证并无一定之方。

### （四）重视脾胃后天

脾胃为后天之本，历代医家均十分强调胃气的重要性，所谓"存得一分胃气，便存得一分生机""有胃气则生，无胃气则死"。《丹溪心法》大多病证的治疗中，均体现了朱丹溪重视保护胃气的思想。任何一种胃病均存在着或轻或重的胃气损伤，所以在胃病的治疗中更须注意惜护胃气。朱丹溪辨治胃病尤其重视保护胃气。丹溪认为："胃气者，清纯冲和之气，人之所赖，以为生者也。若谋虑神劳，动作形苦，嗜欲无节，思想不遂，饮食失宜，药饵违法，皆能致伤。"因此临证用药当顾护胃气阴精，勿使过用辛香燥热，寒凉生冷，以免损伤胃气耗劫阴液。丹溪在临证之时，必先审病人胃气，然后根据胃气之强弱，决定或攻或补。丹溪在《格致余论》中说："大凡攻击之药，有病则病受之，病邪轻而药力重，则胃气受伤"，故其用药平和，健脾多用白术，若用温燥之苍术也常配甘草润泽胃阴。丹溪喜在临证加入姜枣调护中脏，补养脾胃之气阴。丹溪擅化裁补中益气汤和人参养胃汤治多种杂病，他重视补脾益胃，调理脾胃，认为"补肾不如补脾"。

朱丹溪治胃病多从痰论治，充分体现了其痰病观的学术思想特点。但他并非只执一端，而是严格遵循辨证论治的原则，既有以痰为主论治胃病的鲜明特色，又充分采用辨证论治，治疗方法灵活多样。其辨证精准而全面，论治精详而灵活，详细精准地鉴别与明确各种胃病的病名证名。在治疗上，朱丹溪细致地将胃痛分为寒、热、气、湿、痰积、死血、虚、虫八类进行辨治。认为"诸痛不可补气""大凡心膈之痛，须分新久，若明知身受寒气，口吃冷物而得病者，与初得之时，当与温散或温利之药；若病之稍久则成郁，久郁则蒸热，热久必生火，……若欲行温散温利，宁无助火添病耶？古方中多以山栀子为热药之向导，则邪易伏病易退，正易复而病易安"。朱丹溪对胃痛病机最有贡献的论述便是指出胃痛并非只有寒邪引起，亦有属热之病机。

朱丹溪论述胃病的成就，当首推其确立"嘈杂"一证名。考嘈杂证名，始见于《丹溪心法》"嘈杂，是痰因火动，治痰为先"。又认为："食郁有热，（炒）山栀子、（姜炒）黄连不可无。……嘈杂若湿痰气郁，不喜食，三补丸加苍术、倍香附子。"不仅确立嘈杂证名，而且对其进行了详细细致地辨治。丹溪创立嘈杂这一证名，被后世所认可，使得这一重要胃病的辨治有名可循。其对此病的论述独到而又全面中肯，使后世有法可依。另外，关于呃逆一证，《黄帝内经》及宋以前均称为哕，丹溪首次称其为"呃"，明代以后统称呃逆，这亦是朱丹溪在胃病辨治方面的贡献之一。同时丹溪指明心痛实为胃痛，《丹溪心法》谓："心痛即胃脘痛，虽日数多不吃食，不死。"

朱丹溪在胃病的治疗中，处方用药，颇为中肯。他创立了许多治疗胃病的名方，如左金丸成为后世清热止酸之名方；保和丸是消食化积之名方；越鞠丸为解郁之名方。丹溪所创的这些胃病名方，配伍精当，疗效卓著，一直为后世所习用。不仅如此，在药物剂型上，丹溪亦强调或用蜜丸、姜汁蜜丸；或神曲糊丸；或以米糊为丸等，正是采取种种手段顾护脾胃，才减轻或避免了泻火滋阴之剂的伤阳伐胃之弊。

纵观丹溪辨证治病以治痰为中心思想，强调脾胃为一身之化源，以保养难成易损的阴精。丹溪在其"相火论"和"阳有余阴不足"理论的基础上同时吸收了李东垣《脾胃论》的思想，临证用药处处重视中焦脾胃之气，遂成一家之言。

## （五）气病论治重在补气和理气

中医学对气的认识较为具体，气具有推动、温煦、防御、固摄、气化、营养等作用，《丹溪心法·破滞气七十九》："人以气为主，一息不运则机缄穷，一毫不续则穿壤判。阴阳之所以升降者，气也；血脉之所以流行者，亦气也；荣卫之所以运转者，此气也；五脏六腑之所以相养相生者，亦此气也。盛则盈，衰则虚，顺则平，逆则病。气也者，独非人身之根本乎"。因此"气"的病变所表现的证候也多种多样，治疗上大体上可分为补气和理气。丹溪补气注意脾胃对气的作用，用药上较少用升麻、柴胡等升浮温燥之药，而常用人参、白术等健脾益气药物，李娟、孙丰雷总结《丹溪心法》补气药，将丹溪补气分为下列几类：①补气升提固摄法：此法可治疗脾胃虚弱之吐血、心气虚耗之咳嗽唾血、气虚之呕血等，药物常用人参、黄芪、蜜炙黄柏、荆芥、当归、生地黄；也可治疗气虚引起的脱肛、堕胎，常用药物为人参、黄芪、当归、升麻等；②补气健脾祛湿法：此法可治疗脾气亏虚、湿气泛滥之水肿，药物常用人参、白术；也可治疗脾虚湿盛之泄泻、臌胀等，常用人参、白术、茯苓、苍术、厚朴、陈皮等；③补气祛痰开窍法：气虚痰盛之中风、气虚之卒中，药用人参、黄芪补气健脾化痰；④补气生血养阴法：此法常用于气血两虚之月经不调、产后气血亏虚、冲任气虚之崩漏、气血亏虚之健忘、中消、气阴耗伤之盗汗、痨瘵等，用药以人参、黄芪为主；⑤补气温阳扶正法：此法用于治疗气虚日久渐至阳虚，用药常选人参、黄芪、白术等；⑥补气益肾利水法：此法常用于治疗脾肾两虚之淋证、关格，药用人参、黄芪、白术、甘草、鹿茸、补骨脂等。

气滞为病多与七情、七气有关，七气一般指：寒、热、怒、恚、喜、忧、愁，丹溪认为："七情相干，痰涎凝结，如絮如膜，甚如梅核，窒碍于咽喉之间，咯去，咽不下，或中艰食，或上气喘急，曰气隔，曰气滞，曰气秘，曰气中，以至五积六聚瘕，心腹块痛，发则欲绝，殆无往而不至矣。怒则气上，喜则气缓，悲则气消，恐则气下，劳则气耗，悲则气消，思则气结，此七者皆能致疾。"在选方上寒停中焦者以七气汤、盐煎散、东垣升阳顺气汤为主；有气逆者，以木香流气饮、降气汤为主；有热者当加入凉药。

## （六）血病以阴虚火旺立论

丹溪对血证的认识多以阴虚火旺立论，《丹溪心法·咳血》："虽有六名（咳血、呕血、咯血、衄血、溺血、下血），俱是热证，但有虚实新旧之不同，或妄言为寒者，误也"。用药上反对用补气药，防止耗伤阴血，丹溪曰："近世治病，多不知分气血，但见虚病，便用参芪，属气虚者固宜矣，若是血虚，岂不助气而反耗阴血耶！是谓血病治气，则血愈虚耗甚，而至于血气俱虚。

故治病用药，须要分别气血明白，不可混淆。"可见丹溪补血着眼于补虚而不伤阴，方剂常选四物汤。《丹溪心法》等诸书涉及到血证有 10 多处，包括斑疹、吐血、咳血、呕血、咯血、衄血、溺血、下血、肠风脏毒等，每病皆有专章论述，并且都每病皆有鉴别诊断，详列用药差别，例如《丹溪心法·吐血》："先吐红后见痰嗽，多是阴虚火动，痰不下降，四物汤为主，加痰药火药。先痰嗽后见红，多是痰盛积热，清痰降火为急。痰嗽涎带血出，此是胃口清血热蒸而出，重者栀子，轻者蓝实。或暴吐紫血一碗者，无事，吐出为好，此热伤血死于中，用四物汤、解毒汤之类"。对血证丹溪认为："凡血证上行，或唾或呕或吐，皆逆也；若变而下行为恶痢者，顺也。上行为逆，其治难；下行为顺，其治易。"

## （七）郁证论治

郁证为人体气机郁滞、脏腑功能失调所导致的一系列疾病，《丹溪心法》曰："气血冲和，万病不生，一有怫郁，诸病生焉。故人身诸病，多生于郁""郁者，结聚而不得发越也，当升者不得升，当降者不得降，当变化者不得变化也，传化失常，六郁之病见矣"。该病病名由丹溪学生虞抟首先提出，但丹溪的六郁已经完全概况该病病因，被后世所推崇。丹溪六郁指的是以胸胁痛，脉沉涩为主的气郁；以周身走痛，或关节痛，遇寒则发，脉沉细为主的湿郁；以动则喘，寸口脉沉滑为主的痰郁；以瞀闷，小便赤，脉沉数为主的热郁；以四肢无力，能食便红，脉沉为主的血郁；以嗳酸，腹饱不能食，人迎脉平和，气口脉繁盛为主的食郁。丹溪认为六郁多病在中焦脾胃，与气血郁滞不通有关，六郁总体上以气郁为主，可以相兼为病，相互影响。故在治疗上以健脾行气为主，用药以苍术、川芎为底加减，气郁者以健脾行气为主，在主方加香附以行气；食郁者以健脾利湿为主，在主方加白芷、茯苓以利湿气；痰郁者以行气化痰为主，主方以海浮石、香附、南星、瓜蒌为主；热郁者以清热行气为主，在主方加栀子、青黛、香附；血郁者以活血行气为主，在主方加桃仁、红花、青黛；食郁者以健脾消食行气为主，以苍术、香附、山楂、神曲、针砂为主。丹溪强调季节用药，认为春加川芎，夏加苦参，秋冬加吴茱萸。丹溪根据六郁相兼为病，相互影响自创越鞠丸以治疗六郁（具体详见越鞠丸篇）。

### （八）痰证论治

痰作为一种病理产物，或有形或无形，可以到达人体各个部位，造成许多疾患。诸多杂证，多与痰相关。历代医家对痰证论述颇多，朱丹溪取百家之长，承前贤之说，对于痰证的病因病机特点进行专篇论述，并将痰分为热痰、气痰、风痰、湿痰、惊痰、饮痰、暑痰、寒痰、食痰、老（顽）痰十大类。丹溪谓："百病中多有兼痰者，世所不知也。"其治痰中心思想主要总结如下：

**1. 善治痰者，不治痰而治气**

朱丹溪治痰提倡先治气，他认为气与痰关系密切，"痰因气滞而聚"，气机运行正常与否，是痰生与否的关键。他指出："人以气为主，一息不运则机缄穷，一毫不续则穿壤判。阴阳之所以升降者，气也。血脉之所以流行者，亦气也。荣卫之所以运转者，此气也。五脏六腑之所以相养相生者，亦此气也。盛则盈，衰则虚，顺则平，逆则病""气结则生痰，痰盛则气愈结""道贵乎顺，顺则津液流通，决无痰饮之患"。故丹溪提出："善治痰者，不治痰而治气，气顺则一身之津液，亦随气而顺矣。"治痰应"以顺气为先，分导次之"的观点。

**2. 治痰者，实脾土、燥脾湿治其本**

《内经》云："脾司运化主升清，胃司受纳主降浊，脾胃为一身气机之枢纽，若脾胃气滞，升清失调，津液停聚为痰饮。"故脾气虚是痰易生的内在原因。治痰必求其本，故朱丹溪将痰生之源归于脾胃，认为治痰当实脾燥湿，使脾气健运，气机畅达，则痰化津行，痰源以绝。丹溪指出："治痰法，实脾土，燥脾湿，是治其本也。"治疗时不仅要实脾而且要顾脾胃，勿令脾胃损伤，正所谓"大凡治痰用利药过多。致脾气虚，则痰易生而多"。充分的体现了丹溪"见痰休治痰，而治其本"的学术观点。

**3. 治痰者，善用二陈**

《丹溪心法》提到："二陈汤一身之痰都能管，如在下加下引药，如在上加上引药。痰之清者属寒，用二陈汤之类。脾虚者，宜清中气，以运痰降下，二陈加白术之类，兼用升麻提起。眩晕、嘈杂，乃火动其痰，用二陈加栀子、芩、连类""有痰，二陈。酌量轻重，加入主病引经之药，一循活法，不执专方。学者推此求之，则达其蹊径矣"。更提出"头痛多主于痰，……头痛须用川芎，如不愈，各加引经药。太阳川芎，阳明白芷，少阳柴胡，太阴苍术，少阴细辛，厥阴吴茱萸"传世之观点。朱丹溪治痰善用涌吐法，"脉浮有痰当吐；伤寒寸脉浮滑者，有痰，宜吐；杂病寸脉沉者，属痰，宜吐""痰在膈上，必用吐法。痰在经络中非吐不可""暑气挟痰挟火者，可用吐法"。使用二陈汤加味作为涌吐剂，也是丹溪的首创。

### （九）提壶揭盖

提壶揭盖的含义是利肺气以利二便，用于治疗癃闭、便秘、水肿等。中医学认为肺主宣发、肃降，其宣发、肃降功能对津液的输布、运行和排泄都具有推动作用，如果肺的宣发、肃降功能失常就会影响到水液的代谢，肺失宣发，则影响水液外达皮肤，可见无汗、水肿等症；肺失肃降，则影响水液下输膀胱，可见小便不利和水肿等。丹溪认为："肺为上焦，而膀胱为下焦，上焦闭则下焦塞，譬如滴水之器，必上窍通而下窍之水出焉"（《丹溪心法》）。因此丹溪创立"提壶揭盖"法治疗小便不利。"气虚用参、芪、升麻等，先服后吐，或参芪药中探吐之；血虚，四物汤，先服后吐，或芎归汤中探吐亦可；痰多，二陈汤，先服后吐，以上皆用探吐。若痰气闭塞，二陈汤加木通、香附探吐之。"经过后世医家的发展，该法不仅用于治疗小便不利，还用于治疗水肿、便秘等。

## 四、朱丹溪组方用药特色

丹溪作为医学大家、哲学大家，对自然和人体发展变化的规律有着独到的见解，对阴阳运动有着深刻的认识，后世尊称其为"养阴派"创始人。丹溪在医学方面形成自己的特点，对疾病的组方用药也有自己的特色。

### （一）倡导滋阴降火

丹溪总结并提出"阳有余阴不足"和"相火论"的理论，认为造成人体阴不足的关键在于"阴"的难成易亏，相火妄动是人体"阴"易亏的重要原因，相火妄动常常煎耗阴液，形成"阴虚火旺"的证候。丹溪认为治疗"阴虚火旺"证候，滋阴与降火并重，滋阴是治疗本病的根本，目的是更好的降火，而降火的目的是为了更好的顾护阴液。在用药上，降火方面丹溪常常用知母、黄柏，在滋阴方面丹溪常常根据精和血的不同选方用药不同，阴精亏虚火旺者丹溪常用大补阴丸，阴血亏虚火旺者丹溪用四物汤加知母、黄柏。大补阴丸中以黄柏、知母、龟甲为滋阴降火的基本药物，用黄柏炒褐色，知母酒浸炒，龟甲酥制，并配以酒蒸熟地黄、猪脊髓滋肾养阴，养精填髓，是朱丹溪滋阴降火的名方，全方补肾阴而泻相火，共奏滋阴补肾之效。同时，用黄柏、知母泻火以补阴时，不偏执于滋阴泻火统治各病，用温阳补气之法治愈大证者不乏其例。滋阴降火还顾护脾胃，使滋补不碍胃，苦寒不伤脾。

### （二）抨击《局方》，也善用《局方》

朱丹溪认为，《局方》所载方剂，大多偏于温燥，易伤阴气，不适合湿热之地久居的人，而且《局方》中的方剂多是有方无证，容易谬误，因此著书《局方发挥》。但并不说明朱丹溪反对《局方》，他在临证时多应用《局方》中四君子汤、四物汤、二陈汤、平胃散、紫雪丹等，或联合应用，或加减用药，足见其善用《局方》。

### （三）重视脾胃，调胃养阴

《格致余论·养老论》提出，"六七十后，阴不足以配阳，孤阳几欲飞越，因天生胃气尚尔留连，又籍水谷之阴，故羁縻而定耳""补肾不如补脾，脾得温则易化而食味进，下虽暂虚，亦可少回"。丹溪认为，胃气在，脾胃运化水谷功能就在，水谷之阴也可维持人身已虚之阴，人体之阴可以依靠脾胃运化水谷而补充，即"补肾不如补脾"。所以丹溪在用补阴丸时，特别注明冬天加干姜，夏天加砂仁等防止苦寒滋腻过甚而碍胃。《格致余论·茹淡论》："《内经》谓精不足者，补之以味……天之所赋者，若谷菽菜果，自然冲和之味，有食入补阴之功，此《内经》所谓味也；人之所为者，皆烹饪调和偏厚之味，有致疾伐命之毒，此吾子所疑之味也。"年老体衰时，强调饮食要茹淡节欲以养阴。

## 参考文献

[1] 谭素娟，艾华.《局方发挥》探析. 辽宁中医杂志，2007，34（12）：1717-1719

[2] 乔世举，梁茂新. 刍议《局方发挥》对《太平惠民和剂局方》之评判. 中医研究，1992，5（2）：10-12

[3] 刘玉玮.《本草衍义补遗》对本草学的贡献. 天津中医学院学报，1993，12（1）：35-37

[4] 李秀华，林韶冰. 论朱丹溪对《本草衍义》的补遗. 中医医史杂志，2003，33（4）：217-219

[5] 陈汉雄，宣建大，朱祖光，等.《金匮钩玄》考析. 浙江中医杂志，1999，34（3）：120-121

[6] 刘时觉.《丹溪心法》及朱氏相关著作考. 中华医史杂志，1995，25（2）：111-113

[7] 高启龙. 试论朱丹溪"清养"脾胃思想. 江苏中医药，2004，12（11）：25-26

[8] 陈正，谭祥文，李海峰. 谈论朱丹溪辨证论治之脾胃观. 上海中医药杂志，2011，44（12）：17

[9] 郭家宏. 朱丹溪痰郁辨证浅谈. 陕西中医，1983，4（1）：15-16

[10] 米丽，梅彤. 朱丹溪"气血痰瘀"辨证分析. 中国医药学报，1998，13（1）：15-17

[11] 黄健，郭丽娃. 朱丹溪心身医学思想初探. 山西中医，2007，23（3）：1-2

[12] 申惠鹏. 朱丹溪郁病证治及其代表方探析. 新中医，2008，40（10）：107-108

[13] 胡国臣主编. 朱丹溪医学全书. 北京：中国中医药出版社，2006

[14] 刘维，吴晶金. 浅析丹溪痹证辨治特色. 天津中医药，2012，19（2）：153-154

[15] 刘玉良，王步球.《丹溪心法》辨治胃病的特色与成就. 中医杂志，2012，53（16）：1432-1434

[16] 刘玉玮. 明代丹溪学派考. 中华医史杂志，2001，31（3）：165-170

[17] 刘玉良，申屠祖伟，王步球.《丹溪心法》辨治血证的特色与成就探析. 中国中医基础医学杂志，2011，17（6）：606-607

[18] 刘桂荣，隋广馨，王玉平.《丹溪心法》痰病观浅析. 山东中医药大学学报，1997，

21（5）：385-386

[19] 林丽珠.朱丹溪"从痰辨治"理论思辨及在脑瘤中的应用.新中医，2010，42（9）：127-128

[20] 刘云霞.《丹溪心法》胃病辨治方法浅析.浙江中医杂志，2013，48（3）：208-209

[21] 占永标.浅析朱丹溪辨治泄泻特色.河南中医，2012，32（5）：568-569

[22] 罗加林.朱丹溪治痰思想初探.右江民族医学院学报，2001，23（15）：826-827

[23] 李君平，苏世平，柳巧红.《丹溪心法》辨治胃病特色探析.陕西中医，2008，29（9）：256-257

[24] 惠建萍，惠建安，刘玉良.浅析《丹溪心法》辨治血证的学术特点.陕西中医，2008，29（10）：1409

[25] 吴元洁.朱丹溪痹证辨治特色探析.中医杂志，2010，51（3）：281-283

[26] 杨静，朱星.朱丹溪脾胃学术思想探微.贵阳中医学院学报，2006，28（3）：38-39

[27] 姜德，周铭心.朱丹溪滋阴学术思想研究概况.新疆中医药，2007，25（增刊）：156-157

[28] 黄婉怡.从《内经》阴阳之理探析朱丹溪"阳有余阴不足"思想.江苏中医药，2010，42（11）：3-5

[29] 张乐.浅析"阳有余阴不足论"的治未病思想.中医临床研究，2011，14（3）：78-79

[30] 金丽.阳有余阴不足论与阳不足阴无余论探微.天津中医学院学报，2001，20（1）：6-7

[31] 刘清平，陈纪藩，林昌松，等.金匮要略原则指导风湿病治疗.陕西中医，2009，30（9）：1245-1246

[32] 林上助.《丹溪心法》治痰经验探析及临证举验.辽宁中医药大学学报，2012，14（8）：28-29

[33] 罗贤通，冯麟.《格致余论》论治痰证.贵阳中医学院学报，2007，29（2）：50-51

[34] 康卫东.《格致余论》学术思想之我见.光明中医，2008，23（7）：1028-1029

[35] 刘川.《格致余论·养老论》析读.山东中医药大学学报，2014，36（4）：323-325

[36] 董燕双，郭杨志，杜娟.《格致余论》中的症位性辨证思路浅谈.中医临床研究，2014，6（24）：5-6

[37] 严余明，竹剑平.《金匮钩玄》学术思想探讨.浙江中医杂志，2013，48（1）：60-61

[38] 杨关林.《局方发挥》辨证论治精神之管见.辽宁中医药大学学报，2011，12

（13）：108-109

[39] 乔靖. 浅谈《格致余论》中顾护脾胃思想. 中国民族民间中药, 2013, 22（1）：50

[40] 张成. 浅析《格致余论》阳有余阴不足思想及其心身医学雏形. 世界中西医结合杂志, 2013, 8（4）：325-326

[41] 吴海滨, 熊文生. 浅议肝阴常不足阳常有余. 新中医, 2011, 43（4）：130-131

[42] 周艳杰. 朱丹溪学术思想举要. 四川中医, 2014, 32（2）：27-28

[43] 赵鸿君. 朱丹溪医学思想的理学内涵探析. 中国中医基础医学杂志, 2005, 11（12）：935-936

[44] 潘立敏, 刘坤. "提壶揭盖"法验案举隅. 吉林中医药, 2012, 32（5）：526

[45] 朱星, 王明强. 探讨朱丹溪论治杂病巧用风药之法. 贵阳中医学院学报, 2012, 34（4）：1-2

[46] 斯军民. 浅谈朱丹溪相火论. 江西中医药, 2010, 41（2）：15-17

[47] 胡玉翠, 汪伟, 段雷. 浅谈朱丹溪及其弟子论郁证. 浙江中医药大学学报, 2014, 38（12）：1387-1388

[48] 孔国富. 朱丹溪《格致余论》的学术思想. 江苏中医, 1990,（5）：31-33

[49] 汪伟, 段雷, 谭辉. 中医"六郁"之说学术源流探析. 湖北中医药大学学报, 2016, 18（2）：53-55

[50] 张智华, 吴建红, 吕银娟, 等.《丹溪心法》中石菖蒲-远志药对运用规律刍议. 山西中医, 2013, 29（12）：31-34

[51] 王丽岩, 肖洪彬. 朱丹溪《金匮钩玄》内伤杂病治疗遣方用药研究. 中医药学报, 2008, 36（6）：74-75

[52] 宋大桥. 浅论丹溪治痰特色. 江西中医药, 2011, 42（5）：9-11

[53] 李海峰, 陈正, 周国琪. 朱丹溪吐法探要. 中国中医基础医学杂志, 2011, 17（8）：832-833

[54] 李娟, 孙丰雷.《丹溪心法》补气法应用浅析. 中医文献杂志, 2012, 30（5）：32-34

# 中 篇
## 屡试屡效方

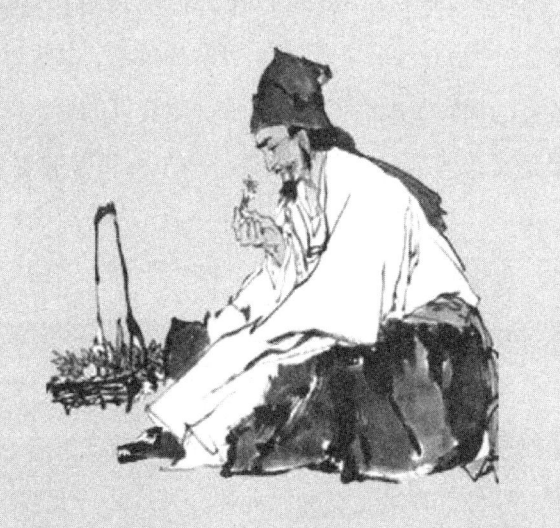

# ～✦ 保 和 丸 ✦～

【来源】《丹溪心法》卷三·积聚痞块五十四。

【组成】山楂六两　神曲二两　半夏　茯苓各三两　陈皮　连翘　莱菔子各一两

【用法】上为末，炊饼为丸，如梧桐子大。每服七八十丸（9g），食远白汤下。（现代用法：共为末，水泛为丸，每服6～9g，温开水送下。亦可水煎服，或按原方比例酌减）。

【功效】消食，导滞，和胃。

【主治】食滞胃脘证。脘腹痞满胀痛，嗳腐吞酸，恶食呕逆，或大便泄泻，舌苔厚腻，脉滑。

【加减法】若食滞较重者，可酌加枳实、槟榔等以增强其消食导滞之力。

食积化热较甚，症见苔黄、脉数者，可酌加黄芩、黄连以清热。

大便秘结者可酌加大黄以泻下通便；兼脾虚者可加白术以健脾。

上方加白术是《丹溪心法》之大安丸，用于食积兼脾虚者，具有消中兼补的作用。

上方加麦芽，消食作用较强。

上方加白术、香附、黄芩、黄连、厚朴，而为同仁堂配方之加味保和丸，具有和血补血、消食导滞的作用，用于治疗食积、酒积、痰饮之胸膈痞满、嗳气吞酸、腹痛便溏等症，此为消补兼施，消多于补之治法。

本方加白术、厚朴、香附、枳实、黄芩，为《古今医鉴》之保和丸，作用与本方相类似，但健脾消积、清热利湿略强于本方。

本方去半夏、莱菔子、连翘，加白术、白芍，为《医方集解》之小和丸，能助脾进食，消积止痛，用于食积内停、脾虚腹痛者。

【方解】本方证因饮食不节，暴饮暴食所致。《素问·痹论》说："饮食自倍，肠胃乃伤。"若饮食过度，食积内停，气机不畅，则脘腹痞满胀痛；脾胃升降失职，浊阴不降，则嗳腐吞酸、恶食呕逆；清气不升，则大便泄泻等。治宜消食化滞，理气和胃。方中重用酸甘性温之山楂为君药，消一切饮食积滞，长于消肉食油腻之积。神曲甘辛性温，消食健胃，长于化酒食陈腐之积；莱菔子辛甘而平，下气消食除胀，长于消谷面之积。二药同用为臣，能消各种食积。食积易于阻气、生湿、化热，故用半夏、陈皮辛温，理气化湿，和胃止呕；茯苓甘淡，健脾利湿，和中止泻；连翘味苦微寒，可散结以助消积，又可清解食积所生之热，均为佐药。诸药配伍，使食积得化，胃气得和，热清湿去，则症自除。

【方论】

张秉成《成方便读》卷三：此为食积痰滞，内瘀脾胃，正气未虚者而设也。山楂酸温性紧，善消腥膻油腻之积，行瘀破滞，为克化之药，故以为君。神曲系蒸窨而成，其辛温之性，能消酒食陈腐之积，莱菔子辛甘下气，而化面积；麦芽咸温，消谷而行瘀积，二味以之为辅。然痞坚之处，必有伏阳，故以连翘之苦寒散结而清热。积郁之凝，必多痰滞，故以二陈化痰而行气。此方虽纯用消导，毕竟平和之剂，故特谓之保和耳。

焦树德《方剂心得十讲》：此方妙在加入连翘一味。诸药微苦性凉，具有升浮宣散、清热散结之力，在大队消食导滞，和中降气之品中加入连翘，不但能清郁热、散滞结，而且用其升浮宣透之力，以防消降太过而使全方有升有降，有消有散，有温有凉，有化有导，呈现一派活泼生机。

【验案精选】

**1. 小儿泄泻**

杨某，男，1996 年 8 月 20 日初诊，家长代诉。病人腹泻半年余，经多处各种方法诊治无效。患儿从生后肠鸣腹痛，完谷不化，腹泻一日数次，水样清稀大便，伴腹胀，常喜欢热饮，食欲不振，形寒肢冷，形体消瘦，面色萎黄，小便清长，舌质淡、苔白，脉弱。诊断：泄泻。治则：温补脾肾，消食导滞，固肠止泻。方用保和丸加减。处方：焦神曲 6g，焦山楂 6g，茯苓 4g，清半夏 3g，炒莱菔子 4g，陈皮 3g，连翘 3g，焦麦芽 6g，肉桂 3g，肉豆蔻（煨去油汁）3g，白豆蔻 3g。2 剂，水煎服，每日 1 剂，日服 4 次，每次服20～30ml。服药 2 剂后，病人肠鸣腹泻明显减轻，腹痛及形寒肢冷减轻，精神有所转佳，食欲增强，面色稍变红润，舌苔薄白，脉搏渐而有力。继续用前方，稍加化裁，去肉豆蔻，处方：焦神曲 6g，焦山楂 6g，茯苓 4g，清半夏 3g，陈皮 4g，连翘 4g，炒莱菔子 4g，肉桂 3g，焦麦芽 6g，白蔻仁 3g。再服 1剂，服法如上。药后，病人肠鸣腹泻止，腹痛及形寒肢冷消失，精神明显转佳，食欲显著增强，面色红润，苔薄白，脉搏有力，将前方再加党参、白术，处方：茯苓 4g，清半夏 3g，陈皮 4g，连翘 4g，炒莱菔子 6g，焦神曲 6g，肉桂 3g，焦麦芽 6g，焦山楂 6g，白豆蔻仁 3g，白术（黄土淘米水炒）4g，党参6g。再服 1 剂，服法如上。一天后再诊：上述症状全消，不仅身体健康，精神佳朗，食欲明显增强，后用"香砂六君子汤"加减 1 剂服后，恢复如常人。之后随访未见复发。[郭子伦．保和丸加味治疗小儿阳虚泄泻的证治体会．中国中医药现代远程教育，2012，10（1）：114]

**2. 血象异常（白细胞异常升高）**

患儿白细胞增高 3 个月余，血常规示：WBC21.3×$10^9$/L。并无任何感染临床表现。就诊于当地给予抗生素治疗，病情无改善。求诊于中医。症见：患儿精神佳，纳差，脘腹胀满，大便稍干，舌质红、苔白厚腻，脉滑而有力。辨证：痰食中阻，郁而化热。治法：消食化痰，佐以清热。处方：保和丸加减：焦三仙各 9g，陈皮 9g，清半夏 9g，茯苓 9g，净连翘 12g，炒栀子 12g，石菖蒲 12g，酒川大黄 6g，芦茅根各 12g，鸡内金 12g，生甘草 3g。患儿服药6 剂，复查白细胞为 14.8×$10^9$/L，纳食较前佳。守方继服 8 剂，复查白细胞降至 8.7×$10^9$/L，病告痊愈，随诊 1 年无复发。[黄牲．黄牲教授运用保和丸的临床经验．中国中医药现代远程教育，2009，7（9）：108-109]

### 3. 呕吐

患儿头痛，呕吐。头痛以前额及两侧太阳穴处较明显，呕吐物为胃内容物，伴纳呆腹胀，大便干结。查体：腹CT及脑电图，鼻窦摄片等均未发现异常。服多种西药治疗无效，求诊于中医。症见：头痛，呕吐纳呆，腹胀，便秘，舌质淡红、苔白厚腻，脉弦滑。辨证：痰食中阻，气机失常。治法：消食化痰，和胃降浊。方用保和丸加减。处方：焦三仙各9g，陈皮6g，姜半夏9g，连翘12g，茯苓12g，白菊花10g，川芎15g，石菖蒲9g，广藿香10g，川黄连6g，酒川大黄6g，生甘草3g。患儿服药4剂后，诸症稍减，守上方加石决明15g，6剂后诸症全消失。［黄甡．黄甡教授运用保和丸的临床经验．中国中医药现代远程教育，2009，7（9）：108-109］

### 4. 病毒性心肌炎

患儿2个月前感冒后不久出现胸闷，善太息。经检查，心电图示：①T波改变；②二度房室传导阻滞；③频发室性早搏。心肌酶谱示：谷草转氨酶64U/L，乳酸脱氢酶208U/L，肌酸磷酶激酶106U/L，$\alpha$-羟丁酸脱氢酶294U/L，柯萨奇病毒抗体阳性。诊为"病毒性心肌炎"。予以抗病毒及营养心肌治疗，3周后复查心电图及心肌酶谱基本正常。但病人仍感胸闷，伴善太息，求诊于中医。症见：精神差，自诉胸闷气短，纳呆腹胀，善太息，舌质淡红、苔白腻，脉沉滑。辨证：痰食中阻，胸阳不展。治法：消食化痰，温通胸阳。方用保和丸加减。处方：焦三仙各9g，陈皮6g，清半夏9g，连翘12g，全瓜蒌9g，枳实6g，桂枝6g，薤白9g，茯苓12g，石菖蒲9g，川黄连6g，炒栀子9g。患儿服用45剂后，病告痊愈，随访半年无复发。［黄甡．黄甡教授运用保和丸的临床经验．中国中医药现代远程教育，2009，7（9）：108-109］

### 5. 癫痫

患儿于8年前出现四肢抽搐，意识不清，面部口唇及双手紫绀，无口角流涎，无大小便失禁，持续7～8分钟。就诊于市儿童医院，予以安定及抗炎利尿等治疗后缓解，未服抗癫痫药。半个月后再次于夜眠时发生抽搐，症状同前，缓解后诊为"癫痫大发作"。予以丙戊酸钠治疗，效果明显未再发作，服药 10 周后自行停药。后病情反复发作，曾服丙戊酸钠、德巴金等，仍时有反复。遂求诊于中医。症见：精神尚可，体胖，纳可，脘腹胀满，易乏力，舌体胖大有齿痕、舌苔白厚腻，脉弦滑。追问病史发现发病多与进食过饱有关。辨证：痰食中阻，浊蒙清窍。治法：消食化痰，息风定痫。方用保和丸加减。处方：焦三仙各 9g，陈皮 9g，清半夏 9g，茯苓 12g，石菖蒲 10g，生龙牡各 15g，青礞石 15g，黄连 6g，淡竹茹 10g，琥珀末（冲）1g，生铁落花 30g，生甘草 6g。服用 50 余剂后，病情稳定，未再发作，随访 1 年无反复。[黄甡. 黄甡教授运用保和丸的临床经验. 中国中医药现代远程教育，2009，7（9）：108-109]

### 6. 过敏性咳嗽

病人症见：咳嗽时作，少痰，无发热流涕，胃纳可，大便臭如败卵，舌红、苔厚腻，脉滑。家人诉患儿平素喜吃肉食，极少食蔬菜。根据患儿病症、舌脉象，辨证为食积内停。以消食导滞为法。方用保和丸加减。处方：神曲 5g，山楂 10g，莱菔子 10g，茯苓 10g，陈皮 5g，火炭母 10g，法半夏 5g。服药 3 剂后，咳嗽大大减少，大便通畅稍腥臭，舌苔白。继续服用上方 3 剂后病愈。[王媛媛，卢景熙. 运用保和丸治疗过敏性疾病验案三则. 广州医药，2012，43（2）：49-50]

### 7. 慢性荨麻疹

患儿就诊时症见：全身散在风团样红色丘疹，四肢为主，瘙痒，口臭，胃纳欠佳，大便秘结，舌淡红、苔白厚腻，脉滑。方用保和丸合消风散加减。处方：山楂 5g，神曲 5g，火炭母 5g，茯苓 10g，陈皮 3g，防风 8g，蝉蜕 8g，苍术 5g，当归 6g，胡麻仁 10g。上方 3 剂，皮疹明显减少，瘙痒减轻，继服 10 剂后皮疹消退，长期口臭亦除。[王媛媛，卢景熙. 运用保和丸治疗过敏性疾病验案三则. 广州医药，2012，43（2）：49-50]

### 8. 过敏性鼻炎

患儿就诊时症见：身体瘦弱，面色偏黄，鼻流清涕，晨起加重，喷嚏连连，胃纳差，不思饮食，苔白厚，脉滑。方用保和丸加减。处方：神曲 10g，山楂 10g，莱菔子 10g，茯苓 10g，陈皮 6g，火炭母 10g，辛夷 8g，苍耳子 5g，白芷 10g，乌梅 10g。服用 7 剂后症状明显减轻，后改为保和丸成药间断口服月余症状消失。随访半年无复发，且胃口好转，体重增加，面色红润。[王媛媛，卢景熙．运用保和丸治疗过敏性疾病验案三则．广州医药，2012，43（2）：49-50]

### 9. 特发性胃轻瘫

闫某，女，22 岁。2002 年 4 月 2 日初诊。于 4 年前因学习紧张、饮食不节出现胃脘胀痛、呕吐等症，经某医院治疗好转后，一直食欲不振，腹胀，食后嗳气，恶心欲呕。经多家医院检查（胃镜、胃肠钡餐、B 超、胃排空试验等）诊断为特发性胃轻瘫，服用过多潘立酮、西沙必利、胃复安、中药等药物，用后减轻，停药即发。就诊时病人面黄消瘦，精神萎靡，舌淡苔白，脉弱无力。方用保和丸加减。处方：焦三仙各 15g，陈皮、莱菔子、柴胡各 9g，姜半夏、茯苓、厚朴各 12g，党参 15g，香附、砂仁、炙甘草各 6g。共服 10 剂而愈。[张银萍．保和丸治顽疾 3 则．陕西中医，2006，27（12）：1583]

### 10. 低热

李某，男，4 岁。1998 年 2 月 20 日初诊。于 1 年前发现小儿发热，测体温 37.3℃，当时曾按小儿夏季热辨治，体温有时也降至正常，但多在 37.0℃～37.8℃ 波动。查体均为正常，诊为"发热不明，待查"。服用过中药、西药，用过灌肠等法治疗，低热反复不退。就诊时患儿精神萎靡，面色萎黄，汗出。T37.2℃，P110 次/分，腹胀，手足心热，舌淡胖、苔厚腻微黄，脉滑数。家长叙述患儿晚上睡觉时磨牙，流口水。辨证：食郁化热。方用保和丸加减。处方：连翘、白术、党参各 6g，神曲、柴胡各 9g，茯苓、苍术各 5g，焦山楂、陈皮、莱菔子、桂枝、炙甘草各 3g。服用 7 剂后热退，继服 5 剂巩固疗效。追访 2 年，未见复发。[张银萍．保和丸治顽疾 3 则．陕西中医，2006，27（12）：1583]

### 11. 皮肤瘙痒

病人全身皮肤剧烈瘙痒反复 5 年余，一年前曾在北京某医院查过敏原有

100 余种，甚至对番茄、韭菜等蔬菜也过敏。用药无数，不见好转。就诊时全身瘙痒，疹块隐隐不显，心烦失眠，面白，舌苔垢腻，脉滑数。方用保和丸加味。处方：山楂 10g，神曲、制半夏、防风各 12g，炒白术、党参、茯苓、当归各 15g，陈皮、莱菔子、蝉蜕各 6g，连翘 9g，全蝎 2g（研吞）。共服 17 剂，症状消失。[张银萍. 保和丸治顽疾 3 则. 陕西中医，2006，27（12）：1583]

【临床应用】

**胃痛（食积型）**

总有效率为 88%。胃脘胀，满时痛，恶食呕逆，嗳腐吞酸等症状好转。提示保和丸对治疗食积型胃痛有很好的临床疗效。[杨加军. 保和丸治疗胃痛（食积型）病人 100 例的观察. 中国医药指南，2010，8（7）：73-74]

【实验研究】

**1. 增加胃液酸度**

中药保和丸灌胃后使大白鼠胃液酸度增大。[张轶伦，段大航，刘红，等. 中药保和丸对大白鼠胃液酸度影响的初步研究. 社区医学杂志，2006，4（11）：32]

**2. 防治脂肪肝**

保和丸及保和丸加虎杖方能显著减轻高脂饮食诱导的非酒精性脂肪肝大鼠脂质过氧化反应，降低血清脂质，因而具有防治脂肪肝的作用。[王毓洁，金涌，王凤娟，等. 保和丸及保和丸加虎杖对大鼠非酒精性脂肪肝的影响. 安徽医科大学报，2010，45（3）：354-357]

【临证提要】

本方为治疗一切食积的常用方。临床应用以脘腹胀满，嗳腐吞酸，厌食，苔厚腻，脉滑为辨证要点。可用于治疗由食积引起的胃痛、血象异常、低热、癫痫等疾病。有胀气可加枳实、槟榔；大便秘结者可加黄连、黄芩；体质壮实者可加大黄；脾虚者可加潞党参、白术、山药、甘草；血虚者加当归、川芎、阿胶、枸杞子、五味子、酸枣仁、茯神。

关于保和丸中的消食药物的应用，《医方集解》中认为："山楂酸温收缩之性，能消油腻腥膻之食；神曲辛温蒸窨之物，能消酒食陈腐之积；卜子辛甘下气而制面……"因此在用方时应该根据每味消食药的偏性而不同选择，并非山楂、神曲、莱菔子三药必须同时应用，可以随症并用，也可选加用炒谷麦芽之类消食之品。

## 趁 痛 散

【来源】《丹溪心法》卷四·痛风六十三。

【组成】❶ 乳香　没药　桃仁　红花　当归　地龙<sub>酒炒</sub>　牛膝<sub>酒浸</sub>　羌活
甘草　五灵脂<sub>酒淘</sub>　香附<sub>童便浸</sub>　或加酒芩　炒酒柏

【用法】上为末，酒调二钱服。

【功效】散瘀通络，行痹止痛。

【主治】寒湿相搏，攻注腰脚疼痛，行步少力，筋脉拘急。

【方解】本方是丹溪用来治疗历节痹痛的方剂。方中羌活祛风除湿散寒，疏导太阳经为君。桃仁、红花、当归活血祛瘀；乳香、没药、灵脂、香附行气血，止疼痛为臣。牛膝、地龙疏通经络以利关节为佐。甘草调和诸药。

【临床应用】

**经行身痛**

趁痛散加减总有效率96.97%；口服布洛芬总有效率69.70%。趁痛散加减治疗经行身痛疗效优于布洛芬。[姜桃花.趁痛散加减治疗经行身痛66例.山西中医，2009，25（2）：17]

【临证提要】

古籍中名为"趁痛散"的方剂有多个。丹溪趁痛散重在散瘀通络，行痹

---

❶ 有些方剂原书未写药物剂量，下同，不再一一出注。

止痛。治疗痛风，或瘀滞络阻引起筋脉、关节疼痛。治由寒湿相搏，攻注腰脚而致疼痛，行步少力，筋脉拘急之证，服上药不愈，加酒炒黄芩、酒炒黄柏。

# 大安丸

【来源】《丹溪心法》卷五·秘方一百。

【组成】山楂二两　神曲炒　半夏　茯苓各一两　陈皮　萝卜子　连翘各半两　白术二两

【用法】上为末，粥糊丸服。

【功效】消食导滞。

【主治】食积。

【方解】本方即为保和丸化裁而来。方中山楂酸温性紧，兼消腥膻油腻之积，行瘀破滞，为克化之药，故以为君。神曲系蒸窨而成，其辛温之性，能消酒食陈腐之积；莱菔子辛甘下气，而化面积；茯苓、陈皮、半夏理气化痰，健脾除湿；连翘升浮宣散，清热散结；焦三仙起到消食化滞，恢复脾胃功能。二陈化痰而行气，诸药合用以达其效。

【临床应用】

**1. 呕吐**

总有效率达88.78%。大安丸可有效减轻口服化疗药物的胃肠道副反应，减毒增效，同时提高肿瘤病人的生存质量。[沈韦. 大安丸加减方治疗口服化疗引起的呕吐98例. 中医临床研究，2014，6（17）：124-125]

**2. 婴儿腹泻**

经治疗后全部治愈。婴幼儿腹泻原因较多，治疗时立法处方应根据辨证施治灵活掌握。大安丸汤对单一型或兼型均有一定疗效，可在本方基础上适

当进行加减。[王万岑，何立良．大安丸汤治疗婴幼儿腹泻 243 例小结．安徽医学，1985，(6)：32-33]

### 3. 胃肠道反应

大安丸可有效减轻大肠癌术后化疗所致的恶心、呕吐、腹泻等胃肠道反应，其胃肠道毒副作用明显低于对照组。[金军，张铭熙．大安丸减轻大肠癌术后化疗致胃肠道反应疗效观察．中国中医药信息杂志，2004，11 (9)：823-824]

【临证提要】

大安丸即保和丸加白术二两，主要治疗食滞脾虚及小儿食滞，运用消食导滞，健脾除湿之法以达到治疗目的，临证时抓住脾胃虚弱兼挟食滞的特点。

## ～◇ 大 补 丸 ◇～

【来源】《丹溪心法》卷三·补损五十一。又名大补阴丸。

【组成】黄柏炒褐色　知母酒浸炒，各四两　熟地黄酒蒸　龟甲酥炙，各六两

【用法】上为末，猪髓蜜丸。服七十丸，空心，盐白汤送下。

【功效】滋阴降火。

【主治】阴虚火旺，潮热盗汗，咳嗽咯血，耳鸣遗精。肝肾阴虚，由虚生热。症见骨蒸潮热，盗汗，足膝疼热，或咳嗽咯血，或烦热易饥，舌红少苔，尺脉数而有力。

【加减法】若阴虚较重者，加麦冬、天冬以养阴润燥；阴虚盗汗者，可加地骨皮以除蒸退热。

咯血、吐血者，加旱莲草、仙鹤草、侧柏叶以凉血止血。

盗汗，加糯稻根、浮小麦、煅牡蛎以敛阴止汗。

遗精者可加金樱子、芡实、桑螵蛸、山茱萸以固精止遗。

**【方解】** 本方具滋阴降火之功效。所治证因肝肾阴虚，阴虚生热所致。方用熟地黄、龟甲滋阴潜阳以制虚火，使阴盛阳自潜，水充火自降，这是培本的一面；配以黄柏、知母清泄相火而保真阴，使火降而不耗阴，这是清源的一面；更以猪脊髓、蜂蜜血肉甘润之品，以填精保阴生津补液。诸药合用，共收滋阴降火之效。

大补阴丸与六味地黄丸均能滋阴降火。但后者偏于补养肾阴，而清热之力不足；前者则滋阴与降火之力较强。故对阴虚而火旺明显者，应选用该方为宜。

**【方论】**

朱震亨："阴常不足，阳常有余，宜常养其阴，阴与阳齐，则水能制火，斯无病矣，今时之人，过欲者多，精血既亏，相火必旺，真阴愈竭，孤阳妄行，而劳瘵、潮热、盗汗、骨蒸、咳嗽、咯血、吐血等证悉作，所以世人火旺致此病者，十居八九，人衰成此疾者，百无二三。""是方能骤补真阴，以制相火，较之六味（指六味地黄丸）功效尤捷。"

**【验案精选】**

**1. 更年期综合征**

孙某，女，48 岁。2012 年 1 月 3 日就诊。主诉：月经周期推后 1 年余，潮热汗出 6 个月，现停经 4 个月。病人平素月经规律，4 天/30 天，量中，色红，无痛经，无腰酸，无乳胀。近 1 年余病人出现月经周期推后，4 天/50 天～3 个月，量时多时少，色红，无血块，无腹痛，无腰酸。末次月经：2011 年 9 月 9 日，量少，色红，余同既往。近 1 年余病人潮热汗出频繁出现，停经 4 个月，口干欲饮，情绪易怒，纳可，眠欠佳，小便可，大便稍干，2～3 日一行。舌淡红、苔薄白，脉细。证属肾气不足，精血亏虚。治当滋肾养阴，养血调经。予大补阴丸加减。药后病人潮热、汗出有所减轻，睡眠改善，情绪好转，大便每天 1 次。[廖英，何春霞. 大补阴丸加减治疗更年期综合征验案 2 则. 湖南中医杂志，2012，28（6）：69-70]

## 2. 糖尿病周围神经炎

赵某某，男，67 岁。因双下肢麻木、疼痛 1 年，以糖尿病周围神经炎收住院治疗。病人发病 1 年来，曾间断服用活络丸等无效。入院后查空腹血糖 10.8mmol/L，尿糖（++++），诊断为 2 型糖尿病并周围神经炎。舌质淡红、苔薄黄微腻，脉弦滑。即以大补阴丸加减治疗：知母 10g，黄柏 10g，熟地黄 30g，龟甲 20g，秦艽 10g，苍术 30g，薏苡仁 30g。服 10 剂后，症状明显好转，双下肢麻木、疼痛减轻，继服本方 20 剂，双下肢麻木、疼痛消失，查血糖为 7.3mmol/L，尿糖（+），获显效出院。[刘金平．大补阴丸加减治疗糖尿病周围神经炎 47 例．湖南中医杂志，2000，（3）：40]

## 3. 过敏性紫癜

吴某某，男，14 岁。1993 年 10 月 12 日初诊。全身紫癜已 45 天，诊断为过敏性紫癜。症见：全身发疹，点点斑斑，色泽鲜红，以下肢为甚。苔薄、舌尖红，脉弦细数。证属阴虚内热，热迫血行不循常道，溢于脉外。治宜滋阴清热，宁血止血。处方：生地黄 12g，败龟甲 12g，川黄柏 9g，肥知母 9g，金毛狗脊 12g，菟丝子 12g，女贞子 12g，旱莲草 30g，鲜藕节 30g，乌梅肉 6g，谷芽、麦芽各 9g，大红枣 6 枚。以上方为基础，或加当归、白芍以养血，或加紫草、仙鹤草以止血。在服用中药的过程中，逐渐将泼尼松减量，于 1993 年 12 月 12 日完全停服激素，"过敏性紫癜"没有再发，再以八珍汤加减作善后。3 年后，偶遇该病人诉经用中药治疗后，未再复发。[邱金山．加味大补阴丸治疗过敏性紫癜 42 例．时珍国医国药，2001，12（2）：192]

## 4. 尿路感染

张某，女，28 岁，1992 年 4 月 9 日初诊。病人就诊前 1 周开始出现尿频，尿急，尿赤，尿痛等症状，继而寒战发热，腰部酸痛，体温 37.8℃。尿常规检查：白细胞（++++），红细胞（+），蛋白（++）。诊断为急性尿路感染。（当时体温稍高 38.4℃，面颊红赤，咽痛，左侧肾区叩击痛明显，舌红、苔黄腻，脉来弦滑而数）。证属肾阴亏虚，湿热蕴结下焦，膀胱气化受阻。故以滋阴清热，利湿通淋之法治疗。处方：生地黄 12g，生龟甲 30g，黄柏 15g，知母 15g，大青叶 20g，半枝莲 20g，萹蓄 30g，鸭跖草 30g，蒲公英 30g，猪苓、茯苓各 30g，六一散（包）30g，生枳壳 12g。每日 2 剂。服药 4 天后，尿常规复查：白细胞（±），余均正常。第 5 天体温降至正常，第 7 天尿路刺激症状全部消失。但第 7 天中段尿培养仍有大肠杆菌生长，菌落计数>10 万/ml。继续每日 2 剂治疗，又服 1 周，至 14 天时中段尿培养已无细菌生长，遂改为每日 1 剂，又服 7 天，又经 2 次中段尿培养均无细菌生长，共治疗 21 天，病人痊愈。随访 3 年，未见发作。[方厚贤．大补阴汤为主治疗尿路感染 90 例临床观察，吉林中医药，1998，18（1）：16]

**5. 崩漏**

金某，女，27 岁。2002 年 10 月 25 初诊。崩漏（功能失调性子宫出血）起于 1997 年，治疗半年，一度痊愈。2002 年 4 月，再度发，反复发作。刻下：月经漏下难尽，呈咖啡色，疲劳乏力，左乳房隐痛，面色萎黄，苔黄质红，脉细滑。辨证为肾虚肝热，冲脉失约。药用：生地黄 15g，山茱萸、牡丹皮、黑栀子、制香附各 10g，炙海螵蛸、茜根炭、血余炭各 15g，炒蒲黄（包）、陈棕榈炭、益母草子（包）各 10g，旱莲草、仙鹤草各 15g；另，青黛散 10g 每日 2 次。

二诊：漏下于服药 8 天后全净，近来带下有时如水，有时浑浊，如咖啡色，头痛，腰不酸，左腹偶有隐痛下坠，腿酸，舌苔薄黄、质红紫黯，脉细。加阿胶珠（烊冲）10g。在辨证施治基础上，结合经前疏肝活血，经后养血，月经周期已正常。治疗后病人经量适中，崩漏未作。[叶丽红，吴勉华．周仲瑛用大补阴丸验案拾萃．辽宁中医杂志，2003，30（4）：255]

**6. 膀胱癌**

倪某，男，92 岁。2012 年 10 月 9 日因肉眼血尿就诊。病人自诉患"膀胱癌"多年，曾行多次化疗并膀胱冲洗。就诊时见身形瘦弱，精神尚可，口干，舌质绛红、少苔，脉沉细。此属肾阴亏虚，虚火伤及血络。拟养阴止血法。以大补阴丸加味。处方如下：龟甲 20g，黄柏 10g，生地黄 20g，知母 10g，冬凌草 20g，地榆 20g，石韦 20g，瞿麦 20g，王不留行 20g。每日 1 剂。

服药 7 剂后二诊：诉肉眼血尿明显减轻，感觉尚好，舌脉同前，处方如下：龟甲 20g，黄柏 10g，知母 10g，生熟地黄各 20g，冬凌草 20g，玉竹 20g，旱莲草 20g，女贞子 20g，大小蓟各 20g。以本方继续调理月余后血尿消失，阴虚之象消失。[孙波. 刘尚义教授应用大补阴丸临证经验. 贵阳中医学院学报，2015，37（3）：79-80]

### 7. 咳血

李某，男，51 岁。初诊。病人有慢性支气管炎病史，于去年 9 月份突然咯血，经胸片和 CT 检查确诊为"支气管扩张"，经住院治疗后痊愈。当年 12 月又突然再次复发，诊见：身热，咳嗽，痰少，痰中带血，甚则咳吐鲜血，口干，心烦易怒，五心烦热，舌红少苔，脉细数。X 线摄片提示：支气管扩张合并肺部感染。证属虚火咳血。投大补阴丸加减。处方：黄柏 12g，知母 12g，熟地黄 20g，龟甲 18g（先煎），北沙参 12g，麦冬 15g，川贝母 12g，蒲黄炭 12g，阿胶珠 12g（烊化），仙鹤草 15g。嘱忌食辛辣温燥之品。3 剂后，咳血顿减，身热渐退。7 剂后咳血止，潮热退，仍稍咳喘，乏力，食少。继用上方减蒲黄炭、阿胶珠，加太子参、五味子治疗 1 周，诸症消失而愈。[王兵. 大补阴丸在血证中的临床运用举隅. 中医药导报，2003，9（12）：29]

### 8. 水肿

某某，女，82 岁。初诊。下肢水肿年余，曾多方求治，皆以利水消肿法治疗，屡治不效，遂来诊。症见：双下肢水肿，眼睑浮肿，四肢麻木，尿频，夜尿 20 次，尿量少，大便不爽、三四日一行，腰酸腿软，手足热，舌边尖根无苔中淡黄，脉浮滑。尿常规检查：蛋白（++），潜血（+++）。综观脉症，证属肾阴亏虚，水湿内停。治以滋补肾阴，利水渗湿法。药用：熟地黄 20g，龟甲先煎 20g，炒黄柏 6g，肥知母 6g，茯苓皮块各 20g，大腹皮 12g，桑白皮 20g，黑白牵牛子 10g，建泽泻 20g，生黄芪 30g，益母草 20g，木猪苓 30g，飞滑石 15g，白通草 10g，炙甘草 12g。水煎服。服药 7 剂，双下肢水肿明显减轻，眼睑浮肿消退，四肢麻木消失，尿量增多，尿频减轻，夜尿 4～6 次，大便二三日一行，腰酸腿软减轻，舌苔少，脉浮滑。尿常规：尿蛋白（±），潜血（＋）。初诊方加熟大黄 10g，地骨皮 10g。再服 7 剂，双下肢水肿消退，夜尿 2～3 次，大便调。上方去黑白牵牛子、白通草继服而愈。[常峥，赵凯声，张炳厚，等．张炳厚运用大补阴丸类方的经验．北京中医药，2006，25（9）：530-533]

### 9. 系统性红斑狼疮

田某，女，37 岁。初诊。病人 3 年前出现不明原因之高热，确诊为系统性红斑狼疮，用激素及环磷酰胺等治疗。近来病又复发，低热不退，关节肿痛益甚，并见筋腱挛缩，屈伸不利，五心烦热，咽干口燥，骨蒸盗汗，腰酸耳鸣，舌红少津、无苔，脉细数。证属阴亏火旺，瘀热未清。治宜壮水制火，柔润舒筋，凉血散瘀。方用大补阴丸加味：黄柏 6g，知母 12g，熟地黄 20g，龟甲 18g，葛根 18g，地骨皮 10g，秦艽 12g，桑寄生 12g，丹参 12g，紫草 12g，赤白芍各 12g。7 剂，日 1 剂。

二诊：膝、踝关节肿痛明显减轻，诸症好转。继用大补阴丸随症加减，服用 40 余剂，泼尼松减至 15mg/天，诸症基本消失，血沉 20mm/h，尿蛋白（－）。病人坚持来诊，证情平稳，服用中药同时，激素继续缓慢递减，发热及膝、踝关节肿痛未再复作。[王兵．大补阴丸治疗风湿病足膝疼热的体会．河南中医，2004，24（1）：69-70]

### 【临床应用】

### 1. 失眠（阴虚火旺型）

总有效率为 90%。大补阴丸加味治疗阴虚火旺型失眠症 60 例疗效满意。[俞有宝．大补阴丸治疗阴虚火旺型失眠症 60 例疗效观察．云南中医中药杂志，2010，31（11）：39-40]

### 2. 女性特发性性早熟

治疗前后各项临床指标有显著差异，中药大补阴丸治疗女性特发性性早熟的疗效显著，不良反应少。[王瑞芹，刘国华，牟春山，等．中药大补阴丸治疗女性特发性性早熟的临床研究．中国医疗前沿，2012，7（1）：19]

**3. 老年口腔干燥症**

大补阴丸是中医治疗肾阴虚火旺的经典药方,其药材的使用比六味地黄丸更加具有针对性,治疗效果更为显著。[刘宝珍,赵心怡,卫蓉,等.大补阴丸治疗老年口腔干燥症30例疗效观察.贵州医药,2011,35(2):160-161]

**4. 单纯性乳房早发育**

总有效率为88.89%。大补阴丸口服治疗女孩单纯性乳房早发育有效。[徐静姿,傅君芬,蒋幼君.大补阴丸治疗女孩单纯性乳房早发育54例观察.浙江中医杂志,2004,39(3):111]

**5. 糖尿病周围神经炎**

总有效率为91.48%。大补阴丸为基本方加减治疗糖尿病周围神经炎疗效满意。[刘金平.大补阴丸加减治疗糖尿病周围神经炎47例.湖南中医杂志,2000,(3):40]

**6. 过敏性紫癜**

总有效率为90.5%。大补阴丸加减治疗过敏性紫癜疗效明确。[邱金山.加味大补阴丸治疗过敏性紫癜42例.时珍国医国药,2001,12(2):192]

**7. 尿路感染**

治愈率达77.7%。大安丸治疗尿路感染疗效明显。[方厚贤.大补阴汤为主治疗尿路感染90例临床观察.吉林中医药,1998,18(1):16]

**8. 类风湿关节炎**

总有效率为90.48%,缓显率为76.19%。治疗后病人血沉明显降低,血红蛋白明显回升。大补阴丸加味汤具有良好的缓解疼痛、消除关节肿胀、降低血沉、提高血红蛋白、控制病情的作用。[张治祥,王艳,马宏秀.大补阴丸加味汤治疗类风湿关节炎21例.陕西中医,2005,26(8):769-770]

**9. 复发性口疮**

总有效率为89.23%。大补阴丸加味配合蜂蜜外用对治疗复发性口疮有良好的疗效。[洪邑善.大补阴丸加味配合蜂蜜外用治疗复发性口疮130例.广西中医药,2009,32(1):45-46]

**10. 甲亢合并 2 型糖尿病**

治疗组总有效率 83.33%，对照组总有效率 33.33%。两组治疗比较，治疗组总有效率显著优于对照组。提示大补阴丸加减方能明显降低甲亢合并糖尿病病人 $FT_3/FT_4/TSH$，空腹血糖，糖化血红蛋白水平。[薛科辉．大补阴丸加味治疗甲亢合并 2 型糖尿病的临床研究．中国卫生产业，2012，(30)：174]

**11. 血精症**

治愈率为 93%，5 年复发率为 12%。大补阴丸对血精症疗效满意。[张越林．大补阴丸加减治疗血精症 28 例临床体会．北京中医药，2000，19 (6)：39]

**【实验研究】**

**1. 治疗甲亢**

大补阴丸能降低甲亢大鼠血清 $FT_3$、$FT_4$、$T_3$、$T_4$ 含量，提高血清 TSH。[龙玲，胡方林，刘仙菊，等．大补阴丸对甲亢大鼠 $FT_3$、$FT_4$、$T_3$、$T_4$、TSH 影响的实验研究术．中国中医药现代远程教育，2008，6 (9)：1009-1010]

**2. 治疗真性性早熟**

大补阴丸 1.62，3.24g/kg 剂量能明显减轻性早熟大鼠的子宫系数（$P<0.05$），减少动物阴道开口数（$P<0.01$），对子宫壁厚度和黄体生成数均有一定的降低作用（$P<0.05$），且能明显下调下丘脑 GnRH，GPR54，Kiss-1 mRNA 的表达水平（$P<0.05$），而对血清 E2 水平无明显影响。大补阴丸可能通过下调下丘脑 Kiss-1/GPR54mRNA 的表达，抑制下丘脑 GnRH 的合成和释放，从而抑制下丘脑-垂体-性腺轴的启动，达到治疗真性性早熟的目的。[程敏，叶小弟，缪云萍，等．大补阴丸治疗雌性大鼠真性性早熟的实验研究．中国中药杂志，2013，38 (3)：386-390]

**3. 免疫调节**

大补阴丸（汤）试验血清对异常免疫机能状态下的 T、B 淋巴细胞增殖活性具有明显的免疫抑制作用，对 T 淋巴细胞分泌 IFN-γ/IL-4 活性具有一定的免疫调节作用。[王燕，赵毅．大补阴丸对自身免疫病模型小鼠的免疫药理研究．中药材，2007，30（5）：567-570]

**4. 调节性激素**

大补阴丸及加减方能显著降低 OVX 大鼠 FSH、LH 及体质量水平，并能明显升高大鼠肾上腺指数，缓解肾上腺萎缩状况。[汪文来，赵红霞，金香兰，等．大补阴丸及加减方对去卵巢更年期模型大鼠血清 FSH、LH 及体质量、肾上腺指数的影响．中国中医基础医学杂志，2013，（3）：280-281]

**【临证提要】**

大补阴丸用于阴虚火旺证。临床以骨蒸潮热，足膝疼热，舌红少苔，脉细数为辨证要点。现临床上常用于甲状腺机能亢进，肺结核，骨结核，糖尿病，神经衰弱，血小板减少性紫癜，白血病，类风湿关节炎，皮下出血等属阴虚火旺者。脾胃虚弱，食少便溏者慎用。本方药少意精，为滋阴降火的常用方，临床应用颇广。举凡因肝肾阴虚，虚火上炎而引致的诸疾，随症加减均能获满意疗效。

## 丁沉透膈汤

**【来源】**《丹溪心法》卷四·附脾胃八十。

**【组成】** 白术二两　香附　（炒）砂仁　人参各一两　丁香　麦芽　木香　肉豆蔻　白豆蔻　青皮各半两　沉香　浓朴　藿香　陈皮各七钱半　甘草炙，一两　半夏　神曲炒　草果各二钱半

**【用法】** 上锉，每服四钱，水煎，姜三片，枣一个，不拘时候温服。

**【功效】** 降逆和中，健脾化湿。

**【主治】** 脾胃不和，中寒上气，胁肋胀满，心腹满痛，痰逆恶心，或时呕吐，饮食减少，十膈五噎，痞塞不通，噫气吞酸，口苦失味等症，舌淡

苔白，脉沉。

【方解】本方具有温中健脾，降气和胃的功效。方中人参、白术大补元气，益气生津，温中健脾；砂仁、沉香、香附、神曲、麦芽、草果等降气和胃；木香，丁香、肉豆蔻温补脾肾；藿香、厚朴、陈皮、青皮、半夏等降逆和胃，下气除满；炙甘草益气健脾。诸药合用共奏温中健脾，降气和胃，益气生津，调畅气机，降逆止吐之功。

【验案精选】

**不完全性肠梗阻**

某某，男，14岁。病人10年前无明显诱因在右侧腹股出现可复性肿物，无疼痛，偶有不适感，每当剧烈活动、久站、行走时出现，平卧则肿物消失，无红肿、压痛。10年间，未行任何治疗。于2004年1月13日以右侧腹股物斜疝收住外科行手术治疗。术后第4天，病人腹痛腹胀，恶心呕吐，肛门停止排气排便。腹部透视诊断为肠梗阻，考虑为粘连性肠梗阻，食欲不振。1月25日腹透示不完全性肠梗阻，继续给予抗炎、灌肠、胃肠减压、补液、输血及对症治疗1周，病情仍未缓解。经会诊后，请内科保守治疗。中医检查：病人腹痛腹胀，朝食暮吐，暮食朝吐，精神萎靡不振，面色萎黄，纳少，寐差，未闻及异常气味，全身未见皮疹。颈软，无齿龈，咽不红，未见乳蛾，无瘿瘤瘰疬，腹软，稍膨隆，无癥瘕痞块。舌淡、苔厚腻，脉细缓无力。查体：T36.5℃，P94次/分，R20次/分，BP113/68mmHg。双肺未闻及啰音；心界正常，心率94次/分，心音低、律齐，各瓣膜听诊区未闻及病理性杂音；剑突下压痛（+）；肝脾肋下未触及；双肾区无叩击痛；脊柱四肢正常；巴氏征（-）。实验室检查：血、尿、肝功能、肾功能、生化及胸部X线、心电图均报告正常，ESR10mm/h。腹部透视：不完全性肠梗阻。中医诊治：反胃（脾胃虚弱，运化失司，腑气不通）。治宜温中健脾，降气和胃，导滞通腑。方用丁沉透膈散：丁香6g，沉香3g，人参6g，白术12g，炙甘草6g，木香9g，砂仁（后下）6g，厚朴9g，草果6g，肉豆蔻9g，青陈皮各9g，制半夏6g，藿香6g，神曲9g，麦芽6g，香附6g。上方1剂，水煎取汁200ml，分2

次鼻饲。当日腹胀、腹痛缓解。继服上方2剂后,排出棕褐色大便,当日拔掉胃管,减上方中草果、肉豆蔻、青陈皮、制半夏;加沙参9g,麦冬9g,连服5剂,各症状、体征全部消失而停药出院。1个月后随访,未有任何不适感。[杨志斌.丁沉透膈散治疗不完全性肠梗阻1例.宁夏医学杂志,2004,26(11):698]

【临床应用】

**化疗所致延迟性呕吐**

丁沉透膈散在防治化疗药物所致的食欲不振,抑制恶心、呕吐等消化道反应方面明显优于甲氧氯普胺+地塞米松组,差异有统计学意义(P值均小于0.05)。[陈鹏飞,陈红侠.丁沉透膈散治疗化疗延迟呕吐临床观察.世界中医药,2013,(8):900-902]

【临证提要】

本方主要用于肝郁脾虚之证。临床以脾胃虚寒,运化不畅,兼肝气不舒为辨证要点。临床上常用于治疗肝气瘀滞之呕吐、胸闷腹胀等病证。

## 二 妙 散

【来源】《丹溪心法》卷四·痛风六十三。

【组成】炒黄柏　苍术 米泔浸炒,各等份

【用法】为末,每服二钱,沸汤,入姜汁调服。

【功效】燥湿清热。

【主治】湿热下注证。湿热所致之筋骨疼痛,或足膝红肿热痛,或下肢痿软无力,小便短黄,以及湿热带下和下部湿疮,舌苔黄腻。

【加减法】上方加牛膝用于湿热下注,脚膝红肿。

若小便不利,再加薏苡仁,名"四妙丸"。

加槟榔，外用于脐中出水及湿癣，有清热利湿止痒之效。

加羌活、威灵仙、陈皮、白芍治风湿痹痛。

若治脚气病，可加牛膝、赤小豆、薏苡仁、木瓜。

腰及关节疼痛属下焦湿热者，加牛膝、木瓜、五加皮、石楠藤。

湿热带下、量多，加芡实、桑白皮。

【方解】本方首见于《世医得效方》卷九，名苍术散，治证相同，是治疗湿热下注的基础方。湿热下注，流于下肢，使筋脉弛缓，则两足痿软无力，而成痿证；湿热痹阻筋脉，以致筋骨疼痛、足膝红肿，或为脚气；湿热下注于带脉与前阴，则为带下臭秽或下部湿疮；小便短赤，舌苔黄腻是为湿热之征。治宜清热燥湿。方中黄柏为君，取其苦为燥湿，寒以清热，其性沉降，长于清下焦湿热。臣以苍术，辛散苦燥，长于燥湿健脾。二药相伍，使湿去热清，标本兼顾，诸症自除。入姜汁调服，取其辛散以助药力，增强通络止痛之功。

三妙丸即二妙散加牛膝，牛膝能补肝肾，祛风湿，引药下行，故三妙丸专治下焦湿热之两脚麻木，痿软无力。四妙丸又加薏苡仁，薏苡仁能利湿舒筋，故主治湿热下注之痿证。《成方便读》说："内经有云，治痿独取阳明，阳明者主润宗筋，宗筋主束骨而利机关也。苡仁独入阳明，祛湿热而利筋络，故四味合而用之，为治痿之妙药也。"

【方论】

明·吴昆《医方考》：湿热腰膝疼痛者，此方主之。湿性润下，病则下体受之，故腰膝痛。然湿未尝痛，积久而热，湿热相搏，然后痛。此方用苍术以燥湿，黄柏以去热。又黄柏有从治之妙，苍术有健脾之功，一正一从，奇正之道也。

清·王子接《绛雪园古方选注》：二妙散，偶方之小制也。苍术生用入阳明经，能发二阳之汗；黄柏炒黑入太阴经，能除至阴之湿。一生一熟，相为表里，治阴分之湿热，有如鼓应桴之妙。

清·徐大椿《医略六书·杂病证治》：湿热下注，腰膂不能转枢，故机关不利，腰中疼重不已焉。苍术燥湿升阳，阳运则枢机自利；黄柏清热燥湿，湿化则真气得行。为散酒调，使湿热运行则经气清利，而腰府无留滞之患，枢机有转运之权，何腰中疼重不瘥哉？此清热燥湿之剂，为湿热腰痛之方。

清·张秉成《成方便读》：治湿热盛于下焦，而成痿证者。夫痿者萎也，有软弱不振之象，其病筋脉弛长，足不任地，步履歪斜，此皆湿热不攘，蕴留经络之中所致。然湿热之邪虽盛于下，其始未尝不从脾胃而起，故治病者必求其本，清流者必洁其源。方中苍术辛苦而温，芳香而燥，直达中州，为燥湿强脾之主药。但病既传于下焦，又非治中可愈，故以黄柏苦寒下降之品，入肝肾直清下焦之湿热，标本并治，中下两宜。如邪气盛，而正不虚者，即可用之。

**【验案精选】**

**1. 腰痛**

某某，男，55 岁。2000 年 5 月 10 日初诊。腰部反复疼痛 5 年。近 5 年来反复腰骶部疼痛，痛时多伴有热感，雨天或暑热天加重，而活动后可减轻。1 周前腰痛发作，伴小便短赤，遂来诊。舌红、苔黄腻，脉濡数。中医诊断为腰痛。证属湿热相搏，侵袭腰部。治宜清热利湿，舒筋止痛。方用二妙散加味：黄柏 15g，苍术 10g，防己 10g，萆薢 10g，牛膝 12g，车前子 15g（包煎），薏苡仁 30g，木瓜 10g，甘草 3g。2 剂，每日 1 剂，水煎分 2 次服。5 月 12 日复诊，腰痛明显减轻，小便量多，色淡黄，舌苔黄，脉数。守方 3 剂而愈。[聂桂宁. 二妙散加味临床治验举隅. 广西中医学院学报，2007，10（2）：14-15]

**2. 痹证**

某某，男，40 岁。2001 年 4 月 15 日 10 时初诊。双下肢无力 3 小时。当天早晨 7 时左右，感觉双下肢轻微胀重着，活动不灵，至 9 时许双下肢有麻木感，行走困难，遂来诊。查血压为 130/80mmHg，神清，表情痛苦，心肺无异常，两侧膝、跟腱反射减弱。舌质红、苔微黄略腻，脉滑数。中医诊断为湿痹。证属湿热浸淫，筋脉弛缓。治宜清热利湿通络。方用二妙散加味：苍术 10g，黄柏 15g，薏苡仁 30g，蚕砂 10g，木通 10g，木瓜 15g，萆薢 12g，忍冬藤30g。1剂，水煎分2次服。4月16日复诊：服上药后，昨晚感觉双下肢较昨早有力，行动也较灵活。仍有麻木感，小便淡黄。查各肌腱反射均正常，舌红苔黄，脉数。守方共进3剂而愈。[聂桂宁.二妙散加味临床治验举隅.广西中医学院学报，2007，10（2）：14-15]

### 3. 带下

某某，女，28岁。2003年9月9日初诊。带下量多2个月。近2个月来，白带量多，色黄如脓，有秽臭气，阴中瘙痒，小便黄赤，舌红苔黄，脉象滑数。中医诊断为带下病。证属湿热下注，损伤任带，任脉不固，带脉失约。治宜清热解毒，除湿止带。方用二妙散加味：苍术12g，黄柏15g，栀子10g，猪苓10g，茯苓15g，车前子15g（包煎），地肤子12g，金银花15g，牛膝10g，甘草3g。3剂，每日1剂，水煎分2次服。9月12日复诊：药后白带明显减少，色淡臭减，阴已不痒，小便淡黄，苔黄，脉略数。守方再进5剂而愈。[聂桂宁.二妙散加味临床治验举隅.广西中医学院学报，2007，10（2）：14-15]

### 4. 阴疮

某某，女，53岁。2005年10月5日初诊。外阴突起肿物1周。1周前无明显诱因，发现右侧大阴唇外侧有一肿物，无疼痛，不红、不热、不痒，质硬，遂来诊。查：精神尚可，面色淡黄，形体肥胖，舌红、苔略黄，脉濡数。右侧大阴唇外下方可见一约2.5cm×3cm大小肿块，触之质硬，不移动，无压痛；同侧腹股沟淋巴结无肿大。中医诊断为阴疮。证属湿热下注，痰瘀交结。治宜清热利湿，祛痰化瘀散结。方用二妙散加味：苍术10g，黄柏12g，牛膝10g，薏苡仁30g，茯苓15g，金银花10g，半夏10g，红花5g，夏枯草15g，莪术10g，香附10g。5剂，每日1剂，水煎分2次服。10月10日复诊：药后肿块变小。舌红苔薄，脉略数。上方加赤芍药12g，又服5剂，肿块消失。随访1年无复发。[聂桂宁.二妙散加味临床治验举隅.广西中医学院学报，2007，10（2）：14-15]

### 5. 阴蚀（外阴-阴道炎）

刘某，女，38岁。1998年7月14日就诊。阴部肿痛难忍，行走困难3

天。既往宫内节育器放置近 10 年，每逢经期月经量多，经期延长，腰部、小腹疼痛难忍，妇科检查多次，建议"节育器取出，采用其他避孕措施"。节育环取出 1 周后发生此症。中医诊断阴蚀（外阴-阴道炎）。治则清热解毒，燥湿化浊，消肿止痛。方用二妙散加味。药用：黄柏、苍术、苦参、土茯苓等各 30g，白鲜皮、荆芥穗、防风、蛇床子各 20g。水煎先熏洗后坐浴，30 分钟/次，2 次/日。用药 2 天后，症去大半，用药过程中阴道中落下块状豆腐渣样分泌物。上方继用 3 剂痊愈，随访至今未发。［王晓梅，葛延全，房辉．二妙散加味熏洗坐浴治疗阴窍三疾．新疆中医药，2003，21（5）：78-79］

### 6. 溺癃（前列腺炎、前列腺增生）

李某，男，56 岁。2000 年 5 月 19 日初诊。小溲频急，茎中灼热，阴囊潮湿，小便时若遇外界声响刺激则小溲不行 2 年余，近来加重 2 周。素时腰骶、小腹坠胀隐痛，夜尿 5～6 次，尿后余沥。B 超示"前列腺增生，慢性前列腺炎"。诊为溺癃（前列腺炎，前列腺增生）。治宜清热化湿利尿，活血化瘀散结。方以二妙散加味。药用：黄柏、苦参、石韦、生牡蛎各 45g，苍术、桃仁、皂角刺、麻黄根各 30g。水煎后熏洗坐浴，30～40 分钟/次，1 次/日。用药 2 周后诸症缓解，上方继用 1 个月余，巩固疗效。［王晓梅，葛延全，房辉．二妙散加味熏洗坐浴治疗阴窍三疾．新疆中医药，2003，21（5）：78-79］

### 7. 钩肠痔（肛裂、内痔）

孟某，男，28 岁，职业汽车驾驶员。2001 年 11 月 21 日就诊。大便后少量出血，血色鲜红，时常便后便纸红染，肛门周围时有黏腻不舒等且瘙痒，曾内服中药汤剂疗效不显。诊为钩肠痔（肛裂，内痔）。病机湿热下注，脉络瘀滞。治宜祛风清热燥湿，凉血化瘀止血。主方二妙散加味。药用：黄柏、苦参、槐花、地榆、荆芥穗各 45g，三七粉 10g，茜草、苍术、煅石膏各 15g。上方水煎熏洗坐浴每日 2 次，30 分钟/次。用药 6 剂后诸症减轻；上法继用 6 剂，病情稳定。嘱其禁食辛辣之品，保持大便通畅，以防复发。［王晓梅，葛延全，房辉．二妙散加味熏洗坐浴治疗阴窍三疾．新疆中医药，2003，21

(5)：78-79]

### 8. 扁平疣

刘某某，男性，15岁，学生。面颈部及手背、前臂均见密布扁平疣，已2个月，曾服用阿昔洛韦片、潘生丁等治疗，效果不明显，而来中医科治疗。给予：苍术15g，黄柏10g，薏苡仁30g，刺蒺藜15g，生甘草5g，桑白皮10g，路路通10g，白花蛇舌草30g。1个疗程后，病人在洗脸时发现毛巾上有许多脱落的"小肉点"，再治1个疗程，面颈部、手背及前臂扁平疣基本消退。[王珏．二妙散加味治疗扁平疣95例临床观察．江西中医药，2004，（1）：30]

### 9. 卡他性中耳炎

赵某，女，64岁。于2001年5月23日初诊。自诉右耳有振水声，憋满，耳鸣，听力减退2个月余，曾到某医院五官科确诊为卡他性中耳炎。穿刺抽出淡黄色渗出液2ml，并给地塞米松注射液5mg加入环丙沙星滴眼液10ml中混合滴患耳，每日6次。用药后右耳振水声减弱，听力有所恢复，但反复不愈。今来诊，症见：右耳振水声，憋满，低调耳鸣，听力减退，口苦，纳呆，舌质红、苔黄微腻，脉滑。辨病为耳胀。证属湿热闭阻耳窍。治宜清热燥湿，泻浊通窍。方以二妙散加味。药用：苍术30g，黄柏9g，生薏苡仁、炒薏苡仁各15g，石菖蒲10g，车前子（包）、桑白皮、赤芍、川芎各15g，红花12g，桂枝、老葱各10g。3剂，水煎服，日1剂。药后，右耳振水声明显减小，听力有所恢复。效不更方，守原方加减用药10剂，症状完全消失。随访2年，一切正常。[李清涛．二妙散的临床应用．辽宁中医杂志，2006，33（2）：234-235]

### 10. 湿疹

王某，男，35岁。于2002年5月8日就诊。自诉1个月前阴囊初起如蚕豆大两块红斑，奇痒难忍，经搔抓后出现水疱、糜烂、分泌物较多，并迅速蔓延至整个阴囊皮肤。至某医院皮肤科就诊，诊断为湿诊，给西药治疗鲜效，逐转中医。当时症见：阴囊皮肤多处潮红、糜烂，有渗出物，皮肤粗糙，瘙痒、夜间痒甚，睡眠差，小便短赤，舌质淡、苔腻微黄，脉滑数。诊断为湿疮。辨证为湿热蕴结，毒邪浸淫。治以清热利湿，祛风止痒。药用：苍术30g，黄柏9g，苦参15g，土茯苓45g，防风12g，车前子（包）15g，泽泻12g，白鲜皮、地肤子、桑枝各15g，芥子12g，甘草10g。3剂，每日1剂，水煎口服。各药渣装布袋外敷。3日后，病人欣然告曰：用药后瘙痒明显减轻，夜能安寐，渗出减少。守上方加减调治半个月，病人皮肤颜色完全恢复正常，红肿消退，分泌物消失，溃烂面愈合，临床痊愈。随访1年，未见复发。[李清涛. 二妙散的临床应用. 辽宁中医杂志，2006，33（2）：234-235]

### 11. 坐骨神经痛

杨某，男，48岁。于2003年3月17日就诊。自诉左臀部、左下肢疼痛，活动受限4天，在本院门诊给理疗、手法按摩、针灸治疗，效果不佳，且疼痛加重。腰椎CT：L4、L5、S1椎体轻度骨质增生，椎间盘无突出；ESR 10mm/h，RT（-），ASO（-）。就诊时症见：左臀部、左大腿后侧、小腿后外侧持续性钝痛，阵发性针刺样剧痛，活动受限，舌质淡、苔白腻，脉滑数。诊断为痹证。辨证为湿热凝于经脉，筋经痹阻不利。治宜清热祛湿，通经止痛。药用：苍术30g，黄柏10g，伸筋草15g，乌梢蛇12g，威灵仙15g，䗪虫、桂枝各10g，川芎、牛膝各15g，细辛6g，羌活10g，蜈蚣2条，鸡血藤30g，甘草6g。服药5剂，症状完全消失。随访1年，未再出现左下肢痛。[李清涛. 二妙散的临床应用. 辽宁中医杂志，2006，33（2）：234-235]

### 12. 皮肤瘙痒症

陈某，女，38岁。于2001年8月1日就诊。全身皮肤瘙痒5年，暑湿季节更为严重，痒时彻夜难眠，每必搔破皮肤，流出鲜红或紫红色血液后方感舒服，曾在多家医院诊为皮肤瘙痒症，多种治疗均不显效。诊见：全身皮肤广泛搔痕，色紫黯或红，皮肤浸润肥厚粗糙，且周身遍起黯红色丘疹，凸起呈苔藓样改变，头面四肢浮肿，神疲纳呆，便溏溲赤，舌紫红、苔腻，脉濡。辨病为风瘙痒。辨证为湿热挟瘀。治宜清热除湿，活血通络。药用：苍术15g，黄柏9g，蝉蜕、苦参各15g，红花12g，蛇床子15g，防风10g，白鲜皮、草河车、当归、乌梢蛇各 15g，五味子 1g，朱灯心 12g，甘草 6g。5 剂，每日 1 剂，水煎服，服后瘙痒减轻，守上方加减调治 20 天，症状完全消失。随访 3 年，未再复发。［李清涛．二妙散的临床应用．辽宁中医杂志，2006，33（2）：234-235］

### 13. 产后身痛

贾某，女，30 岁。2002 年 9 月初诊。剖腹产后 3 个月余，产后 1 个月双足麻木，全身冷痛，双下肢尤甚。多处医治，曾服中药 60 余剂效不显，观所用之方均为养血补血、温经通络、补肾之当归、川芎、黄芪、独活、防风、秦艽、威灵仙、熟地黄、何首乌、巴戟天、狗脊、肉苁蓉等。检查血沉、抗"O"、类风湿因子均正常。述身痛遇冷加重，入夜身体重困冷痛，颈项以下困痛不已，有时痛如被杖，有时如蚂蚁爬行，夜寐不安，纳食无味，身着厚毛衣薄棉裤仍感寒风阵阵，晚间入睡前必用电褥烤热被褥方能上床。初诊以独活寄生汤加制川乌、制草乌治疗，服 3 剂后身痛更甚。详查其虽身冷但皮温如常，关节活动自如，无红肿青紫，面红润，声高气壮，目光有神，舌质略暗红、苔白且根部白腻而干，脉滑。忽悟此乃湿热阻络气血运行不畅为病。因其手术分娩在 6 月份，青海高原天气渐暖，饮食滋腻温补，家住一楼又发病于阴雨连绵 1 周后，外湿与里热互结于经络，导致经络气血受阻，不通则痛，湿邪重浊故而缠绵难愈。即用苍术、黄柏各 12g，忍冬藤、鸡血藤各 15g，连翘、木瓜、丝瓜络、炒枣仁、生甘草各 10g，柴胡 6g。3 剂，煎服，药渣加水煎后泡足。服 1 剂后身痛大减，肢冷明显减轻，服 3 剂后已无需电褥，复诊时衣着已减，守前方 6 剂痊愈，随访至今无复发。［朱培艳．二妙散加味治疗产后身痛 1 例．实用中医药杂志，2003，19（11）：599］

### 14. 非淋菌性尿道炎

李某，男，35 岁。自觉排尿困难，伴尿道口常见分泌物 1 年，曾服罗红霉素等，无明显好转，遂来我科就诊。检查：尿道口色稍红，有淡白色分泌物。舌红苔黄，脉数。实验室检查：未找到淋球菌，支原体阳性。诊断为非淋菌性尿道炎。中医辨证为淋浊。治宜清热利湿化浊。处方：苍术、黄柏各

20g，薏苡仁、土茯苓、泽泻、生地黄、牡丹皮、菊花、黄芩各 15g，甘草 10g。1 剂/天，水煎 2 次，取汁 200ml，分 2 次温服，7 天为 1 个疗程。服药 3 个疗程，自觉症状消失，尿道口无分泌物。实验室检查：支原体呈阴性。停 药半年内未见复发。[沈明．二妙散加味治疗非淋菌性尿道炎临床观察．湖北 中医杂志，2002，24（4）：33-34]

**15. 肛肠疾病**

（1）炎性混合痔 某某，女，35 岁。诉肛口肿物突出疼痛、大便时滴血 3 天，伴排便不畅、肛口坠胀，舌红、苔黄腻，脉弦。肛门检查：截石位 11°～12°肛缘见 3cm×2.5cm 柔软肿物隆起，表面呈紫红色，触痛明显，内痔 充血明显，诊断炎性混合痔。证属湿热下注。治以清热利湿，凉血止血。方 选二妙散加味之黄白合剂。处方：黄柏 9g，苍术 9g，鬼针草 20g，金银花 15g，地榆 15g，槐花 15g，白芷 10g，生大黄 3g，枳壳 6g，生甘草 5g。连服 3 剂后大便通畅，便血症状缓解，肛口肿胀疼痛减轻。原方去大黄、白芷；加 薏苡仁 30g，赤小豆 30g，继服 3 剂后痊愈。炎性混合痔多因饮食不节，湿热 内生，下注肛门而发。以二妙散加鬼针草、金银花、生大黄，加强清热利湿 之功；辅以地榆、槐花凉血止血；佐以白芷消肿止痛，枳壳行气宽中。共奏 清热利湿，凉血止血之功。

（2）肛窦炎 某某，男，28 岁。诉 3 天前饮酒熬夜后大便干结，便时肛 口灼热刺痛，伴口干口苦，舌红、苔黄腻，脉弦。肛门检查：肛管皮肤潮红， 拉开肛门，发现截石位 6°齿线肛窦周围充血肿胀，少许分泌物溢出。指诊 6° 肛窦触痛，无明显包块。诊断肛窦炎。证属湿热下注。治以清热利湿凉血解 毒。方选二妙散加味。处方：苍术 9g，黄柏 9g，鬼针草 20g，土茯苓 15g，苎 麻根 12g，白芷 10g，金银花 15g，生甘草 5g。连服 3 剂后症状基本缓解。原 方去土茯苓、苎麻根、白芷；加赤小豆 30g，继服 2 剂巩固疗效。肛窦炎属中 医学肛周肿疡的范畴，其临床症状比较轻微，但若失治则可发展为肛门直肠 周围脓肿等严重疾病。本例属于湿热内生，下注肛门，造成魄门营气不调， 进而气血凝滞，经脉阻滞。故用二妙散加鬼针草、土茯苓、金银花清热利湿解毒；白芷、苎麻根活血行气，消肿止痛。湿热得清，经脉通畅，则疾病得除。

（3）肛裂并感染　某某，女，28岁。诉便时肛口刀割样疼痛、滴血1周，伴肛口瘙痒、大便干结，舌红、苔薄腻，脉弦。肛门检查：截石位6°肛管梭形溃疡面1.5cm×0.5cm，触痛明显，基底潮红，创面少许脓性分泌物。诊断肛裂并感染。证属湿毒蕴结。法以清热利湿，泻火解毒。方选二妙散加味之清创饮。处方：黄柏9g，苍术9g，鬼针草20g，土茯苓20g，夏枯草12g，延胡索9g，白芷9g，地榆15g，苎麻根12g，枳壳6g。局部用紫白膏换药。上方连服3剂后大便通畅，肛口疼痛、便血症状减轻。原方去夏枯草、延胡索，继服3剂告愈。本病多因嗜食醇酒肥食，湿热内生下注肛门，热与燥屎互结，大便努挣，撕破肛门肌肤而发。以二妙散加鬼针草、土茯苓、夏枯草泻火解毒，清热利湿；白芷、延胡索活血散瘀，托毒排脓；地榆、苎麻根、枳壳行气宽中，凉血止血。达到清热利湿，泻火解毒作用，促进肛裂愈合。[石荣，陈康. 二妙散加味治疗肛肠疾病3例. 福建医药杂志，2000，22（4）：88-89]

**16. 术后切口不愈**

张某，女，56岁。急性化脓性阑尾炎术后42天切口仍不愈合，于1991年9月3日初诊。体形肥胖，切口为1.5cm×0.8cm，有少许黄白色稀薄分泌物，切口深达筋膜，边缘呈暗红色。经服用上方加茯苓15g，薏苡仁30g，9剂后切口愈合。服药期间停用抗生素，切口按外科常规换药处理。[黄永雄. 二妙散加味治疗阑尾切除术后切口不愈122例. 实用中医药杂志，1999，15（4）：18-19]

**【临床应用】**

**1. 非淋菌性尿道炎**

四环素加用中药二妙散加味组总有效率为95.2%，四环素组总有效率为78.9%。两组比较，治疗组疗效明显优于对照组（$P<0.01$），二妙散加味对非淋菌性尿道炎疗效明确。[沈明. 二妙散加味治疗非淋菌性尿道炎临床观察. 湖北中医杂志，2002，24（4）：33-34]

**2. 复发性口疮**

二妙散加味治疗复发性口疮疗程结束后并随访6个月，发现疗效较好。
[黄昉萌，骆杰伟，林桐峰．二妙散加味治疗复发性口疮24例．福建中医药，
2013，44（2）：42-43]

**3. 红斑性肢痛症**

二妙散加味治疗红斑性肢痛症，2个疗程治愈率优于3个疗程。[王军，
张红英．二妙散加味治疗红斑性肢痛症46例临床体会．中国社区医师，2003，
19（15）：45-46]

**4. 疥疮**

柏延文根据多年临床经验，用二妙散加味煎汤外洗，并用自制20%硫磺
软膏配套外用，治愈了数百例疥疮，治愈率达95%以上。一般1～2个疗程即可
治愈。[柏延文．二妙散回味治疗疥疮．四川中医，1990，18（3）：43]

**5. 术后切口不愈**

二妙散加味治疗阑尾切除术后切口不愈合可收到较好效果。[黄永雄．二
妙散加味治疗阑尾切除术后切口不愈122例．实用中医药杂志，1999，15
（4）：18-19]

**【实验研究】**

**1. 修复高尿酸血症肾损害**

二妙散加减方能改善高尿酸血症肾损害大鼠的肾功能，其血清肌酐、尿
素氮已接近正常（$P>0.05$）；对高尿酸血症肾脏病理损害有修复作用，病理
结果示肾脏结构基本正常。[熊湘明，田凤石，姜霞．二妙散加减方对实验性
高尿酸血症肾损害的保护作用．天津医科大学学报，2007，13（1）：90-92]

**2. 抑制小鼠阴道上皮基底细胞有丝分裂**

二妙散高、中、低剂量组小鼠阴道上皮基底细胞有丝分裂数均减少，血
清中IL-4的含量均有升高，IFN-γ的含量明显降低，具有统计学意义。[黄
敬文，邹国良，张士岭，等．二妙散对小鼠银屑病样模型细胞因子IFN-γ，
IL-4的影响．中医药学报，2013，41（4）：96-98]

**3. 抗氧化作用**

二妙散组、苍术组与生理盐水组比较 SOD 活力明显升高（$P<0.05$），二妙散单煎混煎均可使 MDA 含量降低（$P<0.05$），二者均以二妙散组作用最为明显。提示二妙散中两种药物相互作用发生在药物煎煮过程中，混煎可以促进有效成分的溶出。[刘琳．二妙散单煎与混煎抗氧化作用的比较研究．黑龙江医药，2012，25（2）：252-253]

【临证提要】

近代常用于风湿性关节炎，阴囊湿疹等证属湿热者。若有气虚加补气药；血虚加补血药；痛甚者加生姜汁，热服；表实气实者加酒少许佐之；有痰热者，先以舟车丸或导水丸、神芎丸下伐，后以趁痛散服之。

# ∽ 肥 儿 丸 ∾

【来源】《丹溪心法》卷五·小儿九十四。

【组成】芦荟另研，三钱　胡黄连三钱　炒曲四钱　黄连半两　白术半两　山楂炒，半两　芜荑炒，二钱

【用法】上为末，芦荟末和匀，猪胆汁丸粟米大。每六十丸，食前米饮下。

【功效】健脾消食，清热驱虫。

【主治】小儿疳积。

【方解】方中山楂味酸性温，消食化积；炒神曲健脾开胃；白术健脾益气；胡黄连清热，凉血，燥湿；黄连清热泻火；芦荟清肝泻火；芜荑消积杀虫。诸药合用共达消积化滞，清热燥湿，健脾和胃之功。

【验案精选】

**小儿消化不良**

王某，男，3 岁。1995 年 4 月 2 日出诊（患儿家长代诉）。患儿足月生

产，以母乳为主，喂养 4 个月时健康状况良好，从 5 个月开始添加辅食。因
父母忙于农活，除母乳喂养外，喂食大锅饭菜，有时过于油腻，有时饭菜较
硬，有时喂食过量，久而久之脾胃损伤。患儿饮食逐渐减少，甚至厌食，腹
胀口干，日渐消瘦，面色萎黄，双目无神且畏光，肌肤粗糙，舌质胖嫩、
舌苔厚腻，小便量少而黄，大便量少，每日 3～4 次，夹杂未消化食物。
查其病因，患儿实属喂养不当，脾胃受累，脾失健运之单纯性消化不良。
治疗应以健脾益气，消食和胃为法。予以加减肥儿丸治疗。每味药量均为
20g，研细末冲服，并嘱其父母合理喂养，饮食清淡，少量多餐。服上药
30 天后随访，患儿饮食增加，体质量增加，面色稍变红润，二便正常。服完 1
个疗程后，饮食正常，膳食易饥，肢体有力，无疲乏表现，颜面及皮肤光泽红
润，脾胃健运，消化正常而治愈。[张有明．加减肥儿丸治疗 162 例小儿消化不
良．现代医药卫生，2010，26（23）：3608]

**【临床应用】**

**1. 小儿上呼吸道感染**

肥儿丸组总有效率为 91.7%，对照组总有效率为 75%，两组疗效比较差
异有统计学意义（*P*<0.05）。肥儿丸对小儿上呼吸道感染伴发热的治疗效果
良好，其退热作用和缓平稳。[王秀芳．肥儿丸治疗小儿上呼吸道感染伴发热
疗效观察．中国误诊学杂志，2011，11（27）：6592]

**2. 儿童多瞬症**

肥儿丸组治愈率为 51.25%，总有效率为 100%；对照组治愈率 26%，总
有效率为 92%。两组治愈率比较，肥儿丸组疗效明显优于对照组，可见肥儿
丸治疗儿童多瞬症疗效明显。[刘静虹，李元朝．肥儿丸治疗儿童多瞬症 80
例疗效观察．新中医，2010，42（5）：47-48]

**3. 小儿消化不良**

总有效率为 100%。肥儿丸治疗小儿消化不良疗效显著。[张有明．加减肥
儿丸治疗 162 例小儿消化不良．现代医药卫生，2010，26（23）：3608]

**【临证提要】**

本方有健脾消积驱虫的作用。临床以食积不化，湿热内蕴，兼肝气不舒

为辨证要点。近代多用于治疗虫积腹痛，消化不良，面黄肌瘦兼口臭，肌体发热和腹胀泄泻等证。

## ∽ 滚痰丸 ∽

【来源】《丹溪心法》卷四·耳聋七十五。

【组成】大黄半斤　黄芩半斤　青礞石一两　沉香五钱

【用法】上为末，水丸，梧桐子大。

【功效】泻火逐痰。

【主治】实热顽痰证。所治诸证皆由实热顽痰久积不去所致。

【方解】本方具有泻火逐痰之功，方中青礞石坠痰下气，平肝镇惊为君，功专下气坠痰，兼可平肝镇惊，为治顽痰之要药。臣以黄芩、大黄荡涤实热，黄芩泻上焦之火；大黄苦寒，归大肠经，有泻下攻积，清热泻火之功，使实热从大便出，二者一清上热之火，一开下行之路，有正本清源之意。治痰必先顺气，沉香味苦性辛，归脾、肺经，有行气降逆之功，故佐沉香行气降逆以顺气。诸药合用，共奏泻火逐痰之功。

【方论】

清·吴谦《医宗金鉴·删补名医方论》：得礞石、沉香，则能迅扫直攻老痰巢穴，浊腻之垢而不少留，滚痰之所由名也。

【验案精选】

**1. 眩晕**

病人眩晕十余年，每于忧郁恼怒或饮食不适即发。入院时症见：头晕欲倒，不能行走，大便干结，胸闷口苦，目胀，胸闷，心烦易怒，舌质红、苔黄腻，脉弦滑。证属肝郁化火，痰火互结。治以滚痰丸，每次9g，饭后、临卧姜汤送服，1天3次，服药12天后，头晕、目胀、心烦、口干苦等症状好转。按前服用方法继续用药 45 天，病告痊愈，以后未见复发。［谭庆刚．滚痰丸的临证应用．陕西中医，2002，23（8）：750-751］

**2. 耳鸣**

病人耳鸣反复发作近 3 年，经治病情不解。入院前近 1 个月来，耳鸣轰响，有时闭塞如聋，急躁易怒，伴有心烦不寐，咳痰黄稠而多，大便干结，舌苔黄而厚，脉弦滑数。证属痰火壅阻，气机不畅。方用滚痰丸，每次 9g，饭后温开水送服，1 天 3 次，服用 60 天，病情缓解，耳鸣逐渐消失。［谭庆刚．滚痰丸的临证应用．陕西中医，2002，23（8）：750-751］

**3. 善惊**

病人自感心中悸动，胆怯善惊，坐卧不安，曾长期用中药养血安神之品不效。就诊时病情加重，恐惧不安，急躁易怒，天黑后不敢外出，独自在家常幻觉，有人影入室扰动，视其面红耳赤，舌质红、苔黄厚腻，脉象滑数有力。证为痰火郁结，内扰心神。故用滚痰丸，每次 6g，饭后、临卧姜汤送服，1 天 3 次，服药半个月后，恐惧善惊，急躁易怒，面红目赤有所好转，再连续服药 45 天，诸症痊愈。［谭庆刚．滚痰丸的临证应用．陕西中医，2002，23（8）：750-751］

**4. 半身不遂**

病人一年前因恼怒突然昏倒，不省人事，口眼歪斜，半身不遂，语言不利，经某医院治疗 3 个月余，病情缓解。1997 年 3 月 12 日应诊。右侧上下肢不能运动，拘挛僵硬，时有头痛眩晕耳鸣，大便数日一行，口干喜凉饮，舌质红、苔黄腻，脉弦滑。证为痰火郁滞，气血不得宣通。服用滚痰丸，每次 6g，1 天 3 次，饭后、临卧姜汤送服，近 60 天，上述症状消失，肢体运动恢复如常。［谭庆刚．滚痰丸的临证应用．陕西中医，2002，23（8）：750-751］

**【临床应用】**

**1. 肺炎脾虚痰湿型咳嗽**

总有效率为 89.3%。临床表现均为给予抗生素治疗后，仍反复咳嗽、咳痰。服药后，咳嗽咳痰消失，听诊干湿啰音消失，如有发热则体温降至正常。

［张宏玲. 滚痰丸合二陈汤治疗小儿肺炎脾虚痰湿型咳嗽 28 例. 中医儿科杂志, 2013, 9 (1): 30-31］

**2. 单纯性肥胖**

有效率与国际公认的减肥药芬氟拉明相似（$P>0.05$），且远期疗效优于后者（$P<0.01$），亦无明显副作用。［秦冰亭，贾远怀，张铮. 滚痰丸治疗单纯性肥胖病胃热湿阻证 65 例. 中国中医药科技, 2001, 8 (4): 263-264］

**【临证提要】**

本方丹溪用以治疗实热顽痰证。所治诸证皆由实热顽痰久积不去所致。现代医家结合西医，认为治疗眩晕，耳鸣，善惊，半身不遂，肺炎脾虚痰湿型咳嗽，单纯性肥胖等病属实热顽痰内积者有效。

## ∽ 黑 参 丸 ∽

**【来源】**《丹溪心法》卷四·口齿七十八。

**【组成】** 黑参　天门冬　麦门冬<sub>去心，各炒一两</sub>

**【用法】** 上为末，炼蜜丸如弹子大。每用一丸，绵裹噙化，咽津。

**【功效】** 养肺润燥。

**【主治】** 口舌生疮，久不愈。

**【方解】** 本方具有养阴清热的功效。《本草正》云："黑参，此物味苦而甘，苦能清火，甘能滋阴，以其味甘，故降性亦缓"。《本草》言其"惟入肾经，而不知其尤走肺脏，故能退无根浮游之火，散周身痰结热痈"。故用黑参益气养阴，清热止痛，为君药。天冬、麦冬养阴生津，清心润肺为臣药。全方共奏养阴清热之功。

**【临床应用】**

**慢性咽炎**

总有效率为 96.11%。提示黑参丸具滋阴清热，解毒止痛之功能，起效迅速，且无任何毒副作用，是治疗咽喉疼痛、声音嘶哑等急慢性咽炎的理想药物。[李良桥，苗立成，聂凤文，等．黑参丸治疗急慢性咽炎临床与实验研究．中医药学报，2000，28（1）：56]

**【临证提要】**

本方主治阴虚肺热证。现代临床上常用于治疗咳嗽，噎膈，心悸属阴津亏虚，虚热蕴结之证者。

## ～⌒⌒ 虎 潜 丸 ⌒⌒～

**【来源】**《丹溪心法》卷三·补损五十一。

**【组成】**黄柏 酒炒，半斤　龟甲 酥炙，四两　知母 酒炒，三两　熟地黄 二两　陈皮 二两　白芍药 二两　锁阳 一两半　虎骨 炙，一两　干姜 半两

**【用法】**研为细末，酒糊丸，或粥丸。一方加金箔一片，一方用生地黄。懒言语者，加山药。

**【功效】**滋阴降火，强壮筋骨。

**【主治】**肝肾不足，阴虚内热，腰膝酸软，筋骨酸弱，腿足消瘦，步履乏力，舌红少苔，脉细弱，凡肝肾阴虚，精血不足等证。

**【加减法】**肾虚遗尿者，加煅龙骨、益智仁、山药等。

下虚上盛者，加珍珠母、生龙骨、生牡蛎等镇潜之品。

兼见面色无华等气血虚者，酌加黄芪、当归、鸡血藤等药以补养气血。

久病阴损及阳，症见怕冷、阳痿、小便清长、舌淡胖、脉沉细无力者，去知母、黄柏，加补骨脂、淫羊藿、巴戟天、肉桂等药以补肾助阳。

遗精、滑精者，加蒺藜、莲须、生龙骨。

《医宗金鉴》《医方集解》又在原方基础上加当归、牛膝、羊肉三味。当归与地黄合，更能补血养血；牛膝与锁阳配，引药力下行而坚强筋骨；羊肉

与龟甲并，一壮阳，一滋阴，调平升降则力量愈雄。

【方解】本方内含有大补阴丸，证为肝肾不足，阴虚内热所致。《素问·痿论》："肝气热，则胆泄口苦，筋膜干；筋膜干，则筋急而挛，发为筋痿……肾气热，则腰脊不举，枯骨髓减，发为骨痿"。肝主筋，肾主骨，肝肾有热，则耗伤阴血，不能濡养筋骨，故发为筋痿、骨痿。方中重用黄柏配知母以泻火清热。本方证不但有热，而且阴血两虚，故用熟地黄、龟甲、白芍滋阴养血，补肝肾之阴；用虎骨强壮筋骨；锁阳温阳益精，养筋润燥；加陈皮、干姜温中健脾，理气和胃，即可以防止知母、黄柏苦寒败胃，又能使滋养甘润而不滞。诸药配伍，共具滋阴降火，强壮筋骨之功。

【方论】

张璐云《张氏医通》：虎体阴性，刚而好动，故欲其潜，使补阴药咸随其性，潜伏不动，得以振刚劲之力，则下体受荫矣。

费伯雄《医方论》：虎潜丸息肝肾之虚风，风从虎，虎潜则风息也。

叶仲坚《古今医方论》：是方以虎名者，虎于兽中禀金气之至刚，风生一啸，特为肺金取象焉；其潜之云者，金从水养，母隐子胎，故生金者必丽水，意在纳气归肾也。

【验案精选】

**1. 甲胺磷中毒致迟发性周围神经病**

王某，女，30岁，农民。因与家人争吵自服甲胺磷溶液约5ml，经彻底洗胃、解毒、对症处理等抢救后，病人脱离危险。出院7天后，病人无明显诱因感两下肢不舒，双手指握力差，渐觉活动不便。诊断为急性神经根炎，甲胺磷致周围神经病。经西药治疗2个月余，病情没有好转。求诊于中医治疗。症见：全身肌肉萎缩，下肢行走不便，时感麻木，手不能握物，伴腰膝酸软，舌红少苔，脉细数无力。辨证为肝肾亏虚。方用虎潜丸加味。处方：熟地黄15g，龟甲15g，黄柏6g，虎骨10g，牛膝10g，锁阳10g，当归10g，白芍10g，干姜3g，陈皮3g。日服1剂，5剂后感肢麻减轻，手握力好转。上方去干姜、陈皮；加党参15g，黄芪30g，再服10剂，肢体功能基本恢复而

愈。[雷廷松．虎潜丸加味治疗甲胺磷中毒致迟发性周围神经病 2 例．湖北中医杂志，1993，15（3）：30]

**2. 格林-巴利综合征**

某某，女，38 岁。因双下肢乏力 3 个月就诊，经检查诊断为格林-巴利综合征，西医治疗予以激素、丙种球蛋白、神经生长因子等治疗后病情稳定。但双下肢行走不利，足背不能屈伸，全身易出汗，腹中肠鸣，舌红苔薄。求诊于中医治疗。辨证为肝肾阴虚。方用虎潜丸加减。处方：牛膝 15g，熟地黄 15g，山茱萸 12g，肉苁蓉 12g，狗骨 30g，锁阳 12g，木瓜 15g，龟甲 15g，地龙 10g，杜仲 12g，豨莶草 30g，槲寄生 12g，续断 12g，当归 12g，鹿角霜 9g，知母 12g，伸筋草 15g。水煎服，日 1 剂，7 剂。

二诊时病人乏力好转，失眠易惊，足背稍能曲，舌淡苔薄，脉弦。去续断、伸筋草；加乌药 6g，夜交藤 30g，炒酸枣仁 30g。服药 2 个月症状明显好转，足能背屈，出汗明显减少，激素逐渐减量至停药。[张丽萍，黄晓明．虎潜丸治疗神经系统疾病四则．山东中医杂志，2012，31（1）：68-69]

**3. 运动神经元病**

某某，女，54 岁。诊断为运动神经元病肌萎缩侧索硬化。症见：言语含糊，四肢抽动，肢体乏力，肌肉萎缩，吞咽尚可，饮水呛咳，舌肌萎缩、纤颤，大小鱼际肌萎缩明显，舌红苔薄，脉弦。方用虎潜丸加减。处方：知母 12g，黄柏 12g，熟地黄 15g，砂仁（后下）6g，狗骨 30g，锁阳 12g，肉苁蓉 12g，石菖蒲 15g，陈皮 9g，附子 6g，干姜 6g，石斛 12g，厚朴 12g，山茱萸 12g，全蝎 6g，乌梢蛇 12g，木瓜 12g，桂枝 6g，淫羊藿 15g。水煎服，7 剂。药后四肢抽动好转，饮水仍呛咳，舌肌萎缩、纤颤，上方去木瓜，加制天南星 12g 加强化痰之功，服药 3 个月，症状稳定。[张丽萍，黄晓明．虎潜丸治疗神经系统疾病四则．山东中医杂志，2012，31（1）：68-69]

**4. 帕金森病**

某某，女，83 岁，走路不稳 1 年余。症见：四肢震颤，尿失禁，走路前冲，四肢僵直，双上肢、口周抖动明显，舌红苔薄，脉弦细。方用虎潜丸加减。处方：生地黄、熟地黄各15g，知母15g，黄柏12g，龟甲12g，石斛12g，山茱萸12g，生白芍30g，狗骨30g，锁阳12g，肉苁蓉15g，陈皮9g，当归12g，女贞子15g，木瓜15g，川牛膝15g，瓜蒌15g，生何首乌15g，火麻仁30g。随症加减，长期治疗，诸症好转。[张丽萍，黄晓明. 虎潜丸治疗神经系统疾病四则. 山东中医杂志，2012，31（1）：68-69]

**5. 中风后遗症**

某某，男，62岁。4周前突然出现动作不协调，写字、夹菜困难，走路歪斜、不稳。检查：四肢肌力对称，右指鼻试验（+），闭目直立差，直线行走不能。头颅CT示：小脑梗死。经治疗后，仍有动作不灵活、走路歪斜，舌偏红、苔薄，脉弦细。求诊于中医治疗，治以滋补肝肾，息风通络。方用虎潜丸加减。处方：狗骨30g，知母12g，黄柏12g，生地黄15g，熟地黄15g，白芍20g，陈皮6g，龟甲15g，决明子30g，紫贝齿30g，怀牛膝12g，生牡蛎30g，天麻9g，钩藤9g（后下），蒺藜15g，全蝎6g。水煎服，日1剂。7剂后症状改善，有便干困难，舌脉如前，前方再服用14剂，诸症好转。[张丽萍，黄晓明. 虎潜丸治疗神经系统疾病四则. 山东中医杂志，2012，31（1）：68-69]

**【临床应用】**

**1. 膝关节骨性关节炎**

总有效率为96.25%。提示虎潜丸加减配合促愈液外敷对治疗膝关节骨性关节炎有较好的临床疗效。[侯立军. 虎潜丸加减配合促愈液外敷治疗膝关节骨性关节炎160例. 河北中医，2013，35（6）：855-856]

**2. 骨质疏松症**

总有效率为63.33%。提示虎潜丸加减对骨质疏松肾虚型有满意疗效。[刘静仪，林如平. 虎潜丸加减治疗肾虚型骨质疏松症. 成都医药，2004，30（3）：134-135]

**3. 类风湿关节炎**

中医证候有明显改善情况，提示虎潜丸治疗类风湿关节炎具有良好的临床疗效。[何桂兰. 虎潜丸治疗类风湿关节炎. 青海医药杂志，2012，42（1）：65-66]

【实验研究】

**促进骨髓基质干细胞增殖及分化**

结论：虎潜丸可通过促进 BMSC 的成骨分化和增殖作用治疗骨质疏松症。[陈德强，刘鹏飞，王鑫．虎潜丸对骨髓基质干细胞增殖及分化的影响．山东中医杂志，2012，31（1）：50-54]

【临证提要】

本方为治疗肝肾不足，阴虚内热的常用方。临床应用以腰膝酸软，腿足消瘦，步履乏力，舌红少苔，脉细数为辨证要点。可用于肝肾不足的膝关节骨性关节炎，骨质疏松症，类风湿关节炎，神经系统疾病等的治疗。

# ～ 槐 角 丸 ～

【来源】《丹溪心法附余》卷二·痔疮二十七。

【组成】槐角　防风　地榆　当归　枳壳　黄芩各半两

【用法】上为末，糊丸如梧子大。空心米汤下二十丸。

【功效】清肠疏风，凉血止血。

【主治】诸痔及肠风下血脱肛。大便带血，血色鲜红，大便秘结，舌红、苔黄，脉数。

【加减法】出血多者加地榆炭、仙鹤草。

便秘重加麻子仁、厚朴。

血虚者加熟地黄、阿胶。

【方解】《丹溪心法》言痔之治法云："治法总要，大抵以解热调血顺气为先。"方中槐角性寒凉而苦降，善清泻大肠火热而凉血止血，尤善治疗痔血、便血，为君药。地榆性寒味苦而酸，能够凉血泄热，收敛止血，宜于下焦血热所致便血、痔血；黄芩苦寒，凉血止血，二药合用共同辅助君药凉血止血，为臣药。防风疏风而止痛；当归补血活血而止痛，亦可润肠通便；枳壳行气顺气，三药合用辅助君臣止血之效，又可顺气止痛，为佐使用。诸药合用共奏解热调血顺气之效。

【临床应用】

**1. 痔疮**

总有效率为86.23%。提示槐角丸对Ⅰ、Ⅱ期痔疮病人疗效明显。[马平生.浓缩槐角丸治疗痔疮出血经验体会.西部中医药，2001，14（5）：23]

**2. 肛裂**

总有效率为100%。提示槐角丸治疗肛裂效果明显。[鲁贤昌，奚农葆.槐角丸加外用治疗肛裂50例.中成药，1993，（11）：46]

**3. 痤疮**

总有效率为96.8%。说明槐角丸治疗痤疮效果明显。[谢延新，戴培良.槐角丸治疗痤疮62例.陕西中医，1999，20（5）：227]

**4. 高血压病**

总有效率为90.47%。说明槐角丸对高血压病人有一定的疗效。[董玉轩，王伟.槐角丸治疗高血压病63例.陕西中医，2001，22（10）：604]

**5. 牙痛**

总有效率为100%。提示槐角丸治疗牙痛效果明显。[马居林.槐角丸为主治疗牙痛30例.国医论坛，1995，（5）：40]

【临证提要】

本方具有凉血止血功效。可治疗痔疮，肛裂，痤疮，高血压病，牙痛等病，兼见大便秘结，舌红、苔黄，脉数等症。便秘重加麻子仁、厚朴。

## ～ 加味二陈汤 ～

【来源】《丹溪心法》卷三·呕吐二十九。

【组成】半夏五两　陈皮五两　白茯苓三两　甘草炙，一两半　砂仁一两　丁香

五钱 生姜三两

**【功效】**行气化痰，降逆止呕。

**【用法】**水煎服。

**【主治】**停痰结气而呕；闻食气则呕。

**【方解】**本方具有行气化痰，降逆止呕之功效。所治证属气滞痰阻。方中半夏辛温而燥，可燥湿化痰，消痞化结，和中止呕，为君药。陈皮芳香味苦，性温而燥，可行气健胃，燥湿化痰，为臣药。半夏与陈皮相配，能使气顺痰降，胃健痰消；痰由湿生，故佐以茯苓渗湿健脾。使以炙甘草和中健脾，调和诸药，使痰无所生。砂仁宽中行气止呕；木香行气止痛；生姜既可制半夏毒，又可和胃降逆以止呕，助半夏、陈皮，和中消痰。

**【加减法】**兼有头痛眩晕，肢体麻木者加白术，天麻；咳痰黄稠，口干，便秘者加全瓜蒌，青礞石，海浮石；湿热痿证者可加豨莶草，木瓜，萆薢，薏苡仁，牛膝，赤小豆，槟榔等；湿甚者可加泽泻，秦艽，生薏苡仁，蚕沙，木瓜等；胸脘痞闷明显者，加厚朴，藿香，佩兰等；肢体困重，腰膝关节痛属下焦湿热者，加牛膝，木瓜，五加皮，石楠藤，薏苡仁。

**【方论】**

明·武之望《济阳纲目》卷十八引丹溪方：加味二陈汤。处方：陈皮，半夏，茯苓，甘草，黄连（姜汁炒），栀子（炒），苍术，川芎，香附，砂仁，神曲（炒），山楂，木香少许。主治：胃中有火，膈上有痰，令人时常恶心，呕吐清水，作嗳气吞酸等证。久病虚者，加人参、白术；胃寒者，加益智、草豆蔻、干姜、桂心之类，去黄连、栀子，又甚者加丁香、附子；如胁痛，或脾痛，右关脉弦，呕吐不已，此木来侮土，加人参、白术、升麻、柴胡、青皮、芍药、川芎、砂仁、神曲之类；如时常吐清水，或口干，不喜食，冷涎自下而涌上者，此脾热所致，加白术、芍药、升麻、土炒芩连、栀子、神曲、麦芽、干生姜；如时常恶心，吐清水，心胃作痛，得食则暂止，饥则甚者，此胃中有虫也，加苦楝根、使君子煎服即愈，或用黑锡灰、槟榔各等分，米饮调下。

明·张景岳《景岳全书》卷五十四引丹溪方：苍术（米泔浸）八分，白术（炒）八分，橘红八分，半夏（泡）八分，茯苓八分，川芎八分，香附八分，枳壳五分，黄连（姜炒）五分，甘草五分。用法：水一盏半，煎八分，食前稍热服。主治：食郁痰滞，胸膈不快。

明·虞抟《医学正传》卷二引丹溪方：橘红七分，茯苓七分，半夏（汤泡洗）一钱，甘草（炙）三分，川芎八分，苍术八分，白术八分，山楂肉一钱五分，砂仁五分，神曲（炒）七分，香附子一钱，麦蘖面（炒）五分。功效导痰补脾，消食行气。用法用量：上除神曲、麦蘖面细研炒，另包，余细切，作一服，加生姜三片，大枣一枚，水二盏，煎至一盏，调神曲，麦蘖入内服。

**【临床应用】**

**1. 小儿咳嗽**

总有效率为 96.92%，有效改善患儿临床症状及体征。提示加味二陈汤对儿童咳嗽有较好的临床疗效。[石文帅．加味二陈汤治疗 130 例咳嗽患儿的临床观察．内蒙古中医药，2013，32（8）：9-10]

**2. 小儿腹痛**

总有效率为 95.6%。提示加味二陈汤治疗小儿腹痛疗效确切。[薛筠．加味二陈汤治疗小儿腹痛 45 例疗效观察．四川中医，2010，28（5）：94-95]

**3. 高脂血症**

总有效率为 95.4%，加味二陈汤汤治疗高脂血症疗效肯定，无明显副作用。提示加味二陈汤可用于高脂血症的治疗。[林柏．加味二陈汤治疗高脂血症 82 例．四川中医，2002，20（1）：36-37]

**4. 小儿厌食**

临床有效率达 87%。临床表明服该方药能使厌食症患儿食欲明显改善，体重有所增加。[蒲昭和．加味二陈汤治厌食效佳．民族医药报，2005-4-8（3）]

**5. 儿童咳嗽变异性哮喘**

治愈率为 93.9%，复发率为 7.79%。提示二陈汤对儿童咳嗽变异性哮喘有一定的疗效。[田瑜．加味二陈汤治疗儿童咳嗽变异性哮喘临床观察．中国煤炭工业医学杂志，2010，13（5）：782-783]

**【实验研究】**

**抗血脂升高**

加味二陈汤改善 TC 及 LDL-C 有显著的治疗作用。[刘小凤，郑海南，王伟兰，等．加味二陈汤治疗高脂血症的作用和机理研究．实用中西医结合临床，2004，4（4）：72-73]

**【临证提要】**

本方在二陈汤的基础上去乌梅加砂仁、木香，在燥湿化痰的基础上增强行气和胃止呕。主治停痰结气而呕。多用于小儿痰湿体质，消化系统功能不全，引起的厌食、呕吐、腹泻。小儿脾弱，注意加入麦芽、谷芽、神曲、山楂、鸡内金健脾消食护胃；以及痰湿蕴肺，咳嗽、哮喘，可加入杏仁、桔梗宣肺化痰。

# 加味五皮散

**【来源】**《丹溪心法》卷三·水肿三十八。

**【组成】** 陈皮　桑白皮　赤茯苓皮　生姜皮　大腹皮各一钱　姜黄一钱　木瓜一钱

**【用法】** 上作一服，水煎。

**【功效】** 行气散水。

**【主治】** 脾虚湿盛，湿邪入里，四肢肿满，不分阳水、阴水皆可服。症见肢体浮肿，关节疼痛，屈伸不利，心腹胀满，上气喘急，小便不利，舌淡、苔白腻，脉沉缓。

**【方解】** 本方具有利水消肿，舒筋化湿之功效。所治证属脾虚湿盛，湿邪入里。朱丹溪曰："治四肢肿满，不分阳水、阴水皆可服"，方用赤茯苓皮为君，甘淡性平，专奏利水消肿之功，又有健脾之力，脾气足，则津液舒布顺畅，湿自能解。臣以大腹皮行气消胀，利水消肿；陈皮理气和胃，醒脾化湿；木瓜、姜黄辛温和缓，长于舒筋活络，长于行走肢体以止痹通。佐以生姜皮和胃利水消肿，与茯苓相配增加补脾之力；桑白皮轻降肺气，通调水道以利水消肿。本方为五皮散加姜黄、木瓜化湿舒筋之品，故善利水湿，健脾，舒筋，诸症自愈。

本方与五皮散均能利水消肿，理气健脾。但后者长于利水消肿，并无舒筋活络之效；本方则兼能舒经活络，除肢体之痹证。故对水湿困脾，兼有肢体麻木，关节不利者，应选用此方为宜。

【方论】

元·朱震亨《丹溪心法》：大凡水肿，先起于腹，而后散四肢者，可治；先起于四肢，而后归于腹者，不治。大便滑泄，与夫唇黑、缺盆平、脐突、足平、背平，或肉硬，或手掌平，又或男从脚肿而上，女从身上肿而下，并皆不治。若遍身肿，烦渴，小便赤涩，大便闭，此属阳水，先以五皮散，或四磨饮，添磨生枳壳，重则疏凿饮；若遍身肿，不烦渴，大便溏，小便少，不涩赤，此属阴水，宜实脾饮，或木香流气饮。

【实验研究】

**改善慢性肾炎蛋白尿**

加味五皮散加减对治疗慢性肾炎蛋白尿临床症状方面效果较佳。[朱红梅.加味五皮散治疗慢性肾炎蛋白尿102例.徐州医学院学报，1998，（6）：508-509]

【临床应用】

**特发性水肿**

加味五皮散加减治疗特发性水肿41例，结果：痊愈18例，显效14例，有效6例，无效3例。结论：加味五皮散加减对改善特发性水肿临床症状有效。[郑传华.加味五皮散治疗特发性水肿41例临床观察.湖北中医杂志，

2006，28（11）：26］

【临证提要】

此方丹溪用于脾虚湿盛，湿邪入里。症见肢体浮肿，关节疼痛，屈伸不利，舌淡、苔白腻，脉沉缓。现临床上常用于肾炎水肿，心源性水肿等属脾虚湿滞者。

## ～～ 咳 血 方 ～～

【来源】《丹溪心法》卷二·咳血十九。

【组成】青黛　瓜蒌仁　海粉　山栀子　诃子原方未著分量

【用法】上为末，以蜜同姜汁为丸，嚼化。现代用法：水煎服。

【功效】清肝宁肺，凉血止血。

【主治】肝火犯肺之咳血证。咳嗽痰稠带血，咯血不爽，或心烦易怒，胸胁作痛，颊赤，便秘，舌红苔黄，脉弦数。

【加减法】久咳、痰中带血、火热伤阴者可加沙参、麦冬、天冬等清肺养阴之品。

咳甚痰多者加贝母、天竺黄、枇杷叶以清肺化痰止咳。

吐血者加墨旱莲、白茅根、仙鹤草凉血止血；加白及、藕节收敛止血；加阿胶养阴补血止血。

三焦火盛者加大黄、黄连、黄芩等以清三焦之火。

【方解】本方证是因肝火犯肺所致。肝火酌肺而导致咳嗽；咳伤肺络，血从上溢，乃成咳血之证；肺津受酌为痰，故浓稠难咳，或见痰中带血；痰组阻于肺，又可以导致咳嗽加重；其心烦易怒，胸胁刺痛，便秘颊赤，舌红苔黄，脉弦数，均为肝火内扰之象。病位虽在肺，但病本在肝，按治病求本的原则，故治当直折肝火，使肝火清降，肺自安宁，故方中不用止血药。青黛、栀子，皆入肝经，善能清泻肝火而凉血，澄本清源，共为君药。痰不除则咳不止，故以瓜蒌子清化痰热，宽胸利肺；海浮石粉清热软坚化痰。正如汪昂说："二者降火而兼行痰"，为臣药。咳不止则血不宁，故佐以诃子，清敛降肺而止咳化痰，是为佐使药。以蜜同姜汁为丸，蜜可润肺，姜可化痰，噙化者，清润咽喉，令药缓流上焦，以利肺止咳止血。诸药合力，重在泻肝火，清肺热，使火邪去，痰热清，共奏泻肝清肺，凉血止血之功。

【方论】

清·汪昂《医方集解》：此手太阴药也。肝者将军之官，肝火上逆，能灼心肺，故咳嗽痰血也。青黛泻肝而理血，散五脏郁火；栀子凉心而清肺，使邪热下行，二者所以治火；栝蒌润燥滑痰，为治咳嗽要药；海石软坚止嗽，清水之上源，二者降火而兼行痰；加诃子者，以能敛肺而定痰喘也。不用治血之药者，火退则血自止也。

清·吴昆《医方考》：咳嗽痰血者，此方蜜丸噙化。肺者，至清之脏，纤芥不容，有气有火则咳，有痰有血则嗽。咳者有声之名，嗽者有物之义也。青黛、山栀所以降火，瓜蒌、海粉所以行痰，诃子所以敛肺。然而无治血之药者，火去而血自止也。

【验案精选】

**1. 支气管扩张症**

某某，女，76岁。病人近15年咳嗽，咯痰，气候变化时加重，连年发病，每次发病持续3个月以上，病情逐年加重。病人就诊前出现阵咳，咳白色泡沫痰，痰液无脓臭味，偶痰中带血，气喘明显，活动后加重，饮食、睡眠差，尿少，大便干，舌紫暗、苔黄厚、有瘀斑，脉弦涩。查体：T：36.8℃，P：97次/分，R：28次/分，BP：130/80mmHg，桶状胸，触觉语颤减弱，双肺叩诊呈过清音，双肺呼吸音粗，可闻及散在干湿啰音。血常规：WBC6.81×10$^9$/L，NEU%：0.8001，LYM%：0.1422。肺CT平扫：右肺叶内及左肺下叶以下支气管扩张，呈柱状、囊状及混合样，周边有渗出模糊影，心脏肺动脉段略突。中医诊断：咳血（痰热伤肺，瘀血阻络）。西医诊断：双侧支气管扩张合并肺感染，慢性支气管炎，肺气肿。处方：诃子 15g，瓜蒌子 10g，海浮石 10g，栀子 10g，青黛粉 5g（包煎），旱莲草 10g，白茅根 10g，白及 10g，藕节 2 枚，仙鹤草 10g，白术 10g，茯苓 10g，黄芪 20g。10 副，水煎服，每日 2 次，早、晚分服。

二诊：病人咳嗽明显减少，咳痰量少，偶痰中带血，气喘好转，活动后稍加重，饮食好转，睡眠差，二便正常，舌紫暗、苔黄，脉弦涩。血常规：WBC9.41×10$^9$/L，NEU%：0.7231，LYM%：0.1312。原方基础上加健脾化痰之半夏 10g，陈皮 10g，酸枣仁 10g。10 副，水煎服，每日 2 次，早、晚分服。

三诊：病人咳嗽明显好转，咳痰量少，无痰中带血，气喘明显好转，饮食好转，睡眠好转，二便正常，舌紫暗、苔黄，脉弦涩。血常规正常。原方不变，续服 10 副。后电话联系，说诸症好转。［魏鹏，张小芳．咳血方加减治疗支气管扩张症验案分析．中国农村卫生，2015，（12）：91］

## 2. 咯血

裴某，男，47 岁。1994 年 11 月 8 日初诊。（曾患"支扩"）久嗽未止，更酒又酌。咽痒痰血，其势汹涌（量约 350ml），速来诊治。症见：面色苍白，淅淅汗出，口干，舌红、苔黄欠润，脉弦滑数。胸部 CT 平扫示：两下肺呈柱状和囊状扩张，管壁增厚，并延伸至肺的周边。诊断：两下肺支气管扩张。中医证属咳血，系风寒燥之邪一俱犯肺，加之饮食失度，生风化热，灼伤肺络所致。治宜清肺化痰，宁络止血。处方：诃子、瓜蒌子、海浮石、黑栀子、墨旱莲、白茅根、白及、川贝母、前胡各 10g，青黛粉 4g（包煎），阿胶 15g（烊化），藕节 2 枚。5 剂，日 1 剂，分 3 次凉服。

二诊：血减咳轻，舌尖红、苔薄黄，脉弦滑。继续服用原方 5 剂。

三诊：血止，面色红润，黏痰渐化，量趋少。但口干便燥，动辄微喘，苔薄黄欠润，脉弦滑。故去墨旱莲、白及、白茅根、藕节加紫苏子、杏仁（后下）各 10g，以降气平喘润肠，再服用 5 剂。四诊诸症悉失，精神转佳。［董振龙．咳血方治疗咯血 92 例．陕西中医，1997，18（12）：538-539］

**【临床应用】**

**1. 咯血**

总有效率为 82.6%。结论：咳血方在临床应用中有效。[董振龙.咳血方治疗咯血 92 例.陕西中医，1997，18（12）：538-539]

**2. 支气管扩张咯血**

（1）董氏等在对咳血方加味治疗支气管扩张咯血 78 例的临床应用中，总有效率为 88.5%。通过实验发现咳血方加味对于治疗支气管扩张咯血有一定的临床疗效。[董振龙，吴良明.咳血方加味治疗支气管扩张咯血 78 例.中国中医急症，1998，7（4）：190]

（2）吴宗元观察加味咳血方治疗支气管扩张咯血临床体会，总有效率为 88.46%。通过实验发现加味咳血方治疗支气管扩张咯血有较好的临床疗效。[吴宗元.加味咳血方治疗支气管扩张咯血临床体会.中国现代药物应用，2010，4（2）：175]

**3. 支气管扩张**

胡理华用咳血方合十灰散治疗 30 例支气管扩张。结果：治疗组显效 13 例，有效 15 例，无效 2 例，总有效率为 93.3%。结论：咳血方合十灰散治疗支气管扩张疗效满意。[胡理华.咳血方合十灰散治疗支气管扩张随机平行对照研究.实用中医内科杂志，2014，28（9）：16-18]

**4. 嗜酸性粒细胞性支气管炎**

加减咳血方可改善 EB 病人症状且加减咳血方副作用较普米克气雾剂少。[游海.加减咳血方治疗嗜酸性粒细胞性支气管炎肝火犯肺证的临床观察.湖南中医药大学，2010]

**5. 肺结核咯血**

熊伟用咳血方加味治疗肺结核咯血 30 例，治愈 27 例，好转 3 例。[熊伟.咳血方加味治疗肺结核咯血 30 例，四川中医，1988，6（3）：2]

**【临证提要】**

本方为治疗咳血的常用方。临床上以咳嗽痰稠带血，咯血不爽，心烦易怒，胸胁作痛，面赤，便秘，舌红苔黄，脉弦数为辨证要点。可用于由支气管炎、支气管扩张、肺结核、肺炎、肺癌等肺系疾病引起的咯血。若潮热盗汗者加龟甲、炙鳖甲、地骨皮等以养阴清热；咳甚伴大量脓痰、苔黄、脉弦滑者加天竺黄、竹沥、川贝母、前胡等清热化痰之品；发热或感染严重者加金银花、连翘以清热解毒；胸痛者加郁金、广陈皮以行气止痛；气喘、不能平卧伴紫绀者加炙麻黄、紫苏子以平喘；虚喘、微汗出、脉细弱加党参、黄芪等扶正之品；反复咯血、夹有血块量多者加三七以活血止血；伴发热、舌苔黄腻者，加用金银花、连翘以辛凉解表。

## ～◈ 柳 花 散 ◈～

【**来源**】《丹溪心法》卷四·口齿七十八。

【**组成**】延胡索一两　黄柏　黄连各半两　密陀僧二钱　青黛二钱

【**用法**】上为末，敷贴口内，有津即吐。

【**功效**】清热燥湿敛疮。

【**主治**】口舌生疮，红肿疼痛，舌红、苔黄腻，脉滑数。

【**方解**】本方具有清热燥湿敛疮的功效。方中黄连、黄柏清热燥湿，泻火解毒，清除上焦壅热，是为君药。重用延胡索止痛是为臣药。密陀僧敛疮解毒，《本草别说》云："通治口疮最验"；青黛清热解毒凉血，共为佐药。全方共奏清热敛疮之功。

【**临床应用**】

**尿毒症合并念珠菌性口腔炎**

治愈好转率为 87.5%。提示柳花散具有一定的临床疗效。［赵纪生，赵翔．柳花散加味治疗尿毒症合并念珠菌性口腔炎 16 例．山西中医，1997，13（6）：7］

【**临证提要**】

柳花散有清热燥湿敛疮功效。治疗口舌生疮诸证。以红肿疼痛为辨证要点。

# ～✿ 麻 仁 丸 ✿～

【来源】《丹溪心法》卷二·燥结十一。

【组成】郁李仁　麻子仁各六两, 各研　大黄二两半, 以一半炒　山药　防风　枳壳炒, 各七钱半　槟榔五钱　羌活　木香各五钱半

【用法】上为末, 蜜丸梧桐子大。服七十丸, 白汤下。

【功效】润肠通便。

【主治】大便秘结, 风秘, 脾约。

【方解】本方所治之证是因肠胃燥热, 脾津不足, 肠道失于濡润所致, 仲景名曰"其脾为约"。根据《素问·至真要大论》"燥者濡之"的治疗原则, 治宜润肠泻热, 行气通便。麻子仁性味甘平, 质润多脂, 入脾、胃、大肠经, 滋脾润肠而通便; 郁李仁味辛、苦而性平, 质润性降, 润滑肠道, 共为君药。大黄苦寒沉降, 泻热通便; 枳壳宽肠下气以助通便; 木香、槟榔行气导滞; 羌活、防风, 外能疏散风邪, 上能宣达肺气, 通利三焦之气, 协助通便; 加入少量山药益气养阴健中, 以防泄泻太过耗伤阳气。

【临床应用】

**1. 老年便秘**

麻仁丸和腹部按摩联合治疗髋关节置换术后老年便秘病人, 在治疗便秘的同时, 还可缓解老年病人术后胃肠道反应, 值得临床应用推广。[董文君, 胡三莲, 钱燕, 等. 麻仁丸配合腹部按摩在髋关节置换术后老年便秘病人中的应用. 现代临床护理, 2011, 10 (8): 48-49]

**2. 吗啡缓解重度癌痛所致便秘**

总有效率为92%。提示麻仁丸治疗吗啡引起的便秘。[胡绍育, 傅向平, 潘连生, 等. 麻仁丸治疗重度癌痛由吗啡所致便秘25例. 中国中医药现代远

程教育，2013，11（23）：28-29]

**3. 冠心病介入术后便秘**

总有效率为98%。结论：针对冠心病介入术后便秘病人采用麻仁丸治疗，效果安全有效。[杨冬梅，杨晓丽．麻仁丸在冠心病介入术后便秘病人中的应用效果．中药药理与临床，2015，31（2）：210-211]

【实验研究】

**抗腹腔粘连**

提示麻仁丸对腹腔粘连具有抗粘连作用。[王德明．麻仁丸抗腹部手术后腹腔粘连作用的研究．药学进展，2000，24（1）：45-47]

【临证提要】

本方丹溪用于治疗大便秘，风秘，脾约。症见自汗出，小便数，则津液内竭，大便艰涩。现代医家结合西医，认为治疗老年便秘和腹腔粘连等病属肠燥津枯者疗效较好。

## ∽◈ 摩 腰 膏 ◈∽

【来源】《丹溪心法》卷四·腰痛七十三。

【组成】附子 尖乌头 尖南星各二钱半 雄黄一钱 樟脑 丁香 干姜 吴茱萸各一钱半 朱砂一钱 麝香五粒大者

【用法】上为末，蜜丸如龙眼大。每用一丸，姜汁化开，如粥厚，火上炖热，置掌中，摩腰上，烘绵衣包缚定，随即觉热如火，日易一次。

【功效】补火助阳，散寒止痛。

【主治】老人虚人腰痛，并妇人白带。

【方解】本方具有补火助阳，散寒止痛之功效。方中附子尖、乌头尖补火助阳，祛风除湿，散寒止痛共为君药。丁香、干姜、吴茱萸温阳散寒止痛为臣药。天南星祛风燥湿化痰；雄黄辛温燥湿祛痰；樟脑辛热温散止痛，共为佐药。朱砂镇心安神，清热解毒；麝香开窍散瘀通络，共为佐使之药。

【临床应用】

**转移性骨癌疼痛**

提示摩痛膏能有效地治疗癌性骨痛，而无明显毒副反应。［徐中伟，束家和，邹菁，等．摩痛膏治疗转移性骨癌疼痛的疗效观察．辽宁中医杂志，2001，28（3）：146-147］

【临证提要】

本方为治疗虚证腰痛之要方。临床上以腰部隐痛、空痛及冷痛为辨证要点。因其具有补火温阳，散寒驱痛之效，也可用于一些阴证所致筋挛，骨痛的治疗。

## ～ 木香化滞汤 ～

【来源】《丹溪心法》卷四·破滞气七十九。

【组成】草豆蔻　甘草五钱，炙　半夏一两　当归梢　枳实炒，各二钱　红花半两

【用法】上每用五钱，水煎，姜三片，枣一个，热服。

【功效】调和脾胃，行气化湿。

【主治】气机阻滞，心腹满闷，情志不遂，食滞中脘，腹部微痛，心下痞满，不思饮食，食之不散，舌淡苔白，脉弦。

【方解】本方具有调和脾胃，行气化湿之功效。辛香可以化气，故用豆蔻、半夏之辈以主之。升降者，交泰之道也，故用当归梢以升之；枳实之苦以降之。营卫涩而后腹皮痛，故用枳实、红花以和营；炙甘草以和卫，调和

诸药。

**【验案选方】**

**功能性消化不良**

范某，女，47岁，干部。于1996年10月不明诱因上腹部胀满，渐变为疼痛。数年来，服用诸多解痉药、促胃肠动力药、H2受体拮抗剂、质子泵抑制药及理气止痛中成药，症状虽暂缓解，但反复发作，日趋加重，出现恶心、呕吐、泛酸、早饱、嗳气、月经紊乱，甚至影响进食。病人精神压力很大，情志不畅病益笃。经胃镜、上消化道钡餐造影及B超检查未发现上消化道异常改变。曾诊为功能性消化不良，于2001年3月来我院就诊。查上腹部局限性压痛，舌暗红、苔稍厚、脉弦细。给予木香化滞汤6剂后，上腹部疼痛基本消失，但仍腹胀。服药30天后，病人痊愈。2003年8月随访，未再复发。

[高杰. 木香化滞汤治疗功能性消化不良75例. 黑龙江中医药，2004，26（1）：954]

**【临证提要】**

本方为治疗消化不良，腹痛腹胀的常用方。若有阴虚发热者，可加地骨皮、青蒿、龟甲；若兼血虚血瘀者，可适当增加当归用量；若病人阳气虚弱，可酌加鹿茸、淫羊藿；如病人呕吐较甚，可予少量蜂蜜调和服用。

## ∽ 清 化 丸 ∽

**【来源】**《丹溪心法》卷二·咳嗽十六。

**【组成】** 贝母　青黛　杏仁

**【用法】** 上为末，沙糖入姜汁泡蒸饼，丸如弹大，噙化。

**【功效】** 祛痰止咳，清热解毒，定惊安神。

**【主治】** 肺郁痰喘嗽，睡不安宁。肺有郁火，痰喘咳嗽，睡不安宁，梅核气，咳逆无痰，喉间如含炙脔，咯之不出，咽之不下，燥痰黏结喉头者，舌红苔黄，脉数。

【方解】本方具有祛痰止咳，清热解毒，定惊安神之功效。所治证属肺有郁火，肺郁痰喘嗽，睡不安宁。方中贝母味苦，性寒，归肺、心经，止咳化痰，清热散结，为君药。杏仁味苦，性温，入肺、大肠经，祛痰止咳，平喘，润肠，为臣药。青黛清热解毒，凉血消斑，泻火定惊。综观全方，祛痰止咳，清热解毒，定惊安神，使肺气健运，痰邪得去，则诸症自除。

【临床应用】

**急性支气管炎**

总有效率为93.8%。结论：清化丸和华芬联用，既可清热解毒，活血化瘀，针对气道炎症，又能止咳化痰，改善症状，标本兼治。［高维新．清化丸，华芬治疗急性支气管炎32例临床疗效观察．中日韩血瘀证及活血化瘀研究学术大会，2003：2］

【临证提要】

本方常用于治疗咳嗽痰多，心烦心悸等证。以痰喘咳嗽，睡不安宁，喉间如含炙脔为辨证要点。若肺郁痰喘症状较重，可加用半夏、厚朴、瓜蒌；若心烦心悸不解，可加大枣、远志、茯苓。

## 人参清肺散

【来源】《丹溪心法》卷二·咳嗽十六。

【组成】人参一钱半　陈皮一钱半　半夏一钱　桔梗一钱　麦门冬半钱　五味子十个　茯苓一钱　甘草半钱　桑白皮一钱　知母一钱　地骨皮半钱　枳壳一钱　贝母一钱半　杏仁一钱　款冬花七分　黄连一钱

【用法】上水煎，生姜三片。

【**功效**】滋阴润肺，止咳化痰。

【**主治**】痰嗽咽干，声不出。干咳，咳声短促，痰少黏白，或声音逐渐嘶哑，或声不出，口干咽燥，日渐消瘦，神疲，舌红、干而少津，脉细数。

【**方解**】本方具有滋阴润肺，止咳化痰之功效。所治证属肺阴亏虚，脾失健运。方用人参味甘、微苦，性温、平，归脾、肺、心经，健脾益气，益肺生津，为君药。辅以麦冬，《医学衷中参西录》言其"能入胃以养胃液……"，更能入脾以助脾散精于肺，定喘宁嗽，有养阴润肺之效；更伍五味子、茯苓、知母、贝母清热泻火，滋阴润燥，为臣药。佐以陈皮、半夏、桔梗降逆止呕，化痰止咳；桑白皮、地骨皮退虚热；枳壳、杏仁、款冬花破气行痰，润肺止咳。甘草清热解毒，调和诸药。综观全方，健脾益气，益肺生津，清热泻火，滋阴润燥，降逆止呕，化痰止咳，使肺阴充盈，脾气健运，则诸症可除。

【**临床应用**】

**小儿呼吸道肺炎支原体感染**

总有效率为 97.37%。提示人参清肺散治疗小儿呼吸道肺炎支原体感染有疗效。[林惠珍．中西医结合治疗小儿肺炎支原体感染 38 例临床观察．浙江中医杂志，2014，49（3）：222]

【**临证提要**】

本方常用于治疗干咳，心烦神疲等证。以干咳，咳声短促，声音逐渐嘶哑，日渐消瘦为辨证要点。若干咳较甚，声音嘶哑，可加用天冬、玉竹、百合。

## 肉苁蓉丸

【**来源**】《丹溪心法》卷三·补损五十一。

【组成】山茱萸一两　苁蓉二两，酒浸　楮实　枸杞子　地肤子　狗脊去毛

五味子　覆盆子　菟丝子　山药　补骨脂炒　远志去心　石菖蒲　萆薢　杜仲

去粗皮炒　熟地黄　石斛去根　白茯苓　牛膝酒浸　泽泻　柏子仁各一两，炒

【用法】上为末，酒糊丸梧子大。服六七十丸，空心温酒下。

【功效】温补肾阳，填精益髓。

【主治】肾阳不足，元气虚损。症见气衰神疲，腰膝酸软，头晕目眩，耳鸣耳聋，畏寒肢冷，阳痿遗精，大便不实，小便自遗，舌淡苔白，脉沉而迟。

【方解】本方具有温补肾阳，填精益髓之功效。所治证属肾阳不足，元气虚损。方用肉苁蓉味甘、咸，性温，补肾壮阳，益精，为滋肾补精血之要药；牛膝苦、甘、酸，平，归肝、肾经，具有益精利阴气，填骨髓；杜仲味甘，性温，补益肝肾，强筋壮骨；狗脊味苦、甘，性温，补肝肾，强腰膝，以上四药补肾阳，益精血，温里驱寒，为君药。辅以熟地黄、山茱萸、石斛、楮实子、枸杞子、山药滋阴益肾，养肝补脾，填精益髓。佐以五味子、萆薢、柏子仁、覆盆子、菟丝子、茯苓涩精止遗，宁心安神；石菖蒲、地肤子、远志、泽泻祛风除痹，利水渗湿止遗。综观全方，补肾阳，益精血，滋阴益肾，养肝补脾，涩精止遗，宁心安神。诸药合用，以温肾阳为主而阴阳兼顾，肝脾肾并补，使元阳得复，则诸症可除。

【临床应用】

**功能性子宫出血**

总有效率为94.8%。肉苁蓉丸对功能性子宫出血有明显的疗效作用。［何永田，袁福茹．肉苁蓉丸加味治疗功能性子宫出血58例小结．湖南中医杂志，1995，11（5）：17-18］

【临证提要】

本方丹溪用于治疗肾阳不足导致的诸证。以腰膝酸软，头晕目眩，耳鸣耳聋，畏寒肢冷为辨证要点。若肾阳虚若较甚，可酌情加用适量鹿茸、淫羊藿。

# ～ 润 肠 丸 ～

【来源】《丹溪心法》卷五·秘方一百。

【组成】麻子仁　当归　桃仁　生地黄　枳壳 各一两

【用法】上为末，蜜丸。

【功效】润血燥，通大便，滋阴降火。

【主治】血分燥热引起的面热唇红，口渴，便秘。

【方解】本方具润血燥，通大便，滋阴降火之功效。所治证是因素体阴虚，或产后失血，血分燥热，肠道干枯失润，传导失司所致。方用麻子仁性味甘平，质润多脂，入脾、胃、大肠经，滋脾润肠而通便；当归甘温，润肠通便，养血补肝，《珍珠囊》言"当归治血秘、血燥，通润大便"；生地黄甘寒，清热养阴，壮水生津；生地黄可滋阴凉血，当归可养血，二者合一可滋养阴液，调节血气；桃仁味苦性平，润燥滑肠；枳壳疏导气机。诸药相合，共奏润燥养血通便之功。

【临床应用】

**1. 功能性便秘证属津亏血少者**

结论提示滋阴养血法能显著改善津亏血少证的功能性便秘病人的临床症状，较好地提高病人的生存质量。[任爱民 . 润肠丸加减治疗津亏血少证功能性便秘的临床研究 . 南京中医药大学，2014]

**2. 糖尿病功能性便秘**

结论提示润肠丸治疗糖尿病便秘疗效肯定、副作用小，病人易于接受，润肠丸还明显改善了病人的 2hPG 及 HbA1c。[侯凯健，陈超，朱丹，等 . 润肠丸治疗糖尿病功能性便秘的研究 . 中药药理与临床，2015，31（1）：280-281]

【实验研究】

**延缓衰老**

润肠丸具有明显的延缓衰老作用，为"六腑以通为用"延缓衰老提供了

科学依据。[林海燕，于佳宁．润肠丸延缓衰老的实验研究．河北中医，2006，（2）：137-138]

【临证提要】

本方丹溪用于治疗血分燥热，大便不通。症见血分燥热引起的面热唇红，口渴，便秘。现代医家结合西医，认为治疗津亏血少证功能性便秘有效。

# 三 补 丸

【来源】《丹溪心法》卷三·补损五十一。

【组成】黄连　黄芩　黄柏各等份

【用法】为细末，蒸饼为丸，如梧桐子大。白开水或盐汤送下。

【功效】清热泻火，解毒疗疮，凉血止痢。

【主治】三焦积热，热毒血痢，眼目赤肿，口舌生疮，咽喉齿痛，脉痿，肠风痔漏，妇女赤带。

【方解】黄连清热解毒，清上焦之火；黄芩清热燥湿，泻火解毒，止血，善于清中焦之火；黄柏清热燥湿解毒，善于清下焦之火，三药合用共同起到清热泻火，解毒疗疮，凉血止痢之功。黄芩、黄连、黄柏可清泻三焦之火，消除内热，以达到治愈之功。

【方论】

明·吴昆《医方考》：黄连泻心火，黄柏泻相火，黄芩泻五脏之游火。火去则脉不厥逆，各循其经，而手足用矣。

【验案选证】

痛经

廖某，女，19岁，未婚。1994年2月8日就诊。病人面部见一疮疖如粟粒，四周浸润明显，红肿疼痛，苔黄腻，脉实数。考虑为外科疔疮，予清热泻火。方用三补丸：黄连9g，黄芩、黄柏各6g。煎汤内服。翌日，月经来潮，腹痛难耐，经色紫黑成块，手足发热，伴有头痛、乏力、尿赤、便干等。妇科检查，生殖器官无异常。追述病史，患痛经3～4年。诊为原发性痛经，治宜清火为主。嘱将前方5剂尽服，药后痛经若失，疔疮消去。随访，迄今经期无疼痛。[廖佑铭．三补丸治疗痛经一例．湖北中医杂志，1995，(5)：57]

**【临证提要】**

本方丹溪常用于治疗由三焦积热火毒引起的各种病证。临床上以热毒血痢，眼目赤肿，口舌生疮，大便结燥，五脏俱热为辨证要点，主治三焦火热之证。

## ～◈ 锁 阳 丸 ◈～

**【来源】**《丹溪心法》卷三·补损五十一。

**【组成】** 龟甲炙　知母酒炒　黄柏酒炒，各一两　虎骨炙　牛膝酒浸　杜仲姜炒　锁阳酒浸，各五钱　补骨脂　续断酒浸，各二钱半　当归　地黄各三钱

**【用法】** 上为末，酒糊丸，梧子大，服五十丸。

**【功效】** 滋阴降火，强壮筋骨。

**【主治】** 心肾两虚，肾气不固，精自滑脱，心动自流，精冷精薄；妇女白带，腰酸体软，头晕目眩，耳鸣心跳；老人小儿遗尿。

**【方解】** 本方由虎潜丸加减化裁而来。《丹溪心法·补损门》："诸补命门药，须入血药则能补精，阳生阴长故也。阳药若多则散火。"方中重用黄柏，配合知母以泻火清热；熟地黄、龟甲滋阴养血；虎骨强壮筋骨；锁阳温阳益精；牛膝、杜仲、续断补益肝肾，强筋壮骨；补骨脂补肾壮阳，健脾和胃；当归养血补血。诸药合用，共奏滋阴降火，强壮筋骨之功。

**【临床应用】**

**1. 原发性血小板减少性紫癜**

总有效率达 88.9%。锁阳丸对原发性血小板减少性紫癜有一定的疗效。[刘益新，萧佐桃. 复方锁阳冲剂类糖皮质激素样作用的临床观察. 中国医药学报，1994，9（1）：49-50]

**2. 哮喘**

总有效率为 85.7%。锁阳丸对哮喘有较好的临床疗效。[刘益新，萧佐桃. 复方锁阳冲剂类糖皮质激素样作用的临床观察. 中国医药学报，1994，9（1）：49-50]

**3. 男性性功能障碍**

总有效率为 74.1%。锁阳丸对男性性功能障碍有较好的疗效。[刘益新，萧佐桃. 复方锁阳冲剂类糖皮质激素样作用的临床观察. 中国医药学报，1994，9（1）：49-50]

**4. 少精、弱精子症**

治疗结果提示精子密度、精子活力较前明显增加。[宾彬，王从俭. 锁阳补肾胶囊治疗少、弱精子症临床观察. 第十次全国中西医结合男科学术大会，第六届广西中医、中西医结合男科学术大会，全国中西医结合男科疾病诊疗新进展学习班论文集，2015：1]

**【临证提要】**

锁阳丸通过对心肾两虚型的不孕不育症的基本病机的分析，运用清热泻火，补肾壮阳，养血补血的治疗方法以达其功。

## 天麻丸

**【来源】**《丹溪心法》卷一·中风一。

【组成】天麻　牛膝二味用酒同浸三日，焙干　萆薢另研　玄参各六两　杜仲炒去丝，七两　附子炮，一两　羌活十四两　川归十两　生地黄一斤

【用法】上为末，蜜丸如梧子大。每服五七十丸，空腹时用温酒或白汤送下。

【功效】祛风除湿，滋阴润燥。

【主治】因热生风。症见半身不遂，口舌歪斜，舌强语謇或不语，肢体拘挛，手足麻木，腰腿酸痛，面红目赤，口苦咽干，心烦易怒，舌质红或红绛、舌苔薄黄，脉弦有力。

【方解】本方祛风除湿，滋阴润燥，所治证属热盛动风。方中天麻，甘，平，入肝、膀胱二经，息风，定惊，为君药。羌活，味辛、苦，性温，入膀胱、肾经，祛风湿，利关节，止痛；萆薢，味苦，微寒，入肝、胃、膀胱经，祛风湿，利湿浊；附子辛、甘，大热，归心、肾、脾经，温经散寒痛痹；玄参清热凉血，养阴清热；杜仲、牛膝补肝肾，强筋骨，且牛膝引血下行共用为臣。当归、生地黄补血滋阴，为佐，达到扶正祛邪的目的。诸药合用，共奏祛风除湿，滋阴润燥之功。

天麻丸与镇肝息风汤均能用于中风。但后者偏于镇肝息风汤；前者偏于滋阴润燥。故对因热生风者适用于此方。

【验案精选】

荨麻疹

李某，女，49岁，干部。1980年以来，无明显诱因出现荨麻疹，春秋加剧，遍身痒甚，搔抓后起片状米粒大小红疹，夜间难寐，痛苦不堪。确诊后曾多处求医，口服扑尔敏、苯噻啶、静脉滴注葡萄糖酸钙、外用各种软膏等。中药服过防风通圣丸、草药数剂，效果不佳。复发不断。病人素腰痛关节痛，1992年3月在我门诊就诊时，予天麻丸。5天后就诊，病人述腰痛关节痛减轻，而出乎意料的是荨麻疹却神奇般治愈。1年后随访未再复发。[乔清英. 天麻丸治愈荨麻疹1例. 内蒙古中医药，1995，(S1)：119]

【临床应用】

**风湿性关节炎**

总有效率浸膏丸组为 82.8%。结论：天麻浸膏丸对风湿性关节的疼痛及功能障碍的疗效尤为突出，对其他风湿性关节疾病亦有一定的疗效。[陈伯煊，康纪年，马朝俊，等. 天麻丸治疗风湿性关节疾病的临床疗效分析. 中成药研究，1987，（3）：17-19]

【临证提要】

天麻丸主治中风有热。临床以半身不遂，口舌歪斜，舌强语謇或不语，肢体拘挛，手足麻木，腰腿酸痛，心烦易怒，舌质红或红绛、舌苔薄黄，脉弦有力为辨证要点。

# ～ 香 棱 丸 ～

【来源】《丹溪心法》卷三·积聚痞块五十四。

【组成】三棱六两，醋炒　青皮　陈皮　莪术炮或醋炒　枳壳炒　枳实炒　萝卜子炒　香附　砂仁　当归梢　木香　甘草炙，各一两　槟榔六两　山楂四两

【用法】上为末，醋糊丸。每服三五十丸，白汤下。

【功效】破血行气，消积止痛。

【主治】五积六聚气块。症见腹中结块，时聚时散或质软不坚或坚硬痛，或见面颈胸臂或有血痣赤缕，食大减，形体消瘦，女子可见月事不下，便秘，舌质淡暗，脉弦滑。

【方解】本方具有破血行气，消积止痛之功。所治证属气机阻滞，瘀血内结。方中三棱、莪术，辛、苦、温，归肝、脾经，破血行气，消积止痛为君，莪术又可消食化积。青皮，味苦、辛，性温，归肝、胆、胃经，疏肝破气，消积化滞；枳实，苦、辛、酸，温，归脾、胃经，破气消积，化痰散痞，二

药助君破血行气；陈皮，理气健脾；枳壳，理气宽中，行滞消胀；莱菔子降气；香附，疏肝理气；砂仁化湿开胃，理气，上药共用为臣。佐以当归梢补血，润燥；木香、山楂行气活血止痛，健脾消食。甘草为使，调和诸药。诸药合用，共奏破血行气，消积止痛之功效。

香棱丸与五积散均有行气，消积，止痛之功。后者偏于散寒祛湿化痰，而破血行气之力稍不足；前者具有较强的破血行气之功。故对气机阻滞，瘀血内结之五积六聚气块者适用于此方。

**【临床应用】**

**1. 子宫内膜异位症**

结论：香棱丸能较为有效的治疗子宫内膜异位症，且安全无不良反应，可缓解子宫内膜异位症病人的痛经症状，及降低血清 CA125。［杨春波、陈怡，金杭美，等．香棱丸对子宫内膜异位症病人痛经和血清 CA125 的影响．中国中药杂志，2008，33（5）：567-569］

**2. 乳腺增生**

总有效率为 73%。提示加减香棱丸对胀痛均明显减轻或消失。［王宁．香棱丸治疗乳腺增生病 100 例临床观察．浙江中医杂志，2010，45（10）：720］

**【临证提要】**

香棱丸治五积六聚气块，临床以腹中结块，时聚时散或质软不坚或坚硬痛，或见面颈胸臂或有血痣，舌赤、质淡暗，脉弦滑为辨证要点。

## ∽❀⌘ 消 渴 方 ⌘❀∽

**【来源】**《丹溪心法》卷三·消渴四十六。

**【组成】** 黄连末　天花粉末　生地黄汁　藕节汁　人乳汁液又云牛乳

**【用法】** 上后三味为膏，入前二味搜和，佐以姜汁和蜜为膏。徐徐留舌上，以白汤少许送下。能食者，加软石膏、天花粉。

【功效】滋阴生津，泻火解毒。

【主治】消渴证。以多饮，多食，多尿，身体消瘦，或尿浊为主要症状。根据其程度的轻重不同，分为上消、中消、下消。如渴而多饮为上消；消谷善饥为中消；渴而尿频量多尿浊为下消。

【加减法】阴虚津伤较重者可加天冬、麦冬、石斛以养阴生津。

盗汗者可加地骨皮、胡黄连、牡蛎、浮小麦以退热除蒸敛汗。

阴虚火旺伤络见咳血、吐血者加侧柏叶、白及等以凉血止血。

【方解】本方主治消渴证胃热，善消水谷。治宜滋阴生津，泻火解毒。经曰：心移热于肺，传为鬲消，火盛灼金，不能生水，故令燥渴。黄连苦寒以泻心火；生地黄大寒以生肾水；天花粉、藕汁降火生津；牛乳补血润以祛燥，火退燥除，津生血旺。滋阴与泻火合用，相得益彰，消渴证得愈。

若多食易饥，形体消瘦，大便干燥，苔黄脉洪者，加石膏，重用生地黄、沙参。

若气阴两虚伴困倦疲乏，舌淡脉细者，加丹参、黄芪；若自汗、失眠者，加牡蛎、龙骨、远志、浮小麦。

若形寒肢冷，腰膝酸软，舌淡苔白，脉沉细者，加附子、肉桂、杜仲；高血压者，加川牛膝、杜仲。

若热伤肺胃者，兼见口干苦，烦躁易怒，两胁胀闷，脉弦数，可加香附、白芍、川楝子。

大便干结者，可酌加杏仁，甚者可加大黄。

【方论】

清·程国彭《医学心悟·三消》说："治上消者，宜润其肺，兼清其胃""治中消者，宜清其胃，兼滋其肾""治下消者，宜滋其肾，兼补其肺"，可谓深得治疗消渴之要旨。

【验案精选】

**继发性尿崩**

张某，男，37岁，农民。2001年3月28日来我院就诊。病人14天前在外地打工时酒后从4楼摔下，当即昏迷，遂送至当地医院抢救，经检查诊为：脑震荡，脑萎缩，颅骨并全身多发性骨折。经抢救治疗，病人苏醒，10天后出现口渴多饮，多尿，经西医治疗，效果不显。症见：烦渴多饮，尿频量多，日饮水量8L以上，口干舌燥，舌质红、苔薄黄，脉细数。诊为继发性尿崩症；中医诊断：消渴病，上消证。证属肺热津伤。治则：清热润肺，生津止渴。方用消渴方加减治疗。处方：天花粉24g，黄连9g，生地黄12g，葛根12g，麦冬10g，沙参10g，石斛10g，丹参10g，藕汁10ml（冲服）。上药水煎3遍，混匀，频服，服药3天后，诸症消失，饮水及小便如常。[李学锋，张霞，乔洪杰．消渴方治疗继发性尿崩症8例．河南中医，2003，23（7）：37-38]

**【临床应用】**

**2型糖尿病**

（1）总有效率为86.2%。提示消渴方加减治疗阴虚热盛型2型糖尿病有一定的临床疗效。[王宝瑞．消渴方加减治疗2型糖尿病阴虚热盛型36例．内蒙古中医药，2010，29（15）：58]

（2）观察组的总有效率为85.4%，明显优于对照组69.5%。提示应用消渴方加减治疗2型糖尿病有疗效。[李秀夏．消渴方加减治疗2型糖尿病82例疗效观察．中国医药指南，2010，8（5）：60-61]

**【实验研究】**

**1. 治疗糖尿病**

消渴方有明显的治疗糖尿病作用。[颜益志．消渴方对糖尿病模型大鼠治疗作用的实验研究．湖北中医杂志，2004，26（11）：7-8]

**2. 改善症状及降低血脂**

消渴方对改善症状及降低血脂有一定临床疗效。[杨宏杰，郑敏．消渴方辨证治疗对2型糖尿病胰岛素抵抗、血糖、血脂的影响．天津药学，1999，11（1）：33-34]

**3. 改善胰岛素抵抗**

消渴方加减能有效改善2型糖尿病病人的糖代谢，提高外周组织的胰岛素敏感性，减轻胰岛素抵抗，降低血糖，脂代谢紊乱。［田颖欣．消渴方改善胰岛素抵抗临床观察．中国中医药信息杂志，2007，（14）2：55］

**【临证提要】**

本方为治疗消渴证的常用方。临床应用以多饮，多食，多尿，身体消瘦，或尿浊为辨证要点。根据程度的不同，可分为上消、中消、下消。如渴而多饮为上消；消谷善饥为中消；渴而尿频量多尿浊为下消。可用于糖尿病，继发性尿崩症等疾病的治疗。

## ∽⊸◦ 愈 风 汤 ◦⊷∽

**【来源】**《丹溪心法》卷一·中风一。

**【组成】** 羌活　甘草炙　防风　防己　黄芪　蔓荆子　川芎　独活　细辛　枳壳　麻黄去根　地骨皮　人参　知母　甘菊　薄荷去梗　白芷　枸杞子　当归　杜仲炒　秦艽　柴胡　半夏　浓朴姜制　前胡　熟地黄各二两　白茯苓　黄芩三两　生地黄　苍术　石膏　芍药各四两　桂一两

**【用法】** 上锉。每服一两，水二钟，生姜三片煎，空心一服，临卧煎渣。空心一服，吞下二丹丸，为之重剂。临卧一服，吞下四白丹，为之轻剂。

**【功效】** 祛风清热，养血通络。

**【主治】** 中风证，内邪已除，外邪已尽，当服此药以行导诸经。头眩晕，震颤，四肢抽搐，口眼㖞斜，语言謇涩，半身不遂，舌苔白腻，脉沉滑缓。

**【加减法】** 假令一气之微汗，用愈风汤三两，麻黄一两，均作四服，一服加生姜五片，空心服，以粥投之，得微汗则佳；如一旬之通利，用愈风三两，大黄一两，亦均作四服，如前煎，临卧服，得利则妙；常服之药，不可失四时之转，如望春大寒之后，加半夏二两（通四两），柴胡二两（通四两），人参二两（通四两），谓迎而夺少阳之气也；初夏三日，加石膏二两（通六两），黄芩二两（通五两），知母二两（通四两），谓迎而夺阳明之气也；季夏之月，加防己二两（通四两），白术二两，茯苓二两（通五两），谓胜脾土之湿也；初秋大暑后，加厚朴二两（通四两），藿香二两，桂一两（通二两），谓迎而夺太阴之气也；霜降之后望冬，加附子一两，桂一两（通二两），当归二两（通四两），谓胜少阴之气也，得春减冬，四时类此，虽立法于四时之加减，又宜临病之际，审病之虚实热寒，土地之宜，邪气之多少。

【方解】本方证治是风邪袭人所致。重用生地黄、石膏、黄芩清热，是为风邪郁而化热者设，以此为君。语言与手足运动障碍，除经络痹阻外，与血虚不能养筋相关，且风药多燥，易伤阴血，故以熟地黄、当归、白芍、川芎养血活血，使血足而筋自荣，络通则风易散，寓有"治风先治血，血行风自灭"之意，并能制诸风药之温燥；脾为气血生化之源，故茯苓、甘草益气健脾，以化生气血；苍术既能祛风散寒，又可燥湿健脾，以上共为方中臣药。方中以秦艽祛风通络，羌活、独活、防风、白芷、细辛等辛散之品，祛风散邪；蔓荆子、薄荷、甘菊、柴胡、知母用以其之凉，可制诸风药之温燥，又能兼顾风为阳邪，易于化热化燥之特点；防己祛风行水；黄芪益气固表，祛风除湿而不伤正，益气固表而不恋邪，使风去而表虚得固。佐以半夏燥湿化痰降逆；厚朴下气宽胸除满；前胡下气祛痰，以治上实；肉桂温补下元，纳气以治下虚；并用人参、枸杞子生津润燥。麻黄引药走表；甘草调和诸药，兼使药之用。本方用药，以清热散邪为主，配伍补血、活血、益气，疏养结合，邪正兼顾，共奏祛风清热，养血通络之效。

【方论】

明·孙文胤《丹台玉案》：愈风汤，治言语难，肝肾虚，筋骨弱，及风热体重，四肢偏枯，半身不遂。

元·朱震亨《丹溪心法》卷一：久服大风悉去，纵有微邪，只从此药加减治之。然治病之法，不可失于通塞，或一气之微汗，或一旬之通利，如此乃常治之法也。久则清浊自分，营卫自和。如初觉风动，服此不至倒仆。无问男女老幼，惊痫搐搦，急慢惊风，四时伤寒等病，服之神效。

【临床应用】

**急性脑梗死**

总有效率为 84%，高于对照组。因此认为愈风汤治疗急性脑梗死取得较好的效果。[秦艳梅．愈风汤治疗急性脑梗死 50 例疗效观察．河北中医，2010，32（6）：845]

【实验研究】

**短暂脑缺血再灌注后迟发性神经元死亡加重的保护作用**

愈风汤对兴奋性氨基酸（excitatory amino acids，EAA）加重迟发性神经元死亡（delayed neuronal death，DND）的作用有较好防治作用，且具有量效关系。[许沛虎，涂晋文．愈风汤对大鼠短暂脑缺血再灌注后迟发性神经元死亡加重的保护作用．中国实验方剂学杂志，2001，7（5）：27-30]

【临证提要】

愈风汤是治疗多种原因引起中风的常用方。临证以口眼㖞斜，语言謇涩，半身不遂为辨证要点。目前广泛运用于治疗神经系统疾病，也可运用于头晕头痛，意识模糊，行动迟缓等属于风邪入络者。

## ～☚ 越 鞠 丸 ☛～

【来源】《丹溪心法》卷三·六郁五十二。

【组成】苍术　香附　川芎　神曲　炒栀子 各等份

【用法】共研细末，水泛为丸。每服 6～9 克。现代用法：作汤剂，水煎服，用量按原方比例酌情增减。

【功效】行气开郁。

【主治】气、血、痰、火、湿、食所致之六郁。症见胸膈痞闷，或脘腹胀痛，嘈杂吞酸，食欲不振，嗳气呕吐等。

【方解】本方五药多能行气，立意重在行气解郁，使气行血行，气畅则，痰、火、湿、食诸郁亦自解。丹溪曰：气升则食自降。因为六郁无不与气相关，如《目经大成卷之二·十二因·因厥郁五》云："且谓六郁以气为先，气郁而成湿滞，湿滞而成热，热郁而成痰，痰滞而血不行，血不行而食不消，此六者相因为病者也，故立越鞠丸以治郁……"。方中香附行气，解气郁，为本方君药。配伍血中之气药川芎，既可活血祛瘀治血郁，又可助香附行气解郁；苍术燥湿运脾，以治湿郁；栀子清热泻火，以治火郁；神曲消食导滞，以治食郁。因痰郁乃气滞湿聚而成，若气行湿化，则痰郁随之而解，故方中不另用治痰之品，此亦治病求本之意。

若气郁偏重，可重用香附，酌加木香、枳壳、郁金以加强行气解郁之力。

若血郁偏重，可重用川芎，酌加桃仁、赤芍、红花等以助活血祛瘀。

若湿郁偏重，可重用 苍术，酌加茯苓、厚朴、白芷、泽泻等以祛湿。

若火郁偏重，可重用栀子，酌加黄芩、黄连、青黛以清热泻火。

若食郁偏重，可重用神曲，酌加山楂、麦芽、砂仁以消食化滞。

若痰郁偏重，酌加半夏、瓜蒌、南星、海浮石以化痰。

【方论】

元·朱震亨《丹溪心法》：气血冲和，万病不生，一有怫郁，诸病生焉。故人身诸病，多生于郁。苍术、川芎总解诸郁，随证加入诸药。凡郁皆在中焦，以苍术、川芎开提其气以升之。假如食在气上，提其气则食自降矣，余皆仿此。

明·吴昆《医方考》：越鞠者，发越鞠郁之谓也。香附理气郁，苍术开湿郁，川芎调血郁，栀子治火郁，神曲疗食郁。此以理气为主，乃不易之品也。若主湿郁加白芷、茯苓；主热郁加青黛，主痰郁加南星、海石、瓜蒌；主血郁加桃仁、红花；主食郁加山楂、砂仁。此因病而变通也。如春加防风，夏加苦参，秋冬加吴茱萸，乃经所谓升降浮沉则顺之，寒热温凉则逆之耳。

清·吴谦《医宗金鉴·删补名医方论》：夫人以气为本，气和则上下不失其度，运行不停其机，病从何生？若饮食不节，寒温不适，喜怒无常，忧思无度，使冲和之气升降失常，以致胃郁不思饮食，脾郁不消水谷，气郁胸腹胀满，血郁胸膈刺痛，湿郁痰饮，火郁为热，及呕吐恶心，吞酸吐酸，嘈杂嗳气，百病丛生。故用香附以开气郁，苍术以除湿郁，川芎以行血郁，山栀以清火郁，神曲以消食郁。此朱震亨因五郁之法而变通者也。五药相须，共收五郁之效。然当问何郁病甚，便当以何药为主。至若气虚加人参，气痛加木香，郁甚加郁金，懒食加谷蘖，胀加厚朴，痞加枳实，呕痰加姜、夏，火盛加萸、连，则又存乎临证者之详审也。

清·罗美《古今名医方论》：《内经》论木郁达之五句，前圣治郁之法最详。所谓郁者，清气不升，浊气不降也。然清浊升降，皆出肺气，使太阴失治节之令，不惟生气不升，收气亦不降，上下不交而郁成矣。故经云：太阴不收，肺气焦满；又云：诸气郁，皆属于肺。然肺气之布，必由胃气之输；胃气之运，必本三焦之化；甚至为痛，为呕，为胀，为利，莫非胃气不宣、三焦失职所致。方中君以香附快气，调肺之怫郁；臣以苍术开发，强胃而资生；神曲佐化水谷；栀子清郁导火，于以达肺，腾胃而清三焦；尤妙川芎之辛，直入肝胆以助妙用，则少阳之生气上朝而营卫和，太阴之收气下肃而精气化。此丹溪因五郁之法而变通者也。然五郁之中，金木尤甚。前人用逍遥散调肝之郁，兼清火滋阴；泻白散清肺之郁，兼润燥降逆。要以木郁上冲，即为火；金郁敛涩，即为燥也。如阴虚不知滋水，气虚不知化液，是又不善用越鞠矣。

清·张秉成《成方便读》：越鞠者，发越郁鞠之意也。郁者，抑郁不伸之谓也。《内经》本有五郁之治，此特以五运而言。然五运六气之郁，皆属无形之邪，故虽郁而易愈。若夫湿痰、瘀血、食积等物有形者，一有郁遏，则为患多矣。而治郁者，必先理气，以气行则郁行，气阻则郁结耳。故首以香附流行气分之品为君，而以苍术燥湿郁，川芎行血郁，神曲消食郁。三者皆能调有形之郁，而以苍术燥湿郁，川芎行血郁，神曲消食郁。三者皆能调有形之郁，而致平和。但郁则必热，所谓痞坚之处，必有伏阳，故以山栀之降火，化阴中之伏热，使之屈曲下行，而合之香附开气郁，山栀降火郁，亦仿《内经》五郁之治。此丹溪之大法，学者尤当临证变通，观病之所在，加减可也。

秦伯未《谦斋医学讲稿》：本方系一般行气解郁的主方，不是肝气的主方。方内用苍术解湿郁，香附解气郁，川芎解血郁，山栀解火郁，神曲解食郁，并因气行湿去，痰亦不化自解。故药仅五种，总治六郁之病。六郁之病，多由气滞为先，然后湿、食、痰、火、血相因而郁，但并非一郁而六者皆郁；又六郁的出现各有轻重，不能同样看待。故用药应分主次，对本方亦当加减。如气郁偏重加木香，湿郁偏重加茯苓，血郁偏重加红花，火郁偏重加青黛，食郁偏重加砂仁，又痰多可加半夏，挟寒可加吴萸等。凡研究和使用成方，须从前人的理论和实践去认识它。朱丹溪对于本方明白指出，诸气郁，皆属于肺。又认为郁病多在中焦，脾胃失其升降，如果误为解郁便是舒肝气，先失其本意了。

盛心如《实用方剂学》：是方也，丹溪本《内经》五郁之法而变通以治气血痰食湿火诸郁也。气统于肺，血藏于肝，痰湿与食则并属于太阴阳明，火则并司于少阴少阳。香附长于行气，所以开气之郁也；苍术苦燥，所以泄湿与痰之郁也；川芎上升，所以开气之郁也；苍术苦燥，所以泄湿与痰之郁也；川芎上升，所以调血之郁也；栀子苦寒，所以清火之郁也；神曲消食郁，更所以发越其郁遏之气也。气郁则血与痰食湿火靡不因之而俱郁，故以香附为君。方后更备随症加减之法，用治一切郁证，无余蕴矣。

蒲辅周《蒲辅周医疗经验》：郁之为病，人多忽视，多以郁为虚，惟丹溪首创五郁、六郁之治，越鞠丸最好。郁证主要抓气郁、肝胃不和。

**【验案精选】**

**1. 眩晕**

夏某某，男，30 岁。初诊。病人于 2 个月来因工作不顺心，渐出现头晕，失眠多梦，注意力不集中，工作效率下降，时有上腹部饱胀感，纳呆，强食则嗳腐吞酸，舌质暗、苔白厚腻，脉弦滑。辨证为肝气郁滞挟有饮食积滞之证。治以疏肝和胃，消食导滞为法。方用越鞠丸加味：香附 15g，川芎 12g，苍术 12g，栀子 12g，神曲 15g，生山楂 15g，炒麦芽 15g。用药 7 剂后腹胀感减轻，食欲大增，头晕、失眠均有好转，原方加用升麻6g升发清阳之气，继服6剂，诸症消失。［李社芳．马云枝教授运用越鞠丸验案举隅．中国中医药现代远程教育，2014，（22）：21-22］

### 2. 更年期综合征

王某，女，52岁。初诊。自诉2年以来常感胸闷，心悸，伴头晕昏重，头目不清，心烦急躁，烘热汗出，情绪不稳，失眠多梦，腹胀，纳差，口干，口苦，大便干，小便正常。既往高血压病史。查舌红、苔白腻，脉弦细。曾服解郁丸、佳乐定、黛力新等，症状虽有缓解，但常反复，根据脉症，中医诊断：绝经前后诸证；西医诊断：更年期综合征。证属心肝失调，郁而化火，而致气机失调。治以行气开郁，养心安神。方药：苍术10g，川芎10g，香附10g，炒栀子6g，神曲10g，陈皮12g，厚朴10g，柴胡10g，当归15g，白芍20g，茯苓10g，白术10g，酸枣仁15g，珍珠母30g，甘草6g。上方7剂，服后症状稍有缓解，烦躁减轻，能正常睡眠，上方加郁金10g，石菖蒲10g，远志10g。7剂，服药后头晕沉重、头目不清、疲乏、纳差等症消失，继服上方7剂，巩固疗效。随访半年病情未再复发。［秦润笋．马云枝教授运用越鞠丸治疗更年期综合征经验．光明中医，2016，（1）：36-38］

### 3. 胆汁反流性胃炎

陈某，女，42岁。初诊。主诉：脘腹胀满疼痛不适半月余，偶有恶心呕吐，泛酸，口苦黏腻，胃纳欠佳，大便偏烂，舌稍红、苔薄黄腻，脉弦细。平素工作压力大，情绪欠佳，忧思不宁，入睡困难，伴有月经延期，经前有乳房胀痛。2015年3月20日胃镜检查提示：胆汁反流性胃炎。病理报告：慢性浅表性萎缩性胃炎。拟疏肝利胆，化痰降火，佐以和胃。用越鞠丸加味治疗。处方：香附10g，川芎9g，苍术12g，焦栀子9g，神曲10g，旋覆花9g（包煎），赭石15g（包煎），金钱草15g，龙骨30g（先煎），牡蛎30g（先煎），远志筒10g，夜交藤15g，黄连3g，吴茱萸1g，海螵蛸10g，柴胡10g，白芍12g，甘草6g，制半夏10g，北秫米15g（包煎）。7剂，1剂/天，水煎，分早、晚服用，并嘱其放松心情，进食易消化食物。

二诊：病人诉脘腹胀满减轻，稍有口苦，泛酸症状消失，睡眠较前好转，胃纳可，二便调，舌稍红、苔薄白腻，脉弦细，守原方去海螵蛸再进7剂。半个月后电话访问1次，病人告知症状已消，情绪好转，睡眠大有改善。[盛莉，龙惠珍. 龙惠珍运用越鞠丸加味治疗胆汁反流性胃炎经验. 陕西中医药大学学报，2016，（3）：34-35]

**【临床应用】**

**1. 慢性胃炎**

（1）总有效率为93.5%。提示越鞠丸对治疗慢性胃炎有很好的临床疗效。[胡连昌. 越鞠丸加味治疗肝气犯胃型慢性胃炎62例，实用中医内科杂志，2004，18（1）：63]

（2）观察组病人的治疗效果明显好于对照组病人。认为越鞠丸加味治疗慢性胃炎效果明显，值得临床推广。[金雪华. 越鞠丸加味治疗慢性胃炎临床观察. 海峡药学，2012，24（3）：151-152]

**2. 肠道功能紊乱**

治疗组总有效率优于对照组，两组治疗后症状积分较治疗前均有改善，而治疗组改善程度优于对照组。证明越鞠丸加减治疗胃肠道功能紊乱具有较好的临床疗效。[樊新荣. 越鞠丸加减治疗胃肠道功能紊乱的临床观察. 中国中医基础医学杂志，2014，20（11）：1591-1592]

**3. 胃与十二指肠溃疡**

总有效率为93.65%。明越鞠丸加减治疗胃与十二指肠溃疡具有较好的临床疗效。[李志谦，葛学英，仇维荣. 越鞠丸加味治疗胃与十二指肠溃疡268例，山东中医杂志，1996，15（2）：67]

**4. 不稳定型心绞痛**

治疗组高敏C-反应蛋白（hs-CRP）、白细胞介素-6（IL-6）均降低，白细胞介素-10（IL-10）变化不明显。PCI术后48小时，两组三项指标均明显升高，治疗组hs-CRP、IL-6升高程度明显低于对照组，IL-10升高程度明显高于对照组。证明老年UA病人PCI术前口服越鞠丸短时间内可降低血清hs-

CRP、IL-6 水平，术后可明显降低 hs-CRP、IL-6 升高幅度，可作为老年 UA 病人 PCI 手术前后辅助治疗药物进行推广。[毛拉提·努尔沙德克，付德军．越鞠丸对老年人不稳定型心绞痛炎性因子治疗作用的临床研究．中国医药指南，2015，（20）：204-205]

### 5. 癔病性失音

治愈 6 例，有效率为 67%；好转 3 例，有效率为 33%；无效 0 例。证明采用越鞠丸加减治疗癔病性失音疗效满意。[于春霞，杨柳，任玉洁．越鞠丸加减治疗癔病性失音 9 例．河南中医，2012，（4）：494-495]

### 6. 脂肪肝

治疗组有效率为 84.75%，对照组有效率为 53.30%，治疗组疗效高于对照组。证明越鞠丸对脂肪肝有良好的疗效。[雷其山．越鞠丸为主治疗脂肪肝 59 例．河南中医，2003，（3）：55]

### 7. 肾病综合征

治疗组总有效率为 86.6%，对照组总有效率为 53.3%，治疗组激素副反应有效率高于对照组。结果证明越鞠丸加减治疗肾病综合征及其激素治疗的副作用方面有良好的疗效。[杨雪花．越鞠丸在提高激素治疗肾病综合征疗效及减轻副反应中的临床研究．国医论坛，2006，（1）：22-23]

### 8. 高脂血症

越鞠丸加山楂、决明子与辛伐他汀的疗效相当；治疗组无明显副作用。停药 2 周复查，对照组 11 例血脂升高。证明越鞠丸加山楂、决明子治疗痰浊阻遏型高脂血症安全、有效。[冯笑予，高嵩山．越鞠丸治疗痰浊阻遏型高脂血症病人疗效观察．黑龙江医学，2013，（9）：796-798]

### 9. 乳腺增生

总有效率为 95.0%。提示越鞠丸对治疗乳腺增生有很好的临床疗效。[刘书珍，褚明君．加减越鞠丸治疗乳腺增生病 60 例，甘肃中医，1999，12（5）：41-42]

### 10. 卒中后抑郁

预防组的出现抑郁（PSD）的例数比对照组明显降低。提示越鞠丸对预防卒中后抑郁有很好的临床疗效。[李建国，郭刘峰，张建宾．越鞠丸预防脑卒中后抑郁的临床观察．陕西中医，2009，30（6）：678-679]

**11. 不寐**

总有效率为95%。提示越鞠丸对治疗不寐有很好的临床疗效。[蔡小平．越鞠丸加减治疗不寐40例，陕西中医，2003，23（8）：727]

**【实验研究】**

**1. 抗抑郁**

（1）具有抗抑郁样活性。[尉小慧，徐向东，沈敬山，等．越鞠丸及各单味药醇提物对小鼠的抗抑郁作用研究，中国药房，2009，20（3）：166-167]

（2）发现越鞠丸能升高抑郁症模型小鼠脑组织中的5-HT含量，降低血浆皮质醇含量。[闫东升，周小琳，石和元，等．越鞠丸对抑郁症模型小鼠行为学、5-羟色胺及血浆皮质醇的影响．江西中医学院学报，2007，（2）：64-67]

**2. 行气解郁**

越鞠丸通过提高胃液酸度、胃蛋白酶浓度及胃蛋白酶活力发挥行气解郁的生理功效。[王雪，李文，唐丹，等．越鞠丸对大鼠胃酸胃蛋白酶的影响．中药与临床，2015，（2）：55-56]

**3. 改善代谢综合征**

越鞠丸能改善代谢综合征大鼠代谢紊乱证候群，其上调 P-AMPK-α 蛋白的表达是其可能的作用机制。[杨红莲，张丽，段玉红．越鞠丸对代谢综合征模型大鼠的治疗作用及其对肝脏 AMPK-α 表达的影响．江苏中医药，2015，（5）：77-79]

**4. 治疗非酒精性脂肪肝**

越鞠丸能增强 NAFLD 大鼠肝脏 PPARmRNA 的表达，可能是其治疗 NAFLD 的分子机制之一。[邓国兴，张金兰，高玮，等．越鞠丸对非酒精性脂肪肝病大鼠肝脏 PPARα 表达的影响．中国老年学杂志，2011，（7）：1219-1220]

**5. 神经保护作用**

越鞠丸醇提物（YJ-E）对 1-甲基-4-苯基-1，2，3，6-四氢吡啶离子

（MPP+）模型中的嗜铬细胞（PC12）具有保护作用，其机制可能是通过上调
PACAP 的表达及其下游 ERK、CREB 的磷酸化。[陈畅，唐娟娟，夏宝妹，等．
越鞠丸对帕金森病体外模型的神经保护作用研究．南京中医药大学学报，2015，
（2）：156-159]

**【临证提要】**

本方又名芎术丸。治气、血、痰、火、湿、食六郁，本方所治诸郁均属
实证，若为虚证郁滞，则不宜单独使用。临证用药时，可随症加减：气郁偏
重者可加用木香；湿郁偏重者可加用茯苓；血郁偏重者可加用红花；火郁偏
重者可加用青黛；食郁偏重者可加用砂仁；又痰多可加半夏；挟寒可加吴茱
萸等。现常用治疗急慢性胃炎，十二指肠溃疡，乳腺增生，抑郁症，失眠等。
临床上由中焦脾胃气机不畅，升降失常而导导致的气、血、痰、火、食、湿
等郁滞而引起的胸膈痞闷，吞酸呕吐，饮食不消，嗳气呕吐等症状，均可使
用本方。

## ～ 治痛泄方 ～

**【来源】**《丹溪心法》卷二·泄泻十。

**【组成】** 炒白术三两　炒芍药二两　炒陈皮两半　防风一两

**【用法】** 上锉。分八帖，水煎或丸服。

**【功效】** 补脾柔肝，祛湿止泻。

**【主治】** 脾虚肝旺所致肠鸣腹痛，大便泄泻，泻必腹痛，泻后痛缓，舌苔
薄白，脉两关不调，左弦而右缓。

**【加减法】** 久泻者，加炒升麻以升阳止泻；舌苔黄腻者，加黄连、煨木香
以清热燥湿，理气止泻。

水湿下注者，加茯苓、车前子，利湿止泻。

脾虚者，加党参、山药，健脾益气。

【方解】本方即痛泻要方。痛泻之证由土虚木乘，肝脾不和，脾运失常所致。其特点是泻必腹痛。方中白术苦甘而温，补脾燥湿以治土虚，为君药。白芍酸寒，柔肝缓急止痛，与白术相配，于土中泻木，为臣药。陈皮辛苦而温，理气燥湿，醒脾和胃，为佐药。配伍少量防风，具升散之性，与术、芍相伍，辛能散肝郁，香能舒脾气，且有燥湿以助止泻之功，又为脾经引经之药，故兼具佐使之用。四药相合，可以补脾胜湿而止泻，柔肝理气而止痛，使脾健肝柔，痛泻自止。

【方论】

明·吴昆《医方考》：泻责之脾，痛责之肝；肝责之实，脾责之虚。脾虚肝实，故令痛泻。是方也，炒术所以健脾，炒芍所以泻肝，炒陈所以醒脾，防风所以散肝。或问痛泻何以不责之伤食？余曰：伤食腹痛，得泻便减，今泻而痛不止，故责之土败木贼也。

清·汪昂《医方集解》：此足太阴、厥阴药也。白术苦燥湿，甘补脾，温和中；芍药寒泻肝火，酸敛逆气，缓中止痛；防风辛能散肝，香能舒脾，风能胜湿，为理脾引经要药；陈皮辛能利气，炒香尤能燥湿醒脾，使气行则痛止。数者皆以泻木而益土也。

清·汪绂《医林纂要探源》：此治痛泻不止也，责之肝木乘脾。白芍固以泻肝，而陈皮、防风则被肝药。肝木既有余，而又用此何也？曰泻之者，泻其乘脾也；补之亦使之不于乘脾也。譬之林木，繁密冗杂，落叶秽积，则水湿壅而不消，故芍药以泻之，所以芟荑芜秽而水湿不留也；其有嘉木则益为培植，以使之畅茂条达焉。木既条直上达，则枝叶扶疏，而自不至于下壅，土气亦益舒不留湿矣。故陈皮、防风以升之，亦所以和脾而去湿。今人多以陈皮、防风为泻木，又谓防风为理脾引经要药，殆不然矣。水泻不止，故甘以补之；痛泻不止，故辛以行之。皆主于理脾祛湿而已。

秦伯未《谦斋医学讲稿》：本方主治肝旺脾弱的腹泻，泻时腹痛肠鸣。因为肝旺脾弱，故用白芍敛肝，白术健脾；又因消化不良，腹内多胀气，故佐以陈皮理气和中，并利用防风舒肝理脾，能散气滞。肝旺脾弱的腹泻，多系腹内先胀，继而腹痛，泻下不多，泻后舒畅，反复发作，脉多弦细，右盛于左，表现为木乘土位。

朱良春《汤头歌诀详解》：白术燥湿，健脾和中；芍药泻肝，缓中止痛；防风发散舒脾；陈皮利气醒脾。四药配合，成为补土泻木，疏肝健脾之剂，所以古人说它是治疗肝强脾弱、运化不良的"痛泻要方"。实际上，本方所治的腹痛泄泻，除了肝脾不和的内因而外，往往兼有轻微的外感因素。

**【验案精选】**

### 1. 小儿厌食

张某某，女，3岁。厌食半年有余。病后泄泻，胃纳减少，继则厌食。刻诊：精神稍差，不欲饮食，大便时溏，夜寐不宁，磨牙多汗，舌苔薄腻，脉弦。西药止泻药、钙剂、多潘立酮等疗效不显。此为肝旺脾虚型厌食症。治拟调和肝脾。方用加味痛泻要方。处方：党参9g，陈皮、煨木香、防风、炒苍术、炒白芍、炒白术各6g，炒薏苡仁12g，炒山药9g，钩藤5g。服用4剂后复诊，胃纳改善，大便成形，夜寐转宁，上方去钩藤加茯苓9g，炒扁豆12g，服用7剂而愈。[王信利.加味痛泻要方治疗肝旺脾虚型小儿厌食50例.浙江中医杂志，2010，(5)：340]

### 2. 婴幼儿腹泻

秦某，男，1岁3个月。2003年7月3日入院。腹泻稀水样便5天，日腹泻10余次，阵发性哭闹，偶有呕吐，尿量减少，神疲，纳差，舌质略红、苔薄白稍腻，指纹淡紫。查：T37.3℃，精神差，皮肤弹性较差，眼窝凹陷，口唇干，腹部软，肠鸣音活跃；白细胞8.7×10⁹，中性粒细胞0.672，淋巴细胞0.328；大便常规：呈黄稀水样，白细胞+/HP，脂肪球+++/HP。诊断：急性肠炎并轻中度失水。证属脾虚挟湿，肝脾不和。治宜疏肝健脾利湿止泻。方药用痛泻要方加味。处方：白术10g，白芍10g，陈皮6g，防风10g，茯苓10g，焦山楂10g，广木香6g，车前子6g，甘草6g；并给静脉补液。1剂后精神好转，大便次数明显减少。原方再进2剂，大便正常，临床症状消失，大

便镜检无异常，病愈。[陈爱群．痛泻要方加味治疗婴幼儿腹泻 80 例临床观察．中医药导报，2005，（7）：43-44]

### 3. 慢性结肠炎

李某，男，34 岁。慢性结肠炎病人，间断腹泻 8 个月余。因工作不顺，饮酒后小腹作胀，腹痛，欲排便，便后稍舒，每日 2～3 次，成形或糊状，粪质中可见未消化食物残渣，口干不欲饮，舌红、苔薄黄，脉弦细。中医辨证为肝郁脾虚泄泻。方用痛泻要方加减：焦白术 15g，赤芍 20g，白芍 20g，防风 10g，陈皮 10g，木香 10g，黄连 10g，马齿苋 15g，藿香 10g，佩兰 10g，芡实 10g，石榴皮 10g，五倍子 10g，茯苓 10g，鸡内金 15g，佛手 10g，香橼皮 10g，生谷芽 10g，生麦芽 10g。7 剂。

二诊：服上方后，大便成形，每日 2 次，仍时有腹胀、隐痛、肠鸣、口干减轻，舌红、苔薄黄，脉细。上方加延胡索 10g，白及 10g。7 剂。继用上方调理月余，病人腹泻症状明显好转。嘱病人平日注意饮食精神调养，忌辛辣之品。[罗莹，黄鹤．叶松运用加味痛泻要方治疗慢性腹泻经验．湖北中医杂志，2014，36（7）：28-29]

### 4. 溃疡性结肠炎

赵某，女，30 岁。左侧少腹痛 1 年半，大便稀溏不实带黏胨，日行 1～2 次，胃呆纳少，舌苔薄腻。脉弦而缓。经某院作乙状结肠内窥镜检查，诊为溃疡性结肠炎。证属湿阻气滞，肝脾不和，肝气乘脾。治拟抑肝扶脾，佐以清热利湿。药用：防风 15g，白芍 45g，白术 21g，辣蓼、马齿苋、白头翁各 30g，陈皮 10g，川楝子、延胡索各 21g，六一散 30g（包）。7 剂药后，大便成形，日行 1 次，已无黏液，偶有小腹微痛，苔薄，脉弦而缓。药已对证，按原方连服 21 剂后诸症均消。后以四君子善后调理，巩固疗效。[刘云翔．张志秋老中医运用痛泻要方的经验辽宁中医杂志，1986，（8）：18-19]

### 5. 小儿感冒

张某，男，2 岁。2016 年 2 月 5 日就诊。主诉：发热 1 天。病人母亲诉其小孩 1 天前中午跟同伴玩耍后身热出汗，自行解衣受凉，半个小时后出现流清涕，余无其他不适，晚餐进餐量比平时稍增多，半夜偶然碰到其小手发现较平时稍热，摸其额头而热势不甚，见其小儿疯狂玩耍一天后疲劳而睡意正浓，遂未处理。次日早上发现小儿热势较半夜热，精神状态较差。故求医于笔者，现症见：恶寒，发热，体温 38.9℃，无汗，恶风，流清涕，精神倦怠，脘腹胀满，不欲饮食，无头痛身痛，口不渴，眠可，大便未解，小便正常，脉滑，舌淡红、苔白厚腻。中医诊断：感冒（外感风寒挟滞证）。治则：疏风解表，兼行气消食。处方：痛泻要方加味。药物：防风 10g，荆芥 10g，白芍 3g，陈皮 10g，炒白术 6g，六神曲 3g。共 1 剂，水煎服，分早、晚各口服 1 次。

二诊：当天晚上病人母亲告知其小儿现发热症状已减、已不流清涕，精神状态也较前好转，但仍不思饮食，中午解一夹有食物渣样大便，其气臭秽。遂在原方基础上加入鸡内金 3g，共 2 剂，服法如前。2 天后随访，小孩服完 2 剂后诸症皆愈。[莫宗权，何兴鹏，刘洁明. 痛泻要方加味治疗小儿感冒一则. 中国民族民间医药，2016，25（10）：53]

### 6. 青带

徐某，女，28 岁。1986 年 10 月 17 日初诊。自述 1986 年回沪探亲，归途中出现前阴分泌物增多，色呈黄绿色，且日增多，色渐呈菜豆汁。曾经用西药庆大霉素针剂，每日 16 万单位，2 次肌内注射，并服消炎药（药名不详）。因阔效，乃赴院要求中药治疗。现症：微感畏寒，身感倦怠，小便清，大便溏，时感小腹胀痛，能坚持日常工作。脉弦而缓，舌质淡、苔薄白。诊断：青带。证由肝郁不达，脾失健运。治宜泻肝理脾。方以痛泻要方加减。处方：白术（炒）20g，白芍（酒炒）15g，防风 12g，陈皮 9g，升麻 9g，茵陈 15g，茯苓 15g。上方每日 1 剂，水煎服。

二诊：1986 年 10 月 21 日。上方连服 3 剂后，诸症悉减，大便已无不适感觉；带下量已大减。乃宗前方续服 3 剂而愈。[陶昔安. "痛泻要方"治愈青带验案. 新疆中医药，1989，（4）：60]

### 【临床应用】

### 1. 肠易激综合征

治疗组显效率为 67.5%，对照组为 42.5%。提示加味痛泻要方保留灌肠治疗肠易激综合征疗效好、副作用小、复发率低。［关俭，黄斌．加味痛泻要方保留灌肠治疗肠易激综合征疗效观察．中华中医药学刊，2008，26（6）：1324-1325］

**2. 腹泻型肠易激综合征**

（1）治疗组总有效率为89.41%；对照组总有效率为72.58%。提示加味痛泻要方治疗腹泻型肠易激综合征临床有较好的疗效。［杨毅勇．加味痛泻要方治疗临床腹泻型肠易激综合征．同济大学学报（医学版），2006，27（6）：66-68］

（2）观察组有效率为95.0%；对照组为80.0%；2组治疗后腹痛、腹胀、大便次数、黏液便、大便性状等症状积分均低于治疗前，治疗后观察组5羟色胺3受体、促肾上腺皮质激素、降钙素基因相关肽水平明显低于对照组。提示加味痛泻要方合双歧杆菌三联活菌肠溶胶囊能提高腹泻型肠易激综合征（D-IBS）的临床疗效，改善临床症状和降低脑肠肽水平。［来毅，徐赛亚．基于"脑-肠轴"学说探讨加味痛泻要方干预腹泻型肠易激综合征的疗效．世界华人消化杂志，2016，24（31）：4288-4292］

（3）治疗组有效率为96%；对照组有效率为62%。提示加味痛泻要方对治疗腹泻型肠易激综合征（D-IBS）肝郁脾虚证有很好的疗效。［胡丽娟．从归经理论观察加味痛泻要方治疗腹泻型肠易激综合征肝郁脾虚证疗效观察．中外医疗，2014，46（11）：94-96］

（4）以痛泻要方为基本方治疗中医辨证为肝郁脾虚型的腹泻型肠易激综合征的效果优于西药或安慰剂，但尚未能证实配合中医辨证加减的疗效优于基本方，个别高质量研究的阴性结果值得进一步探讨。［苏国彬，刘文华，陈海滨，等．以痛泻要方为基本方治疗肠易激综合征随机对照试验的系统评价．世界华人消化杂志，2009，26（2）：113-117］

（5）对照组总有效率为67.7%，明显低于治疗组总有效率90.3%，病人经治疗后腹泻、腹痛症状改善，证候评分较治疗前降低，治疗组评分较对照组降低更明显。［苏利生，魏子坚，陈泽斌．痛泻要方化裁辨治肠易激综合征

31例临床观察. 中国民族民间医药，2015，（11）：81-83]

（6）治疗组总有效率为95.00%；对照组有效率为62.50%。痛泻要方加减治考前腹泻型肠易激综合征（D-IBS）疗效确切，值得临床推广应用。[华朝阳. 痛泻要方加减治疗考前腹泻型肠易激综合征随机平行对照研究. 实用中医内科学杂志，2013，27（2）：10-11]

（7）观察组病人的愈显率为61.36%，高于对照组病人的27.91%。提示针刺联合痛泻要方治疗腹泻型肠易激综合征，具有起效快、作用明显、有效减轻肠道低度炎症反应等优势，值得临床推广。[周伟成，陈迎春. 针刺联合痛泻要方治疗腹泻型肠易激综合征的临床疗效研究. 中国中西医结合消化杂志，2016，24（10）：794-796]

（8）治疗组总有效率达93.33%，高于对照组之80.00%；且腹泻、腹胀、腹痛、情绪障碍各症状前后积分均有明显改善。心理疗法联合中药痛泻要方加味能有效缓解腹泻、腹胀、腹痛等主要症状，且在改善情感障碍症状方面更具优势，安全性好，无不良反应。[邓健敏，郅敏，陈建林等. 心理疗法联合痛泻要方治疗腹泻型肠易激综合征疗效观察. 实用中医内科杂志，2007，16（8）：935-936]

（9）观察组病人治疗后白细胞介素18（IL-18）、IL-23、肿瘤坏死因子-α（TNF-α）水平降低的幅度优于对照组。认为采用针刺联合痛泻要方治疗肠易激综合征腹泻型（D-IBS）病人疗效可靠，可以下调血IL-18、IL-23、TNF-α水平，不良反应少，值得临床推广使用。[金坚，玲丹. 针刺联合痛泻要方治疗肠易激综合征病人临床疗效及对免疫功能的影响. 中国中西医结合消化杂志，2013，21（12）：644-645]

### 3. 溃疡性结肠炎

（1）治疗组有效率94.11%；对照组有效率为68.63%。治疗组明显优于对照组。提示乌梅丸合痛泻要方治疗溃疡性结肠炎有很好的临床疗效。[葛兰. 乌梅丸合痛泻要方治疗溃疡性结肠炎51例. 中国中医药现代远程教育，2012，10（23）：87]

（2）治疗组总有效率为 96.15%；对照组Ⅰ组总有效率为 78.85%，对照组Ⅱ组总有效率为 76.47%。故痛泻要方煎剂口服配合康复新液保留灌肠对肝脾不和型溃疡性结肠炎的治疗效果优于单法治疗。［王秀珍，郭琳，于永铎．痛泻要方煎剂口服配合保留灌肠治疗肝脾不和型溃疡性结肠炎的疗效观察．中国中西医结合消化杂志，2014，22（11）：682-683］

**4. 急性放射性肠炎**

试验组发生放射性肠炎的时间明显推后，且Ⅰ级以下放射性肠炎比例明显大于对照组。提示加味痛泻要方对急性放射性肠炎具有预防作用。［崔宇，姚嬙，董霞，等．加味痛泻要方预防急性放射性肠炎临床研究．实用中医药杂志，2010，26（7）：453-454］

**5. 功能性腹泻**

治疗组中总有效率为 91.4%；对照组总有效率为 55.7%。治疗组明显优于对照组。提示参苓白术散合痛泻要方治疗功能性腹泻疗效确切，简便易行，适合临床推广。［姜传田．参苓白术散合痛泻要方结合治疗功能性腹泻疗效观察．中外医疗，2010，29（1）：102］

**6. 慢性胰腺炎腹痛、腹泻**

治疗组在腹痛、腹泻等临床症状改善方面优于对照组。认为痛泻要方治疗慢性胰腺炎腹痛、腹泻优于胰酶替代疗法，疗效显著。［刘洪，李慧臻，赵双梅．痛泻要方对慢性胰腺炎腹痛、腹泻的疗效观察．天津中医药，2012，29（5）：438-439］

**7. 胆源性腹泻**

治疗组效果优于对照组。发现痛泻要方加味能有效治疗胆源性腹泻。［邢益阳．痛泻要方加味治疗胆源性腹泻的临床疗效观察．光明中医，2010，25（6）：1018-1019］

**8. 功能性消化不良伴抑郁状态**

治疗组总有效率为 96%；对照组总有效率为 86.05%。治疗组优于对照组。提示加味痛泻要方治疗功能性消化不良伴抑郁状态有很好的疗效。［李严

生，党中勤. 加味痛泻要方治疗功能性消化不良伴抑郁状态. 医药论坛杂志，2015，36（4）：172-173]

### 9. 胃肠神经症

总有效率为 92.5%。提示痛泻要方加味治疗胃肠神经症有很好的疗效。[阳碧发，熊永祥. 痛泻要方加味治疗胃肠神经症 40 例. 山东中医杂志，1998，17（3）：45]

### 10. 小儿厌食

治疗组总有效率为 96%；对照组总有效率为 66%。提示加味痛泻要方治疗肝旺脾虚型小儿厌食有不错的疗效。[王信利. 加味痛泻要方治疗肝旺脾虚型小儿厌食 50 例. 浙江中医杂志，2010，（5）：340]

### 11. 婴幼儿腹泻

治疗组显效率与总有效率分别为 85.00%、98.75%；对照组分别为72.50%、85.00%。治疗组疗效显著优于对照组。提示泻要方加味治疗婴幼儿腹泻有很好的疗效。[陈爱群. 痛泻要方加味治疗婴幼儿腹泻 80 例临床观察. 中医药导报，2005，（7）：43-44]

### 12. 胆囊炎

痛泻要方治疗慢性胆囊炎较西药组疗效明显。提示痛泻要方治疗慢性胆囊炎较西药组疗效明显，副作用小，值得推广。[陈云志，吕建卫，刘安英. 痛泻要方治疗慢性胆囊炎 56 例临床观察. 时珍国医国药，2008，（3）：737]

### 13. 慢性乙型肝炎

治疗组的总有效率为 93.10%；对照组为 79.31%。治疗后，2 组中医证候积分比较，治疗组也显著低于对照组。提示痛泻要方治疗肝郁脾虚型慢性乙型肝炎有很好的疗效。[肖欢智，韩路璐，王敏. 痛泻要方治疗肝郁脾虚型慢性乙型肝炎的临床研究. 中西医结合研究，2015，（5）：231-232，235]

### 14. 脂肪肝

治疗组总有效率达 93.75%；对照组总有效率达 83.33%。治疗组疗效优于对照组。提示痛泻要方合小柴胡汤加减治疗脂肪肝疗效确切。[王彦刚，周

琰，杨金国，等．痛泻要方合小柴胡汤加减治疗脂肪肝疗效观察．河北中医药学报，2007，（1）：6-8]

### 15. 咳嗽

总有效率为96.9%。提示痛泻要方加味治疗咳嗽疗效显著。［艾凤菊．痛泻要方加味治疗咳嗽．湖南中医药导报，2003，8（9）：25］

### 【实验研究】

### 1. 消除肠道过敏

痛泻药方可降低模型大鼠血清5-HT、血浆SP含量，减弱背角神经元兴奋性，从而提高内脏痛阈，消除肠道过敏，从而达到治疗目的。［赵玉斌，李佃贵．痛泻要方对肠道高敏感性肠易激综合征大鼠模型疗效和作用机理的研究．中成药，2006，28（6）：852-855］

### 2. 改善肥大细胞活化程度

（1）痛泻要方可改善肥大细胞（MC）活化程度，降低SP释放，调控结肠SP、SPmRNA表达，通过调控神经介质和免疫细胞关系，而降低肠易激综合征（IBS）内脏高敏性。［旺建伟，叶虹玉，殷越，等．痛泻要方对肠易激综合征内脏高敏性大鼠结肠组织肥大细胞活化、P物质表达及相关性的影响．中华中医药杂志，2014，26（9）：1982-1986]

（2）痛泻要方能改善结肠中MC形态、减少数量，降低5-HT表达，认为痛泻要方可改善内脏高敏性大鼠肠道MC活化程度，并抑制MC释放5-HT，从而降低5-HT表达。［旺建伟，殷越，金颖慧，等．痛泻要方对内脏高敏性大鼠结肠MC活化与5-HT相关性影响的研究．中医药学报，2013，41（1）：82-85］

### 3. 胃肠运动双向调节

痛泻要方对小鼠腹泻模型有一定抑制胃肠运动作用；对小鼠便秘模型有一定促进胃肠运动作用。提示痛泻要方对小鼠不同机能状态胃肠运动有不同影响，具有双向调节作用。［旺建伟，赵文静，历凯．等．痛泻要方对小鼠胃肠运动双向调节作用的研究．中国中医药信息杂志，2008，15（8）：32-34］

**4. 脑-肠轴调控**

（1）痛泻要方这种双向调节作用，与痛泻要方作用于脑-肠轴不同层次、不同部位脑肠肽的含量有关。提示痛泻要方可通过对脑肠肽含量影响而调节胃肠运动，与脑-肠轴调控有相关性。[旺建伟，金颖慧，齐德英，等.痛泻要方对脑肠肽含量的作用与脑-肠轴调控相关性的实验研究.中医药信息，2011，28（3）：15-17]

（2）痛泻要方高剂量组大鼠粪点数明显减少，玻璃小球排出时间减慢，小肠墨汁推进率明显降低，不同脑区核团 c-fos 阳性神经元灰度值明显增高，c-fos 蛋白表达显著降低。认为痛泻要方对 IBS 大鼠的脑肠轴功能乱有调控作用论。[李冬华，白霞，谢小磊，等.从脑肠互动的角度研究痛泻要方治疗肠易激综合征的作用机制.中国实验方剂学杂志，2010，16（12）：118-121]

**5. 降低内脏高敏性**

（1）痛泻要方的作用机制可能是通过减少 MC 数量，抑制 MC 活化，减少组胺的释放，从而降低内脏高敏性。[钦丹萍，康年松，韩建新，等.痛泻要方对肠易激综合征大鼠内脏高敏感性及肥大细胞活化的影响.浙江中医药大学学报，2011，35（6）：897-899]

（2）在 2 种不同刺激诱发的大鼠模型均出现内脏高敏感状态，与应激相关的 CRF 在下丘脑、第三脑室下侧以及脊髓的表达上调，痛泻要方可以降低其表达程度，这可能是降低大鼠内脏高敏感的机制之一。[晁冠群，吕宾，孟立娜，等.痛泻要方对内脏高敏感大鼠脑、脊髓 CRF 表达的影响.中国中药杂志，2010，35（15）：2012-2016]

（3）痛泻要方高剂量能显著增加血浆和结肠组织 CCRP 含量，痛泻要方煎剂能降低模型大鼠血清 5-HT 含量，降低肠道敏感，痛泻要方低剂量组、中剂量组与西药组均不能。[王垂杰，赵文娟，李玉锋.痛泻要方对肠易激综合征大鼠血浆及肠黏膜 CGRP 影响的实验研究.生命科学仪器，2009，7（10）：24-26；王垂杰，包艳莉，李玉锋.痛泻要方对肠易激综合征模型大鼠血清 5-HT 和 NO 影响的实验研究.世界中西医结合杂志，2009，4

（11）：776-779]

### 6. 抑制模型大鼠肥大细胞脱颗粒

痛泻要方能抑制模型大鼠肥大细胞脱颗粒，减少肥大细胞数量，可能是痛泻要方治疗肠易激综合征的机制之一。[王垂杰，包艳莉，李玉锋. 痛泻要方煎剂对肠易激综合征内脏高敏感性模型大鼠的肠道肥大细胞的影响. 中药药理与临床，2009，4（1）：12-15]

### 7. 改善血浆 SP 和 VIP 水平紊乱等症状

痛泻要方能够改善醋酸-电刺激大鼠模型的排便加速、粪便含水量增加、血浆 SP 和 VIP 水平紊乱等症状。[张建英，楚更五，聂坚，等. 痛泻要方对醋酸-电刺激大鼠实验性肠易激综合征作用的研究. 中国中西医结合消化杂志，2008，16（4）：221-223]

### 8. 降低结肠动力

痛泻要方能抑制模型大鼠排便次数，减少粪便含水量，降低结肠动力。[杨银芳，楚更五，张建英，等. 痛泻要方对寒冷-束缚肠易激综合征模型大鼠作用的实验研究. 中华中医药学刊，2009，26（9）：1984-1986]

### 9. 肠肌体内外调节

痛泻要方对体内外肠肌运动紊乱呈现调节作用，同时能促进小肠吸收功能，从而改善临床肠易激综合征肠道易感状态。[陈文星，时贞平，窦银荣，等. 痛泻要方治疗肠易激综合征的肠肌体内外调节作用. 中药药理与临床，2008，24（3）：3-4]

### 10. 抑制炎症细胞的浸润

痛泻要方可下调细胞间黏附分子-1（ICAM-1）mRNA 和 ICAM-1 蛋白的表达量，抑制炎症细胞的浸润，阻止并减轻结肠组织损伤，起到治疗溃疡性结肠炎的作用。[朱向东，梅晓云，吴红彦，等. 痛泻要方对溃疡性结肠炎大鼠结肠黏膜细胞间黏附分子-1mRNA 和蛋白表达的影响. 中国实验方剂学杂志，2013，19（6）：174-178]

### 11. 抗炎

痛泻要方具有抗炎作用，其作用机制包括降低炎症渗出液中 IL-6、NO 水平，抑制 PMN 活性，促进肠道 IELs 的增殖。[张竹，方步武，朱爱江，等．痛泻要方的抗炎作用研究．中药药理与临床，2009，25（4）：1-3]

**12. 抑制结肠平滑肌收缩**

痛泻要方主要通过抑制胞外 $Ca^{2+}$ 内流来抑制大鼠结肠平滑肌的收缩，可能涉及到阻断电压门控钙通道、钙库调控性钙通道和受体操纵性钙通道，但不影响 ACh 引起的胞内 $Ca^{2+}$ 释放。[袁建业，谢建群，吴大正，等．痛泻要方抑制大鼠离体结肠平滑肌收缩的钙动员机制应用离体平滑肌张力测定．中西医结合学报，2009，10（7）：958-962]

**【临证提要】**

治痛泄方治脾虚肝旺所致肠鸣腹痛，大便泄泻。临床上以大便泄泻，泻必腹痛，泻后痛缓，舌苔薄白，脉两关不调，左弦而右缓为辨证要点。临床常用于治疗急性肠炎，慢性结肠炎，肠易激综合征等属于肝旺脾虚者。

## ～ 左 金 丸 ～

**【来源】**《丹溪心法》卷一·火六。

**【组成】** 黄连六两　　吴茱萸一两

**【用法】** 上药为末，水丸或蒸饼为丸，白汤下五十丸。

**【功效】** 清泻肝火，降逆止呕。

**【主治】** 肝郁化火，横逆犯胃，肝胃不和所致肝火犯胃证。肝胁疼痛，嘈杂吞酸，呕吐口苦，舌红苔黄，脉弦数。

**【方解】** 本方证是由肝郁化火，横逆犯胃，肝胃不和所致。方中重用黄连为君，清泻肝火，使肝火得清，自不横逆犯胃；黄连亦善清泻胃热，胃火降则其气自和，一药而两清肝胃，标本兼顾。然气郁化火之证，纯用大苦大寒既恐郁结不开，又虑折伤中阳，故又少佐辛热之吴茱萸，一者疏肝解郁，以使肝气条达，郁结得开；一者反佐以制黄连之寒，使泻火而无凉遏之弊；一者取其下气之用，以和胃降逆；一者可引领黄连入肝经。如此一味而功兼四用，以为佐使。二药合用，共收清泻肝火，降逆止呕之效。本方的配伍特点是辛开苦降，肝胃同治，泻火而不至凉遏，降逆而不碍火郁，相反相成，使肝火得清，胃气得降，则诸症自愈。本方一名回令丸，《医方集解》又名萸连丸。

左金丸与龙胆泻肝汤，都可用于肝经实火，胁痛口苦等。但左金丸主要用于肝经郁火犯胃之呕吐吞酸等证，有降逆和胃之功效，无清利湿热作用，泻火作用较弱；龙胆泻肝汤主要用于肝经实火上攻之目赤耳聋，或湿热下注之淋浊阴痒等证，有清利湿热之功，而无和胃降逆作用，泻火之力较强。

【方论】

清•吴谦《医宗金鉴•删补名医方论》卷四：左金丸独用黄连为君，从实则泻子之法，以直折其上炎之势。吴茱萸从类相求，引热下行，并以辛燥开其肝郁，惩其扞格，故以为佐。然必本气实而土不虚者，庶可相宜。左金者，木从左而制从金也。

清•汪昂《医方集解》：此足厥阴药也。肝实则作痛，心者肝之子，实则泻其子，故用黄连泻心清火为君，使火不克金，金能制木，则肝平矣；吴茱萸辛热，能入厥阴肝，行气解郁，又能引热下行，故以为反佐。一寒一热，寒者正治，热者从治。

【验案精选】

**胃痛**

1. 王某，女，40岁。2006年5月初诊。症见：胃脘烧灼感，嗳气反酸，纳少，食后诸症加重，口淡无味，舌红、苔白腻，脉滑。曾查胃镜示：慢性浅表性胃炎，Hp（+）。药用：紫苏梗10g，炒白术9g，白芍12g，吴茱萸5g，川黄连5g，枳壳9g，高良姜6g，党参12g，炙甘草6g，鸡内金9g，香附9g，川厚朴9g。服上方14剂，复诊加藿香9g，茯苓12g，去枳壳。继服14剂后复查幽门螺旋杆菌阴性。[迪丽努尔，高昌杰.金洪元教授运用左金丸治疗脾胃

病经验.实用中医内科杂志，2007，（1）：31-32]

2.李某某，男，45岁。2004年7月18日初诊。主诉：胃痛反复发作6年余，加重2个月。现病史：病人形体消瘦，面色晦暗少华，经胃镜检查诊为慢性胃炎，病情迁延，近期又因工作劳累、饮食不节而病情加重，胃脘胀满、疼痛，喜温喜按，每于食后2小时较重，嘈杂吞酸，胁胀，时有口泛清涎，口苦而黏，胸闷善太息，纳呆，身倦乏力，大便质稀，每日2次，手足冷，舌暗红、苔黄腻，脉弦细。中医辨证：肝气犯胃，寒热错杂。治法：疏肝理气，调和脾胃。处方：柴胡9g，黄芩9g，半夏9g，党参10g，干姜9g，黄连6g，吴茱萸3g，炙甘草3g，乌贼骨15g，生姜3片，大枣6枚。7剂。服药3剂后，症状明显好转，7剂后胃痛基本消除，原方继服7剂。[蒲永文，李薇.薛伯寿从肝论治胃病经验.中医杂志，2006，47（7）：495-496]

【临床应用】

**1. 胃炎**

112例病人中 治愈98例，显效11例，无效5例，总有效率为92.7%。[王在武.左金丸加味治疗吐酸112例报道.贵阳中医学院学报，1994，（3）：40]

**2. 反流性食管炎**

84例病人中，治愈46例，占54.8%；显效22例，占26.2%；有效10例，占11.9%；无效6例，占7.14%，总有效率为92.9%。结论：小陷胸汤合左金丸治疗反流性食管炎疗效确切。[熊伟.小陷胸汤合左金丸治疗反流性食管炎84例.河南中医，2013，（1）：97-98]

**3. 腹泻型肠易激综合征**

治疗组综合疗效总有效率为86.11%，显著高于对照组的79.17%（P<0.01）。认为左金丸合四逆散加减辨证能有效治疗IBS-D，尤其是对肝郁脾虚证疗效较好。[李力强，张贵锋.左金丸合四逆散辨证治疗腹泻型肠易激综合征72例临床观察.中医杂志，2016，（14）：1214-1217]

**4. 结肠炎**

25例病案中，痊愈20例，好转4例，无效1例，总有效率为96%。[文

林. 左金丸加味治疗结肠炎. 中西医结合肝病杂志, 2002, 12 (1): 14]

### 5. 术后肠粘连肠梗阻

杜昌华运用左金丸治疗急性阑尾炎术后肠粘连肠梗阻及胃肠功能紊乱疗效满意。[杜昌华. 左金丸临床治验. 广西中医药, 1989, 10 (1): 21]

### 6. 顽固性便秘

加味左金丸治疗顽固性便秘 20 余例取得满意疗效。处方: 吴茱萸 5g, 黄连 3g, 枳实 12g, 防风 9g。病人用药 30 多剂后, 大便通畅, 再隔日 1 剂, 坚持 1 个月, 随访 1 年无复发。[罗中秋. 拓宽临床新思路另辟蹊径治顽疾. 新中医, 1997, 29 (5): 29-30]

### 7. 痢疾

左金丸加减治疗痢疾。处方: 川黄连 10g, 吴茱萸 3g, 黄芩 15g, 广木香 10g, 槟榔 10g, 神曲 20g。取得满意疗效。[林松青. 左金丸临床应用举隅. 福建中医药, 1995, 28 (6): 36]

### 8. 急慢性胆囊炎

治疗组运用左金丸治疗急慢性胆囊炎 86 例, 对照组 84 例, 对照组服用苯丙醇丸。结果: 治疗组总有效率为 90.6%, 对照组总有效率为 94.1%, 两组总有效率无显著差异 ($P>0.05$)。[何本鸿. 左金丸治疗急慢性胆囊炎. 湖北中医杂志, 2000, 22 (7): 33]

### 9. 肝硬化

运用左金丸加味治疗早期肝硬化。方药: 左金丸 6g, 2 次/日, 加葛根 50g, 连翘 20g, 虎杖 20g, 薏苡仁 30g, 石菖蒲、佛手、黄芩、绿萼梅、车前草、郁金各 10g, 日 1 剂, 水煎服, 维生素 C0.2g, 3 次/日, 取得满意疗效。[蒋惠芳. 左金丸新用. 新中医, 2001, 33 (10): 67-68]

### 10. 失眠

以左金丸为主处方: 黄连 12g, 吴茱萸 2g, 柴胡、蒲公英、墨旱莲、女贞子、五味子各 12g, 牡丹皮、黄芩各 9g, 龙胆草 6g 等。服药 10 天后, 症状改善, 睡眠正常。[李平, 楚更五, 张军会, 等. 左金丸不同配伍比例的临床应

用．中医药临床杂志，2007，19（4）：341-342]

### 11. 头痛

运用左金丸加减治疗巅顶头痛。处方：川黄连 10g，吴茱萸 3g，生栀子 10g，地龙 30g，泽泻 10g，生地黄 15g，蔓荆子 10g，夜交藤 30g，生甘草 6g。头痛缓解明显，疗效满意。[林松青．左金丸临床应用举隅．福建中医药，1995，28（6）：36]

### 12. 梅核气

向开础运用左金丸加味治疗梅核气。处方：黄连 4g，吴茱萸 1g，橘络 3g，旋覆花 6g，郁金 10g。疗效满意。[向开础．左金丸临床运用举隅．湖南中医杂志，1990，（3）：14-15]

【实验研究】

### 1. 抗幽门螺杆菌和调节胃黏膜保护因子的分泌

左金丸对幽门螺杆菌所致的胃黏膜损伤有良好的恢复作用，而西药修复胃黏膜损伤的作用则较差。结论：抗幽门螺杆菌和调节胃黏膜保护因子的分泌是左金丸治疗幽门螺杆菌所致胃炎的主要作用机制。[吴施国．左金丸对幽门螺杆菌所致胃炎模型大鼠作用机制的实验研究．山东中医药大学学报，2010，（3）：275-277]

### 2. 抑制幽门螺旋杆菌感染人胃癌 MKN45 细胞的增殖

左金丸醇提物能抑制幽门螺旋杆菌感染人胃癌 MKN45 细胞的增殖并诱导细胞发生凋亡。调控凋亡相关基因 Bax、PARP 的表达可能是其诱导幽门螺旋杆菌感染的人胃癌 MKN45 细胞凋亡的分子机制之一。[汤庆丰，刘宣，葛艳，等．左金丸醇提物抑制幽门螺旋杆菌感染人胃癌细胞增殖及诱导凋亡的实验研究．重庆医学，2012，41（15）：1462-1464]

### 3. 影响胃癌前病变基因蛋白表达

甲硝基亚硝基胍（MNNG）为主要工具药诱发的大鼠胃癌前病变存在 EGFR 阳性高表达和 PI 增高，而加味左金丸则可以通过对抗原癌基因激活，下调 EGFR 的表达，抑制细胞增殖，而发挥对大鼠胃癌前病变的治疗作用。

［胡运莲，谭大琦．加味左金丸对大鼠胃癌前病变基因蛋白表达的影响．湖北中医杂志，2005，27（5）：3-4］

### 4. 抑制胃液分泌

左金丸与左金胶囊有降低吲哚美辛及乙醇导致的胃溃疡发生率，并可抑制正常大鼠的胃酸分泌，减少胃液分泌量，说明左金丸及左金胶囊具有抗大鼠实验性胃溃疡的作用。［陈蔚文，蓝韶清，李茹柳，等．左金丸抗溃及抑制胃液分泌的实验研究．广州中医学院学报，1991，（2）：224-226］

【临证提要】

左金丸是治疗肝火犯胃，肝胃不和的常用方，黄连和吴茱萸用量比例为6：1，是中医以反佐法组方治疗肝火犯胃的经典方剂。临证以呕吐吞酸，胁痛口苦，舌红苔黄，脉弦细为辨证要点。目前广泛运用于消化系统疾病，如用于肝火犯胃型急慢性胃炎，反流性食管炎，功能性胃肠疾病，慢性萎缩性胃炎，消化道溃疡等的治疗。吞酸重可加海螵蛸、浙贝母；胁痛可加四逆散或加柴胡、白芍、延胡索、赤芍等疏肝理气止痛；合并有湿热可加黄芩、葛根、车前子、茵陈、滑石等清热利湿；胃火盛加金银花、黄芩、竹茹等；呕吐者加竹茹、枇杷叶、芦根等；有瘀者加丹参、红花、赤芍等。也可运用于头痛，失眠等属于肝火上炎。配半夏厚朴汤运用于梅核气。

# 下 篇
## 被忽略的名方

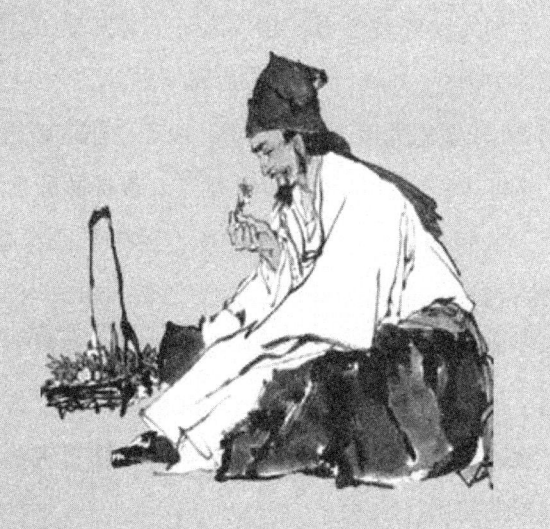

# 八味定志丸

【来源】《丹溪心法》卷三·补损五十一。

【组成】人参<sub>一两半</sub> 菖蒲 远志<sub>去心</sub> 茯神<sub>去心</sub> 茯苓<sub>各一两</sub> 白术 麦门冬<sub>各半两</sub> 牛黄<sub>二钱，另研</sub> 朱砂<sub>一钱</sub>

【用法】上为末，蜜丸梧子大。米饮下三十丸，无时。

【功效】补心安神，清热祛痰。

【主治】肺肾阴虚，由虚生热。症见干咳，虚烦失眠，神疲健忘，或梦遗，手足心热，大便干结，舌红少苔，脉细数。

【方解】本方具有补心安神，清热祛痰之功效。所治证因肺肾阴虚，阴虚生热所致。方用人参甘温，大补心肺肾之气，并能安神益智。臣以麦冬，微苦微寒，滋阴清热。石菖蒲、远志、朱砂养血镇心安神；白术、茯苓补气健脾，宁心安神，并助人参补益之力，共为佐药。本方配伍，补肺肾之虚、滋阴为本，养心安神为治标，标本兼治，心肺肾兼顾。

【临证提要】八味定志丸用于肺肾阴虚，由虚生热。临床以干咳，虚烦失眠，神疲健忘，舌红少苔，脉细数为辨证要点。若腰膝酸软者加生地黄、当归；若咳嗽无力，气短而喘，加天冬、麦冬、五味子；若心悸胸闷，气短，加人参、茯神、石菖蒲；若食少便溏，脘腹胀满，加白术、白芍、益智仁；若胁肋疼痛，加天麻、川芎；小便频数，遗精早泄，加熟地黄、远志、牡丹皮；若失眠易惊，加细辛、酸枣仁、地榆。现代医家结合西医，认为此方对神经衰弱，冠心病，甲亢等属阴虚火旺者有效。对脾胃虚弱，纳食欠佳，大便不实者，不宜长期使用。

## 白附丸

【来源】《丹溪心法》卷五·小儿九十四。

【组成】牛胆星一两，须用黄牯牛胆腊月粉南星，亲手修合，风干，隔一年用。牛胆，须入三四次者佳　大陈半夏半两　粉白南星一两，切作片，用腊雪水浸七日，去水晒干　枯白矾二钱半

【用法】上为末，宿蒸饼丸，如梧子大。用姜汁蜜汤送下。

【功效】祛风燥湿化痰。

【主治】风痰。

【方解】本方具有祛风燥湿化痰之功效。方中牛胆星性寒，味苦微辛，归肺、肝、脾经，长于清热化痰，息风定惊，故为君药。臣以粉白南星味苦、辛，性温，归肺、肝、脾经，可祛风燥湿化痰。陈半夏为燥湿化痰之要药；白矾酸苦涌泄，内用可消痰燥湿。全方共奏祛风燥湿化痰之功。诸药合用，祛风，燥湿，化痰之效皆存，诸症自除。

【临证提要】《医学入门》曰："动于肝，多眩晕头风，眼目眴动昏涩，耳轮瘙痒，胁肋胀痛，左瘫右痪，麻木蜷跛奇证，名曰风痰。"临床使用时，有热，可加薄荷叶。

## 白术丸

【来源】《丹溪心法》卷五·秘方一百。

【组成】白术一两　芍药半两

【用法】上为末，粥为丸。泄者，炒丸服。

129

【功效】健脾止泻，缓急止痛。

【主治】脾虚泄泻。症见肠鸣腹痛，大便泄泻，泻必腹痛，泻后痛缓（或泻后仍腹痛），舌苔薄白，脉两关不调，左弦而右缓者。

【方解】本方具有健脾止泻，缓急止痛之功效。所治证属脾虚泄泻。方中白术甘、苦，温，入脾、胃二经，为"脾脏补气健脾第一要药"，可益气健脾，燥湿止泻，为君。芍药酸甘，可缓急止痛。二药合用可缓急而止泻。

【临证提要】《素问·阴阳应象大论》曰："清气在下，则生飧泄……湿胜则濡泻。"本方主治脾虚泄泻，以肠鸣腹痛，大便泄泻，泻必腹痛，泻后痛缓（或泻后仍腹痛），舌苔薄白，脉两关不调，左弦而右缓为辨证要点。有是证，用是方，本方用药精简，临床使用可随症加减。现临床常用于急慢性肠炎，肠道易激综合征，小肠吸收不良等。

## ～～ 白 薇 散 ～～

【来源】《丹溪心法》卷三·淋四十三。

【组成】白薇　赤芍各等份

【用法】上为末，每服二钱，温酒调下，立效。或加槟榔。

【功效】清热通淋，凉血止血。

【主治】血淋，热淋。肝经湿热下注，膀胱与肾气化不利，症见小便频数短涩，灼热刺痛，尿色深红，或有血块，少腹拘急胀痛，或有腰痛拒按，或有大便秘结，舌红、苔黄腻，脉滑数。

【方解】本方具清热通淋，凉血止血之功效。所治证属湿热下注，膀胱与肾气化不利。《济生方》曰："下焦热结，尿血成淋"。方中白薇苦咸，寒，归肝经，善清肝胆湿热，并能凉血止血，利尿通淋，使湿热从小便而去，故为君药。赤芍苦、微寒，同归肝经，既能增加白薇清热凉血之力，又能清肝泻火。本方二药均为苦寒之品，利尿与凉血止血合法，使湿热从小便而去，诸症皆愈。

本方与小蓟饮子均有凉血止血，利水通淋之效。但小蓟饮子长于凉血止血，利尿通淋之力稍弱；本方以白薇为君，长于清泄湿热，利尿通淋，凉血止血之力较弱。

【临证提要】本方丹溪用于治疗肝经湿热下注，膀胱与肾气化不利。临床以小便频数短涩，灼热刺痛，尿色深红，或有血块，舌红、苔黄腻，脉滑数为辨证要点。现临床上常用于急性泌尿系感染，泌尿系结石等属下焦湿热者。若血淋日久兼寒、阴虚火动或气虚不摄者，均不宜使用。

## ～◦ 白 玉 丸 ◦～

【来源】《丹溪心法》卷二·痰十三。

【组成】巴豆三十个，去油　南星　半夏　滑石　轻粉各三钱

【用法】上为末，皂角仁浸浓汁丸，梧子大。每服五七丸，姜汤下。

【功效】清热化痰，燥湿止咳。

【主治】痰热咳嗽。症见咳嗽气喘，痰黄，胸膈痞闷，甚至气急呕恶，烦躁不宁，舌质红、苔黄腻，脉滑数。

【方解】本方具清热化痰，燥湿止咳之功效。所治证属痰湿阻碍气机，气郁化火，痰热互结。方中南星为君，其性苦凉，长于清热化痰，并能制约巴豆之大辛大热之性。巴豆为臣，长于祛痰涎，利咽喉使呼吸通畅。半夏虽为辛温之品，一能化痰散结，并与南星相配，可清热降火；滑石性寒清热，甘淡滑利，长于清热，防止湿热下注，上述共为佐药。轻粉辛寒，本品内服能通利二便，使热邪从二便排出，为佐使。诸药合用，清热化痰燥湿并进，症状自除。

【临证提要】本方丹溪用于痰热咳嗽。临床以咳嗽气喘，痰黄，胸膈痞闷，舌质红、苔黄腻，脉滑数为辨证要点。现临床上常用于肺炎，急性支气管炎发作等属痰热闭肺者。

## ～◆白芷石膏三物汤◆～

【来源】《丹溪心法》卷二·疟八。

【组成】白芷一两　知母一两七钱　石膏四两

【用法】上为粗末，每半两，水一盏半，煎一盏，温服。

【功效】清热解表，生津除烦。

【主治】疟病。身热目痛，热多寒少，睡卧不安，脉长，以大柴胡汤下之后微邪未尽者。

【方解】方中石膏辛、甘，大寒，解肌清热，除烦止渴，解毒泻火为君药。臣药知母苦、甘、寒，清热泻火，生津润燥。佐以味微苦、辛，性温，祛风解表之白芷。三药合用，共达清热解表，生津除烦之功。

【临证提要】本方通过对疟疾的发病特点和基本病因病机的入手，采用清热泻火，解表除烦的用药规律使疟病得以治愈。

## ～◆乳香丸◆～

【来源】《丹溪心法》卷四·痛风六十三。

【组成】白附子炮　南星　白芷　没药　赤小豆　荆芥　藿香去土　骨碎补去毛　乳香另研，各一两　五灵脂　川乌炮，去皮脐尖　糯米炒，各二两　草乌头炮，

去皮尖 京墨煅,各五两　松脂半两,研

【用法】上为末,酒糊丸梧桐子大。每服十丸至十五丸,冷酒吞下,茶亦得,不拘时。忌热物。

【功效】祛风化湿,活血除痹。

【主治】风湿痹痛。遍身骨节疼痛,昼静夜剧,如虎啮之状。

【方解】本方白附子、南星搜刮经络之风痰;乳香、没药活血止痛乃痹证之要药;五灵脂、川芎活血行气,血行风自止;赤小豆性平,味甘、酸,能利湿消肿,给湿邪以出路;川乌、草乌祛风除湿,散寒止痛;京墨由松烟末和胶质做成,味辛,治吐衄下血,产后崩中,止血甚捷,本方配京墨以防活血太过。松脂治痈疽恶疮,头疡白秃,疥瘙风气,安五脏,除热;久服,轻身不老延年;除胃中伏热,咽干消渴,风痹死肌;炼之令白,其赤者,主恶痹,对于痹证有一定疗效。诸药合用共奏祛风化湿,活血除痹之功。

【临证提要】《类证治裁·痹证》:"诸痹……良由营卫先虚,腠理不密,风寒湿乘虚内袭。正气为邪不能宣行,因而留滞,气血凝滞,久而成痹。"本方祛风化湿,活血除痹,主治证以遍身骨节疼痛,昼静夜剧,如虎啮之状为特点。现代医学可用于与西医相关的结缔组织病,骨与关节等的相关疾病,常见疾病如急性风湿热,反应性关节炎,痛风等。

## ～∽ 冰 霜 散 ∽～

【来源】《丹溪心法》卷五·金汤痦癣诸疮八十七。

【组成】寒水石生　牡蛎　明朴硝　青黛各一两　轻粉一钱

【用法】上为末,新水调或油调,湿则干贴痛处,立止如神。

【功效】清热泻火,消肿敛疮。

【主治】火烧燎损伤,油热浇伤,皮烂肉大痛。

【方解】本方具有清热泻火，消肿敛疮之功效。方中寒水石味辛、咸，性寒，归心、胃、肾经，功在清热泻火，利窍消肿。朴硝苦、咸，寒，入胃、大肠经，苦能燥湿，咸能软坚，可清热燥湿，软坚散结。青黛清热解毒，凉血消斑。轻粉外用杀虫，攻毒，敛疮。诸药合用，可清热泻火，消肿敛疮。

【临证提要】朱丹溪创本方具有清热泻火，消肿敛疮的功效。主要用于火烧燎损伤，油热浇伤，皮烂肉大痛，创面破溃疼痛。现在临床依然用于烧烫伤的治疗。

## ～⌒ 苍莎丸 ⌒～

【来源】《丹溪心法》卷二·咳嗽十六。

【组成】苍术　香附各四两　黄芩二两

【用法】上为末，蒸饼丸梧子大。每服五十丸，食后姜汤下。

【功效】调中散郁，清热燥湿。

【主治】肝郁气滞，湿热内蕴。症见妇人形瘦，有时夜热痰嗽，月经不调，性躁多怒，而过期经行者，舌淡红、苔薄白或薄腻，脉弦。

【方解】本方具调中散郁，清热燥湿之功效。所治肝郁气滞为标，湿热内蕴为本之证。方中香附性平，辛香行散，长于疏肝理气止痛而能调经止痛，也可疏散肝郁，乃"气病之总司，女科之主帅"。臣以苍术味苦性温以燥湿健脾，辛香健脾以促脾运；配伍黄芩，大苦大寒之品，有较强的清热燥湿之效，又可以防止苍术之温燥之性。三药合用，既能疏肝行气止痛，又可清热燥湿，标本兼治，诸症皆愈。

【临证提要】本方丹溪用于肝郁气滞，湿热内蕴。症见形瘦，夜热痰嗽，舌淡红、苔薄白或薄腻，脉弦。

## ∽◦ 产后消血块方 ◦∽

【来源】《丹溪心法》卷五·产后九十二。

【组成】滑石三钱　没药二钱　血竭二钱，如无以牡丹皮代之

【用法】上为末，醋糊丸。

【功效】下血除瘀。

【主治】产后血块不下。

【方解】本方具有下血除瘀之功效。方中滑石甘、淡，寒，滑以利诸窍，通壅滞，下垢腻，甘以和胃气，寒以散积热，甘寒滑利，以合其用，为君药。没药味辛、苦，性平，活血止痛；血竭甘、咸，功在活血化瘀止痛，二药合为臣药。如恶露不下，以五灵脂为末，神曲丸、白术陈皮汤下。诸药合用，共收下血除瘀之功。

【临证提要】本方具有下血除瘀之功。用于产后血块不下。丹溪曰："如恶露不下，以五灵脂为末，神曲丸、白术陈皮汤下。瓦楞子能消血块。"临床使用时可随症加减。

## ∽◦ 产 泄 方 ◦∽

【来源】《丹溪心法》卷五·产后九十二。

【组成】黄芩　白术　川芎　茯苓　干姜　滑石　陈皮　炒芍药　甘草炙

【用法】上咀，水煎服。

【功效】健脾燥湿止泻，行气止痛。

【主治】产后泄泻。症见产后大便时溏时泻，迁延反复，完谷不化，饮食

减少，食后脘闷不舒，稍进油腻食物则大便次数增多，尿少或黄赤，神疲倦怠，舌淡、苔薄黄，脉细弱。

【方解】本方具有健脾燥湿止泻，行气止痛的功效。所治证属脾虚运化失司，大肠传导失职。方中白术、茯苓健脾利湿止泻共为君药。芍药柔肝缓急止痛；陈皮理气健脾，燥湿化痰；干姜大辛大热，温中散寒，振奋脾阳，与补阴药同用可入肝分引血药生血；滑石利尿通淋，利小便以实大便，上四味药共为臣药。黄芩清热燥湿；川芎活血行气止痛，为佐药。炙甘草甘温，益气补中，缓急止痛，兼和诸药，为使药。诸药合用，共奏健脾燥湿止泻，行气止痛之功。

【临证提要】本方健脾燥湿止泻，行气止痛。用于产后体虚时的泄泻。以产后大便时溏时泻，完谷不化，饮食减少，食后脘闷不舒，稍进油腻食物则大便次数增多，尿少或黄赤，神疲倦怠为辨证要点。现代医学多用于产后泄泻等。

## ～ 产后痛虚方 ～

【来源】《丹溪心法》卷五·产后九十二。

【组成】人参　白术一钱　茯苓　归身尾　陈皮　川芎各半钱　甘草炙，三分

【用法】上以水煎服。

【功效】气血双补。

【主治】产后虚。

【方解】本方具有气血双补之功效。所治证属气血两虚。方中人参甘温大补元气，健脾养胃为君药。白术苦温，健脾燥湿，加强益气助运化之力；茯苓甘淡，健脾渗湿，脾健而气血生化有源，共为臣药。当归、川芎养血和血，与补气药同用为气血双补；陈皮理气和胃，可使诸药补而不滞，三药共为佐

药。甘草甘温，益气和中，调和诸药为使药。若有热，加黄芩一钱，生姜三片。

**【方论】**

元·朱震亨《丹溪心法》：产后无令得虚，当大补气血为先。虽有杂证，以末治之。"凡产后有病，先固正气"。

**【临证提要】** 丹溪用产后痛虚方补虚，若有热，可加黄芩一钱，生姜三片。

## ∽ 车前子散 ∾

**【来源】**《丹溪心法》卷三·淋四十三。

**【组成】** 车前子<sub></sub>不炒，半两　淡竹叶　荆芥穗　赤茯苓　灯心<sub></sub>各二钱半

**【用法】** 上作二服，水煎。

**【功效】** 清热利湿，利尿通淋。

**【主治】**

1. 诸淋证，小便痛不可忍。症见小便频数，淋沥涩痛，小腹拘急，腰部酸痛等症状，舌红苔黄，脉滑数。

2. 小肠有热，血淋急痛。症见小便涩痛，尿色深红，或夹有血块，小腹疼痛加剧，或见心烦，舌红苔黄，脉滑数。

**【方解】** 本方具清热利湿，利尿通淋之功效。所治证属湿热蕴结下焦，肾与膀胱气化不利。方中重用车前子，其甘寒滑利，归肾、膀胱经，善清膀胱蕴热，利尿通淋，对于湿热蕴结膀胱，小便淋沥涩痛有很好的疗效，为君药。淡竹叶苦寒，上清心火，下利小便。荆芥穗、赤茯苓、灯心草等具有利水渗湿之效，能增加车前子利尿通淋之力，共为佐使。诸药合用，症状自除。

**【临证提要】** 本方丹溪用于湿热蕴结下焦。以症见小便淋沥涩痛，偶有尿

血，或夹有血块，小腹拘急，腰部酸痛，舌红苔黄，脉滑数为辨证要点。现临床上常用于急性泌尿系感染，泌尿系结石等属湿热下注者。血淋、尿血日久兼寒或阴虚火动或气虚不摄者，均不宜使用。

# 沉香降气汤

【来源】《丹溪心法》卷四·破滞气七十九。

【组成】沉香　木香　丁香　藿香　人参　甘草　白术各一两　肉豆蔻　桂花　槟榔　陈皮　砂仁　川姜炮　枳实炒　白檀各二两　白茯苓　青皮　白豆蔻

【用法】上每服三钱，水煎，入盐少许。

【功效】温中散寒，行气止痛，补气健脾。

【主治】中焦虚寒。症见中寒呃逆，脾湿洞泄，两胁虚鸣，脐下撮痛，舌淡苔白，脉弦滑。

【方解】本方具有温中散寒，行气止痛，补气健脾的功效。所治证属中焦虚寒。方中沉香、丁香、檀香、肉豆蔻、砂仁、白豆蔻温中行气，其中沉香、丁香、檀香有止痛之功；木香、陈皮、青皮、枳实、槟榔行气消积；人参、白术、茯苓益气健脾；炮姜温中止痛；藿香化湿；桂花散寒破结。诸药合用，共奏温中散寒，行气止痛，补气健脾之功。

【临证提要】本方具有温中散寒，行气止痛，补气健脾的功效。用于中焦虚寒证。以中寒呃逆，脾湿洞泄，两胁虚鸣，脐下撮痛为辨证要点。临床可用于急慢性肠炎，肠结核，肠道肿瘤等。

# ∾◦ 疮 毒 方 ◦∾

【来源】《丹溪心法》卷五·痘疮九十五。

【组成】丝瓜 升麻 酒芍药 生甘草 黑豆 山楂 赤小豆 犀角

【用法】上水煎服。

【功效】清热解毒，凉血透疹。

【主治】解痘疮毒。

【方解】此方证因感受外感风毒，耗伤气血，麻疹内生。故宜清热解毒，凉血透疹。方中升麻性微寒，味辛微甘，归肺经，其辛散之性善透发麻疹，并能清热解毒。芍药具有补血之功；赤小豆行血补血，健脾祛湿，所谓"治风先治血，血行风自灭"，故为臣药。犀角清热凉血解毒；山楂行气散瘀；丝瓜祛风活血通络；黑豆补脾，解毒，共为佐药。生甘草清热解毒，调和诸药，为佐使之用。全方共奏清热解毒，凉血透疹之功。

【方论】

元·朱震亨《丹溪心法》：痘疮，分气虚、血虚，用补。气虚者，人参、白术加解毒药；血虚，四物汤中加解毒药。

【临证提要】丹溪用本方治小儿痘疮，清热解毒，凉血透疹。小儿为稚阴稚阳之体，需注意加减应用及剂量的大小。

# ∾◦ 吹 奶 方 ◦∾

【来源】《丹溪心法》卷四·痈疽八十五。

【组成】金银花 大荞麦 紫葛藤 各等份

【用法】上以醋煎，洗患处立消。

【功效】清热解毒，通络消肿。

【主治】吹乳。症见乳房红肿热痛，触之有结，甚有破溃，舌红苔黄，脉滑数。

【方解】本方具清热解毒，通络消肿之功效。方用金银花甘寒，可清热解毒，疏散风热。大荞麦味甘性寒，健脾消积，下气宽肠，外用解毒敛疮。紫葛藤清热补虚，散瘀通络，和血解毒。三药合用，可使热毒得解，乳络通畅，疮肿得消。

## 催生如圣散

【来源】《丹溪心法》卷五·产前九十一。

【组成】黄葵花不以多少，焙干

【用法】上为末。热汤调下二钱，神妙。或有漏血，胎脏干涩，难产痛剧者，并进三服。良久，腹中气宽胎滑，即时产下。如无花，只以蜀葵子烂研小半合，以酒调，尤妙。

【功效】利尿通淋，活血止血，消肿解毒。

【主治】胎脏干涩，难产痛剧，或胎死不下。

【方解】方中黄葵花味甘，性寒，质滑，可利尿通淋，活血止血，消肿解毒。该药质滑有趋下之性，可助胞衣排出。

【临证提要】丹溪将本方用于催生。主治胎脏干涩，难产痛剧，或胎死不下。目前临床单独使用者少，在产前可加减使用。

## 达 生 散

【来源】《丹溪心法》卷五·产前九十一。

【组成】 大腹皮三钱　　人参　陈皮各半钱　　白术　芍药各一钱　　紫苏茎叶,半钱　甘草炙,二钱　归身尾一钱

【用法】 上作一服，入青葱五叶，黄杨脑七个，此即黄杨树叶梢儿也。或加枳壳、砂仁，以水煎，食后服。于八九个月，服十数贴，甚得力。夏月加黄芩，冬不必加，春加川芎。

【主治】 孕妇气血不足，胎气不调。症见孕妇临产之时，由于气血虚弱，营卫滞涩，而生产不顺之证。

【方解】 本方具有补气养血定胎之功效。所治证属气血虚弱，荣卫滞涩。方中人参、白术、甘草补气健脾；当归、芍药补血养阴；紫苏叶、大腹皮、陈皮、葱叶疏利气机；黄杨木能助顺产。所以临产前预先服用本方，可使生产顺利，故方名"达生饮"。

【临证提要】 《医方集解》："当归、芍药以益其血，人参、白术以益其气，腹皮、陈皮、紫苏、葱叶以疏其壅，气血不虚不滞，则临产自无留难之患矣。"气虚，加参、术；气实，倍香附、陈皮；血虚，倍当归，加地黄；形实，倍紫苏；性急加黄连；有热，加黄芩；湿痰，加滑石、半夏；食积，加山楂；食后易饥，倍黄杨脑；有痰，加半夏；腹痛，加木香、桂。

## ～❀ 大肠虚秘而热方 ❀～

【来源】 《丹溪心法》卷二·燥结十一。

【组成】 白芍一两半　陈皮　生地黄　归身一两　条芩　甘草二钱

【用法】 上为末，粥丸。白汤下七八十丸。

【功效】 养阴补血，润肠通便。

【主治】 血虚便秘。症见大便数日不行或大便秘结，口渴，舌干红、少苔，脉细数。

【方解】方中生地黄甘苦而寒，清热养阴，壮水生津为君药。当归补血润燥，润肠通便为臣药。黄芩清热泻火；白芍敛阴；陈皮行气健脾，共为佐药。甘草调和诸药为使药。

【临证提要】《医学启源》曰："凡治脏腑之秘，不可一例治疗，有虚秘，有实秘。"本方用于治疗血虚之便秘，补血养阴清虚热。若面白，眩晕甚，重用当归，加何首乌、玄参养血润肠；若手足心热，午后潮热者，可加知母、胡黄连等清虚热。

## ～❀ 大芦荟丸 ❀～

【来源】《丹溪心法》卷五·小儿九十四。

【组成】芦荟　芜荑　木香　青黛　槟榔　黄连炒，二钱半　蝉壳二十四枚　生黄连半两　麝香少许

【用法】上为末，猪胆汁二枚取汁，浸糕为丸麻子大。每服二十丸，米饮下。

【功效】治疳杀虫，和胃止泻。

【主治】诸疳。小儿疳积，虫积。症见肚腹紧胀，心胸膨满，消瘦神困，肚胀青筋，肠鸣泻臭，食即呕哕。喜食酒肉，食不生肌，胸满胁胀，烦躁迷闷，眠不安席。肝脾疳积，食积发热，目生云翳；或疳热，颈项结核；或耳内生疮，肌体消瘦，发热作渴，饮食少思，肚腹膨胀；或牙龈蚀落，颊腮腐烂；阴囊、玉茎生疮；或胸胁小腹作痛。

【方解】本方具有治疳杀虫，和胃止泻之功效。方中芦荟苦寒，归胃、大肠二经，既能泄下导滞又能驱虫，恢复脾胃健运功能而疗疳积；芜荑性温味辛苦，为驱虫消积之要药，二药均为驱虫导滞，治疗疳积之要药，故为君药。木香辛行苦泄温通，善行脾胃及大肠气滞，并能调中止痛；槟榔性温味辛苦，

归胃、大肠、小肠经，为驱虫之要药，又能和木香相须为用，增加行胃肠之气而消积导滞之力，故二药为臣药。方中有生黄连和炒黄连二药，生黄连以清泄中焦、大肠湿热，极为常用；而炒黄连能降低其苦寒之性，防止中焦、大肠过度寒凉；青黛清热解毒，凉血消斑，可解痄腮、咽痛等症状，又可清肝泻火二药；蝉蜕疏风散热利咽，明目退翳，三药共为佐药。并佐以少许麝香开窍醒神，活血消肿止痛。全方共奏治疳杀虫，行气合胃之功。

【临证提要】《丹溪心法》曰："小儿疳病者，小儿脏腑娇嫩，饱则易伤。乳哺饮食，一或失常，不为疳者鲜矣。"丹溪用本方治疗小儿疳证，治疳杀虫，和胃止泻。现代医学可用于小儿食积，营养不良等。

# 大玄胡汤

【来源】《丹溪心法》卷四·破滞气七十九。

【组成】莪术　三棱　当归　芍药　官桂　槟榔　浓朴　木香　玄胡　大黄　桔梗　川楝子　川芎　甘草炙　黄芩

【用法】上以水煎服。

【功效】行气活血。

【主治】气滞。

【方解】本方具有行气活血之功效。因气滞易导致血瘀，而血瘀又会加重气滞，又"不通则痛"，故方中用三棱、莪术、延胡索、川芎活血，行气，止痛，为君药。厚朴下气除满；木香行气止痛；当归活血止痛；芍药柔肝止痛，为臣药。佐以槟榔、川楝子行气；肉桂散寒止痛；气滞则易郁而化热，则用黄芩、大黄清热泻火；气结则生痰，痰盛则气愈结，故用桔梗祛痰，共为佐药。炙甘草调和诸药，为佐使之用。

【临证提要】《类证治裁》："七情内起之郁，始而伤气，继必及血，终乃成劳。"丹溪用本方治疗气滞之证。若胁肋胀满疼痛甚者，可加郁金、青皮、佛手疏肝理气；若肝气犯胃，胃失和降，可加旋覆花、赭石、法半夏和胃降逆。

## 当归润燥汤

【来源】《丹溪心法》卷二·燥结十一。

【组成】归身　升麻　桃仁泥各一钱　生地黄　熟地黄各半钱　甘草炙　红花各三分　大黄

【用法】上作一服，水煎。食前调槟榔末半钱，或加麻仁泥一钱。

【功效】滋阴润燥，养血清热。

【主治】胃热炽盛，耗伤阴血。症见消渴，多食易饥，口干多饮，大便闭涩，干燥结硬，舌爆口干，眼涩难开，舌红苔黄，脉实有力。

【方解】本方具滋阴润燥，养血清热之功效。所治证属胃热炽盛，耗伤阴血。朱震亨云："燥结血少，不能润泽，理宜养阴。"方用当归甘温，大补阴血，又能润肠通便，尤宜血虚肠燥之大便干结，故为君药。熟地黄滋补阴血又滋养肾阴；生地黄甘润苦泄寒清，入心肝血分，清热凉血，养阴生津，二者共为臣药。佐以大黄大苦大寒，一来清泄热结便秘，二来凉血活血；红花、桃仁活血化瘀，兼能润肠通便，增加当归润肠之力；升麻辛散透表，和生地黄相配，能透热养阴，故为佐药。甘草调和诸药。诸药配伍，共奏滋阴润燥，清热养血之效。

【临证提要】当归润燥汤用于消渴阴虚火旺证。临床以多食易饥，口干多饮，大便闭涩，舌红苔黄，脉实有力为辨证要点。现临床上常用于甲状腺机能亢进，糖尿病等属阴虚火旺者。脾胃虚弱，食少便溏者慎用。

# ∽◎ 导滞通幽汤 ◎∽

【**来源**】《丹溪心法》卷二·燥结十一。

【**组成**】 当归身　升麻　桃仁泥各一钱　生地黄　熟地黄各半钱　甘草炙
红花各三分

【**用法**】 上作一服，水煎。食前调槟榔末半钱，或加麻仁泥一钱。

【**功效**】 养阴润肠。

【**主治**】 妇人产后血虚便秘，老年性肠道津亏便秘。症见大便难，幽门不
通上冲，吸门不开噎塞，不便燥闭，气不得下，面色无华，头晕目眩，口唇、
指甲色淡，舌淡、苔黄少津，尺脉数而有力。

【**方解**】 本方具有养阴润肠之效。主治妇人产后血虚便秘，老年性肠道津
亏便秘。方中以生熟二地黄为君以滋阴润肠。当归身补血润肠；桃仁泥通便
为臣。佐以生甘草缓和药性；红花理气活血通痰（温通血行）；槟榔破气，理
气。升麻为使，升举气机不降，吸门不开噎塞，肠道不通，不便燥闭，气不
得下。诸药合用，总方有润肠，通便，缓下之功，使燥热得去，阴液复，则
大便自调。

本方与五仁丸均能润肠通便。但是五仁丸是单纯以润肠通便为用，善治
津亏肠燥之便秘；而本方主治血虚后便秘，兼有补血之力。故证属妇人产后
血虚便秘，老年性肠道津亏便秘者，适用此方。

【**临证提要**】 导滞通幽汤主治妇人产后血虚便秘，老年性肠道津亏便秘。
临床常见大便难，幽门不通上冲，吸门不开噎塞，不便燥闭，气不得下，面
色无华，头晕目眩，口唇、指甲色淡，舌淡、苔黄少津，尺脉数而有力。现
代医家常用此方治疗女性产后失血过多，老人肠燥便秘，习惯性便秘，痔疮
术后便秘等属血虚便秘者。肠道热结便秘者不宜使用。

## ∽∾ 地骨皮散 ∾∽

【来源】《丹溪心法》卷一·火六。

【组成】地骨皮　茯苓<sub>各半两</sub>　柴胡　黄芩　生地黄　知母<sub>各一两</sub>　石膏<sub>二两</sub>羌活　麻黄

【用法】上咀。每服一两，入姜煎。

【功效】清热生津，除烦止渴。

【主治】阳毒火炽蕴于体内。症见浑身壮热，面红目赤，心烦口渴，舌红绛、苔黄，脉长而滑。

【方解】本方具有清热生津，除烦止渴之效。用于治热伤营分之证，证属虚实夹杂。本方用治实证为主，方中以知母、石膏为君，以清退实热，泻火除烦止渴。以柴胡、茯苓为臣，以疏肝胆之热，清热利湿。以羌活、麻黄为佐，以发汗解表退热，助热清退。地骨皮退虚热骨蒸；茯苓宁心安神；生地黄养阴退热，此三药既清热又使阳得养，避免清热太过而津伤。诸药合用，共奏清热生津，除烦止渴之效，使邪热得去，阴液复来，诸症自愈。有汗者，去羌活、麻黄。

本方与白虎汤俱能清热生津。但白虎汤证属阳明经热甚大热大汗，热在气分；而本方则热在营分。

【临证提要】地骨皮散用于阳毒火炽蕴于体内。临床以浑身壮热，面红目赤，心烦口渴，舌红绛、苔黄，脉长而滑为辨证要点。现临床上常用于乙型脑炎，流行性脑脊髓膜炎，败血症，肠伤寒或其他热性病。

## ∽∾ 地 仙 丹 ∾∽

【来源】《丹溪心法》卷一·中风一。

【组成】牛膝　苁蓉　附子　川椒各四两　地龙　木鳖子各二两　覆盆子　白附子　菟丝子　赤豆　南星　骨碎补　羌活　何首乌　狗脊　萆薢　防风　乌药各二两　白术　甘草　白茯苓　川乌各一两　人参　黄芪各一两半

【用法】上为末，酒糊丸。每服三四十丸，空心酒下。

【功效】补肾舒筋，祛风止痛。

【主治】风、寒、湿邪留滞筋脉日久，耗伤肝肾之阴。症见遍身骨节疼痛，昼静夜剧，关节肿胀，屈伸不利，腰膝酸软，头晕目眩，失眠。舌质淡红、舌苔薄白少津，脉沉细弱或细数。

【方解】本方具有补肾舒筋，祛风止痛之功效。用于治疗肝肾亏虚，全身骨关节肿痛，屈伸不利，腰膝酸软，头晕目眩，失眠之证。方中重用附子为君，本品大辛大热，具有峻补元阳，益火消阴，上助心阳，中温脾阳，下补肾阳，又可温经止痛，长于治寒凝诸痛。花椒温中止痛；肝肾耗伤日久，故用牛膝、肉苁蓉、何首乌、狗脊补肾阳，益精血，强筋骨，又能祛风散寒止痹痛。上述共为臣药。白术、人参、茯苓、黄芪益气健脾，宁心安神；骨碎补、地龙、木鳖子相配，助牛膝等补益肝肾，并能息风止痉，同行经络；羌活、防风、白附子、萆薢、乌药，善解风寒湿邪之阻于经络，温中散寒之性并能祛风痰，定惊搐；胆南星苦凉，制约方中药物大辛大热之性，防止滋腻过多，并能化痰息风止痉；覆盆子、菟丝子补肾固精，培养先天之本，上述共为佐药。配伍甘草，既能解附子、乌药大辛大热之毒，又能调和诸药，意为佐使。诸药合用，肾精得以大补，外感风寒邪得除，痰邪得消，诸症得以痊愈。

本方与小活络丹均能祛风除湿，散寒止痛。但小活络丹并无补益肝肾之效；而本方主治外感风寒湿日久，耗伤肾阴，具有大补之力。故对于素体方虚，感受外感风寒湿邪者，此方为宜。

【临证提要】地仙丹用于风、寒、湿邪留滞筋脉日久，耗伤肝肾之阴。临床以遍身骨节疼痛，关节肿胀，屈伸不利，舌质淡红、舌苔薄白少津，脉沉细弱或细数为辨证要点。现临床上常用于慢性风湿性关节炎，类风湿关节炎，骨质增生，坐骨神经痛等邪入机体者。对于阴虚有热及孕妇慎用。

## ～ 耵耳方 ～

【来源】《丹溪心法》卷四·耳聋七十五。

【组成】生猪脂　地龙　釜下墨各等份

【用法】上件细研，以葱汁和捏如枣核。薄绵裹入耳，令润，即挑出。

【功效】滋液润燥，清热败毒。

【主治】风热搏之，津液结成核塞耳。症见聤耳，耳中痛，脓水出，舌红，脉弦数。

【方解】耵耳系指耳内津液与风热搏结致成耵聍栓塞的病证。方中生猪脂滋液润燥，清热解毒；地龙清热通络；釜下墨补脾燥气，敷疮败毒。诸药合用，共奏滋液润燥，清热败毒之功。

【临证提要】丹溪用本方治疗耳内津液与风热搏结致成耵聍栓塞之证。症见聤耳，耳中痛，脓水出，舌红，脉弦数。本方用药简单，简单易行，应用于临床时可加减。

## ～ 定嗽劫药 ～

【来源】《丹溪心法》卷二·咳嗽十六。

【组成】诃子　百药煎　荆芥穗

【用法】上为末，姜蜜丸。噙化。

【功效】滋阴降火，敛肺止咳。

【主治】久咳肺阴亏损，由虚生热。症见咳嗽无痰，痰少而黏，心烦失眠，口燥咽干，咽喉肿痛，声音嘶哑，形体消瘦，五心烦热，潮热盗汗，舌红少苔，脉细数。

【方解】本方具滋阴降火，敛肺止咳之功效。所治证属肺阴亏损，由虚生热。方用百药煎酸涩，所归于心肺，故长于润肺化痰，解热生津以补阴液，又不失宁心安神之效，故为君药。诃子酸涩收敛，偏凉，故能敛肺下气止咳，亦能清肺利咽。佐以荆芥穗，宣通肺气，制约君臣二药之收敛太过，意为敛中有宣，降中有升，又有《滇南本草》所言："上清头面诸风，止头痛，明目，解肺、肝、咽喉热痛，消肿，除诸毒，发散疮痈"。诸药合用，全方以敛肺止咳为主，兼能补肺阴，为久咳肺阴耗损咳嗽之要药。

本方与九仙散均能敛肺止咳。但后者偏于补益肺脾之气，而敛肺之力稍弱；本方则敛肺止咳与滋阴较强，但无补益脾肺气之力。故对久咳肺阴亏损而无肺脾气虚者，应选用该方为宜。

【临证提要】定嗽劫药用于肺阴亏虚证。临床以咳嗽无痰，痰少而黏，五心烦热，潮热盗汗，舌红少苔，脉细数为辨证要点。凡外感咳嗽，痰涎壅肺之咳嗽，皆应忌用，以免留邪为患。

## ～◎ 定 胎 方 ◎～

【来源】《丹溪心法》卷五·产前九十一。

【组成】艾叶　阿胶　当归　川芎各三两　甘草一两

【用法】上每服五钱，水煎，次下胶令烊，温服。

【功效】养血和血，调经安胎。

【主治】胎动不安，已有所见。症见妊娠或因顿仆，胎动不安，腰痛腹满，或有所下，或胎上抢心，舌淡苔白，脉虚。

【方解】本方具有养血和血，调经安胎之功效。方中阿胶为君，归肝肾二经，性甘平，长于补冲任之血，尤其善用于出血而致血虚。当归归心肝脾经，长于养血荣经以养经脉；川芎为"血中之气药"行血中之气而经脉调和；艾叶理血气，并能温中散寒以逐冷。甘草补中益气，调和诸药。诸药合用，诸症皆除。

【临证提要】本方具有养血和血，调经安胎之效。用于胎动不安，已有所见。症见妊娠或因顿仆，胎动不安，腰痛腹满，或有所下，或胎上抢心，舌淡苔白，脉虚。产前当清热养血，若有热，宜用条芩清热安胎。

# ～ 定 志 丸 ～

【来源】《丹溪心法》卷三·赤白浊四十四。

【组成】远志去心　石菖蒲各二两　人参　白茯苓各三两

【用法】上为末，蜜丸梧子大，朱砂为衣。每服七丸，加至二十丸，空心米汤送下。

【功效】清心调气，温补下元。

【主治】心肾不交。症见心烦不寐，惊悸多梦，头晕耳鸣，健忘，腰膝酸软，遗精多梦，五心烦热，口干咽燥，潮热盗汗，舌红少苔或无苔，脉细数。

【方解】本方具有清心调气，温补下元之功效。所治证属肾阴亏损，阴精不能上承，心火偏亢，失于下降。方用人参为君，既能大补元气，巩固后天之本，又能补益心、肾之气，善治心气虚之失眠多梦，并能安神益智。臣以茯苓，入心肾经，助人参补益正气并益心脾，宁心神。石菖蒲、远志皆入心肾，既能开心气而宁心安神，又能通肾气而强志不忘，善于交通心肾，安神定志。诸药合用，以补益心肾之本，安神定志治标，标本兼治，心肾兼顾，重在补肾，共行清心调气，温补下元之效。

本方与天王补心丹均能滋阴清热。但后者偏于降心火，并有较强的滋阴养血之力；本方重在补肾，宁心安神之力较强。故对肾阴亏损而致的心肾不交之不寐，惊悸，应选用该方为宜。

【临证提要】定志丸用于心肾不交证。临床以心烦心悸，失眠，腰膝酸软，遗精多梦，舌红少苔，脉细数为辨证要点。脾胃虚弱，食少便溏者慎用。

## ～⌒ 草豆蔻丸 ⌒～

【来源】《丹溪心法》卷四·心脾痛七十。

【组成】草豆蔻一钱四分，面裹煨去皮　益智　橘皮　僵蚕　人参　黄芪各八分　吴茱萸汤洗去苦，八分　生甘草三分　炙甘草三分　当归身　青皮各六分　神曲炒　姜黄各四分　泽泻一钱，小便数者减半　桃仁七个，去皮尖，另研　麦芽炒，一钱五分　柴胡四分，详胁下加减用　半夏洗，一钱

【用法】上除桃仁另研，余为末，浸蒸饼丸如桐子大。服三十丸，白汤下，食远，旋斟酌多少用之。

【功效】温中散寒，行气导滞。

【主治】客寒犯胃痛。症见胃脘痛甚，或大便稀溏，脘痞食少，舌质暗淡、苔白或厚腻，脉弦。

【方解】本方具有温中散寒，行气导滞之功效。所治证属寒邪犯胃。故方中以辛热之附子、干姜为君，大辛大热，温脾阳，祛寒邪，扶阳抑阴。附子与干姜同用，一温先天以生后天，一温后天以养先天，相须为用，相得益彰。人参为臣，性味甘温，补气健脾，君臣相配，温中健脾；白芍酸寒，柔肝缓急止痛，与白术相配，于土中泻木，为臣药。脾为湿土，虚则易生湿浊，故用甘温苦燥之白术为佐，健脾燥湿；方中吴茱萸和草豆蔻味辛而性热，既能温胃暖肝以祛寒，又善和胃降逆以止呕；肉桂辛甘大热，散寒止痛；益智仁辛温健脾；陈皮辛苦而温，理气燥湿，醒脾和胃，共为佐药。炙甘草之用有三：一则益气补中，使全方温补结合，以治虚寒之本；二则甘缓姜、附峻烈

之性，使其破阴回阳而无暴散之虞；三则调和药性，并使药力作用持久，是为佐药而兼使药之用。诸药合用，症状皆除。

【临证提要】《素问·举痛论》阐述了寒邪入侵，气血壅滞不通引发胃痛的病机。本方具有温中散寒，行气导滞之效，主治客寒犯胃痛。临床常用于急慢性胃炎，消化性溃疡，功能性消化不良等。

## ～☞ 耳 脓 方 ☜～

【来源】《丹溪心法》卷四·耳聋七十五。

【组成】石膏<sub>新瓦上</sub>　明矾<sub>枯</sub>　黄丹<sub>炒</sub>　真蚌粉　龙骨<sub>各等份</sub>　麝香<sub>少许</sub>

【用法】上为末。绵缠竹签拭耳，换绵蘸药入耳。

【功效】清热燥湿，收敛生肌。

【主治】耳内脓出或黄汁。症见耳中出脓带黄色，耳中肿痛，舌红苔黄，脉弦数。

【方解】本病多由肝、胆、三焦湿热火毒熏蒸所致。方中石膏清泻肺胃二经气分实热，收敛生肌为君。明矾解毒燥湿；黄丹（即铅丹）拔毒生肌，杀虫止痒；真蚌粉解热燥湿；龙骨吸湿敛疮，生肌；少量麝香开窍散瘀通络。诸药合用，共奏清热燥湿，收敛生肌之功。

【临证提要】丹溪用本方治疗因肝、胆、三焦湿热火毒熏蒸所致耳脓。症见耳中出脓带黄色，耳中肿痛，舌红苔黄，脉弦数。

## ～☞ 二黄补血汤 ☜～

【来源】《丹溪心法》卷二·吐血十八。

【组成】熟地黄—钱　生地黄五分　当归七分半　柴胡五分　升麻　白芍二钱
牡丹皮五分　川芎七分半　黄芪五分

【用法】上以水煎服。

【功效】益气摄血。

【主治】初次见血，及见血量多。症见头晕目眩，面色无华，神疲乏力，
舌淡、苔薄白，脉弦细或细涩。

【方解】本方具有益气摄血之功效，主治气虚不摄，血溢脉外而见的出
血。方中重用熟地黄为君，甘温味厚质润，长于滋养阴血，补肾填精，为补
血要药。当归甘辛温，为补血良药兼具活血之力，使补血而不滞血；因大量
出血，耗伤阴液，故用甘寒质润之生地黄，养阴清热，生津止渴，并凉血止
血；黄芪补脾气以生血，使气旺则血生，意为"气味血之帅，气旺则血生"，
又能摄血，防止血液外行，上述共为臣药。佐以白芍养血益阴，缓急止痛；
川芎为血中之气药，能活血行气，与黄芪相配，复中焦运化之功，又能防止
大量补气补血药滋腻碍胃，使补而不滞，滋而不腻。柴胡、升麻辛散，亦能
助川芎阻碍补益之药太过滋腻。诸药合用，共奏益气补血，行气摄血之效。
若血不止，可加桃仁半钱，酒大黄酌量虚实用之，内却去柴胡、升麻。

本方与十灰散均能滋阴降火。但后者偏于凉血止血，补气养血之力不足；
本方则止血与补气健脾养血共存。故对大量出血兼体虚者，应选用该方为宜。

【临证提要】此方丹溪用于初次见血，及见血量多的情况。临床以头晕目
眩，面色无华，神疲乏力，舌淡、苔薄白，脉弦细或细涩为辨证要点。现代
结合西医，常用于消化道出血及功能性子宫出血等属气虚不固者。热迫血妄
行所致出血者忌用。

## 〜⁂ 肥人中风方 ⁂〜

【来源】《丹溪心法》卷一·中风一。

【组成】贝母　瓜蒌　胆南星　荆芥　防风　羌活　黄柏　黄芩　黄连　白术　陈皮　半夏　桂枝　甘草　威灵仙　天花粉

【用法】水煎服。

【功效】清热燥湿，行气化痰。

【主治】湿热蕴结中焦，聚而成痰，痰阻经络。症见口、四肢麻木，关节疼痛，屈伸不利，脘腹痞闷胀满，呕恶口苦，纳呆厌食，小便短黄，大便溏泄不爽，或身热不扬，汗出热不解，舌红、苔黄腻，脉濡数。

【方解】本方具有清热燥湿，行气化痰之功效。所治证因湿热蕴结中焦，聚而成痰，痰阻经络所致。方用黄连为君，其寒降苦燥之性尤强，善入中焦、大肠，以清泄中焦、大肠湿热，有很好的效果。臣以黄芩、黄柏清上焦下焦之湿热，三黄合用，清热燥湿之力尤甚。胆南星苦凉，瓜蒌甘寒，均长于清热化痰；治痰先治气，气顺则痰消，配伍陈皮、半夏理气健脾，燥湿化痰；痰热阻于经脉肌肉，威灵仙、荆芥、桂枝、防风祛风除湿，舒筋活络止痛，化解闭阻四肢经脉之痰热。天花粉、贝母清热润燥化痰；再予白术益气健脾，燥湿，利尿，使湿热从小便而去。甘草为使，调和诸药。诸药合用，以清热燥湿为本，行气健脾化痰，舒筋活络为标，标本同治，诸症皆愈。

【临证提要】此方丹溪用于湿热蕴结中焦，聚而成痰，痰阻经络。症见口、四肢麻木，关节疼痛，屈伸不利，或身热不扬，舌红、苔黄腻，脉濡数。


## ～∽ 分气紫苏饮 ∽～

【来源】《丹溪心法》卷四·破滞气七十九。

【组成】枳壳　茯苓　大腹皮　陈皮　甘草　苏子　草果　白术　当归　紫苏　半夏　桑白皮　五味子

【用法】上剉，姜三片，水煎。

【功效】行气宽中，消痞散结，止痛平喘。

【主治】脾胃不和，胸膈噎塞，胸胁疼痛，气促喘急，心下胀闷，舌淡苔白，脉弦。

【方解】本方具有行气宽中，消痞散结，止痛平喘的功效。方中紫苏行气宽中为君药。大腹皮行气宽中；枳壳行气开胸，宽中除胀；草果燥湿温中；半夏燥湿化痰，消痞散结，共助君药宽中行气，是为臣药。陈皮理气健脾；茯苓、白术、五味子健脾益气；当归活血止痛，共助君臣调理脾胃之气。紫苏子止咳平喘；桑白皮泻肺平喘，共为佐药。甘草调和诸药，为佐使。全方共奏行气宽中，消痞散结，止痛平喘之功。

【临证提要】《太平圣惠方》指出："寒温失宜，食饮乖度，或恚怒气逆，思虑伤心，致使阴阳不和，胸膈痞塞，故名膈气也。"丹溪用本方行气宽中，消痞散结，止痛平喘。若痰盛者，可加全瓜蒌、陈皮；嗳气呕吐明显者，可加旋覆花、赭石。本方现代临床可用于食管炎，神经官能症等。

## ～ 风 痰 方 ～

【来源】《丹溪心法》卷五·小儿九十四。

【组成】南星一两，切用白矾末半两，水泡一指厚浸，晒干研细入　白附子二两

【用法】上为末，飞白面糊丸，如芡实大。每服一二丸，姜蜜薄荷汤化下。

【功效】燥湿化痰，祛风止痉。

【主治】风痰内扰之痫积。

【方解】本方证为风痰内扰所致。方中白附子辛温，归肺肝、脾经，故既能燥湿以化痰，又长于祛风止痉，常用于风痰诸证，故为君药。南星性凉味苦，归肝、胆、肺经，善祛风燥湿化痰。二药合用可增强息风，化痰之功。

【方论】

元·朱震亨《丹溪心法》：小儿疳病者，小儿脏腑娇嫩，饱则易伤。乳哺饮食，一或失常，不为疳者鲜矣。

【临证提要】丹溪用本方治疗小儿因风痰之疳积，息风化痰。现临床亦可用之。

## 敷疽疖方

【来源】《丹溪心法》卷四·痈疽八十五。

【组成】草乌　黄连　紫荆皮　白芷　大黄　芙蓉皮　朴硝　糯米各等份

【用法】上为末，蜜水调敷。如疮盛，以蜜调雄黄末，围定疮穴，大小前后敷前药末。

【功效】清热解毒，开痰消肿排脓。

【主治】疽疖。症见局部漫肿无头，肤色不变，边界不清，无热少痛，未脓难消，已脓难溃；或浅表局限，形小而圆，红肿热痛不甚，易溃易敛，反复发作；伴小便秘结，舌红苔黄，脉滑数。

【方解】本方具有清热解毒，开痰消肿排脓之功效。所治证属湿热毒邪阻滞。方中草乌搜风胜湿，开痰消肿，《纲目》有"草乌治头风喉痹，痈肿疔毒"；黄连清热燥湿，泻火解毒，二药共为君药。紫荆皮活血祛瘀；芙蓉皮清热解毒，消肿排脓，凉血止血，共为臣药。白芷消肿排脓止痛；大黄、朴硝泻火软坚，以使热从下去，均为佐药。糯米益气健脾，以防诸药伤胃为使药。诸药合用，共奏清热解毒，开痰消肿排脓之功。

【临证提要】《丹溪心法》："痈疽只是热盛血……惟分经之言未闻，诸经惟少阳、厥阴经生痈疽，理宜预防，以其多气少血，肌肉难长，疮久未合，必成死证。"丹溪用本方，于痈疽分经而治之，有是证用是方，辨证论治。现临床亦可用于全身多处痈疖。

## ∽⌒ 妇人左瘫方 ⌒∽

【来源】《丹溪心法》卷一·中风一。

【组成】防风　荆芥　羌活　南星　没药　乳香　木通　茯苓　厚朴　桔梗　麻黄　甘草　全蝎

【用法】上为末，汤酒调下。

【功效】祛风化痰，舒筋活络，活血止痛。

【主治】外邪挟痰侵袭入里，经脉气血瘀阻。症见口不能语，健啖，头晕头痛，四肢关节屈伸不利，周身疼痛，舌淡苔白，脉沉或弦。

【方解】本方具有祛风化痰，舒筋活络，活血止痛之功效。所治证属外邪挟痰侵袭入里，经脉气血瘀阻。方中羌活辛温，入肺经，有较强的祛风湿、止痛之效，善入足太阳膀胱经，以除头项肩背之痛见长。乳香、没药辛散温通，既能活血化瘀，又能行散滞气；全蝎辛平，祛外风，善通络，故为臣药。佐以荆芥、防风、麻黄以驱散外邪。南星善于祛风化痰，并能解痉定搐。木通渗利湿热；茯苓利水渗湿，健脾安神；厚朴、桔梗行气宽胸，化痰散结。甘草兼使调和诸药。综观全方，祛风化痰为主，配伍活血、止痛、活络之品，标本兼治。

本方与小活络丹均能祛风除湿活血止痛。但后者针对风寒痰湿瘀血，痹阻经络所致，有散寒祛湿，活血之效；本方针对外邪挟痰，故配伍全蝎、南星等祛风化痰之品，有化痰活络之力。

【临证提要】本方丹溪用于外邪挟痰侵袭入里，经脉气血瘀阻。症见口不能语，健啖，关节屈伸不利，疼痛，舌淡苔白，脉沉或弦。现代医师可结合西医常用此方于慢性风湿性关节炎，类风湿关节炎，骨质增生，坐骨神经痛等属外邪挟痰阻于经脉者。

## ～∽ 附骨痈方 ∽～

【来源】《丹溪心法》卷四·痈疽八十五。

【组成】 人参　黄连　茯苓各二钱　瓜蒌子四十八粒

【用法】 作二帖，入竹沥，热饮之。

【功效】 清热散结，化痰消痈。

【主治】 附骨痈初腿肿。其证之初发，病势迅猛，全身倦怠不适，继则寒战高热，无汗，或汗出而热不减退，不欲饮食，舌苔黄腻、质红，脉滑洪数，恶心呕吐，患处剧痛如锥刺，肿部色红，焮热胀痛，压痛明显或拒按。

【方解】 本方具有清热散结，化痰消痈之功效。方中瓜蒌子清热化痰，散结消痈为君药。黄连清热解毒，泻火凉血为臣药。人参补脾益气，生津止渴以除热盛伤津之弊，黄连还可解除其温热之性；茯苓味甘、淡，性平，归心、脾、肾经，功能淡渗利湿，使邪热归于下从小便而出，此二药共为佐药。诸药合用，共奏清热散结，化痰消痈之功。

【临证提要】《丹溪心法》："热在血分之极细，初觉，先以青皮、甘草节，后破当养血。初腿肿，以人参、黄连、茯苓各二钱，瓜蒌子四十八粒，作二贴，入竹沥，热饮之。"丹溪分病势而用药，效果明显。现代临床亦可加减应用。

## ～∽ 感喜丸 ∽～

【来源】《丹溪心法》卷三·梦遗四十五。

【组成】黄蜡<sub>四两</sub> 白茯苓<sub>去皮,四两,作块,用猪苓一分同于瓷器内煮二十沸,取出日干,不用猪苓</sub>

【用法】上以茯苓为末,溶蜡,搜丸如弹子大。每服一丸,空心细嚼,津液咽下,小便清为度。忌米醋。

【功效】调理阴阳,固虚降浊。

【主治】

1. 元阳虚惫,精气不固。梦遗,遗尿,白淫;妇人血海久冷,白带,白浊,不孕;两耳虚鸣,口干。

2. 肾有邪湿,精气不固。溲溺如泔,涩痛梦泄,便浊属火郁者,舌淡苔白,脉细弱或沉迟。

【方解】本方具有调理阴阳,固虚降浊之功效。所治证属元阳虚惫,精气不固。方用茯苓为君甘淡渗湿,药性平和,既能利水湿以驱邪,又能健脾运以扶正,为利水消肿之要药。黄蜡为茯苓末之载体,服用后,使茯苓之效通达脾胃、肠及肾,使得湿邪得从小便除去,固虚降浊,症状自解。

【临证提要】本方丹溪用于元阳虚惫,精气不固证。症见梦遗,遗尿,白淫;妇人血海久冷,白带,白浊,不孕;两耳虚鸣,口干。又可见溲溺如泔,涩痛梦泄,便浊属火郁者,舌淡苔白,脉细弱或沉迟。现临床上常用于慢性肾炎,糖尿病,醛固酮增多症,肾上腺皮质功能减退等肾阳不足者。

## 钩 藤 散

【来源】《丹溪心法》卷五·小儿九十四。

【组成】钩藤 茯苓 茯神 川芎 当归 木香<sub>各一钱</sub> 甘草<sub>炙,五分</sub>

【用法】上为末,每服一钱,姜枣略煎服。又灯草烧灰涂敷乳上与之。

【功效】宁心安神,健脾息风。

【**主治**】小儿夜啼。

【**方解**】本方证为小儿心神不宁，血虚心乱不安所致，具有宁心安神，健脾息风之功效。方中钩藤性微寒，味甘，入肝经，能够息风止痉，使小儿内风得息，故为君药。茯苓性平，味甘淡，归脾、肾、心经，可健脾宁心；茯神性味甘、淡平，也具宁心安神之效，故二者为臣药。川芎为"血中之气药"，长于活血行气，祛风止痛；当归为补血之要药，既能补血又可活血；木香行气健脾，三者皆为佐药。炙甘草益气健脾，调和诸药，为佐使之用。全方共奏宁心安神，健脾息风之功。

【**临证提要**】丹溪用本方治疗小儿心神不宁，血虚心乱不安之夜啼，宁心安神，健脾息风，则夜啼可止。现临床可应用于血虚之小儿夜啼。

## ～ 骨 鲠 方 ～

【**来源**】《丹溪心法》卷五·救急诸方九十八。

【**组成**】砂糖　白炭皮末　紫苏叶　滑石

【**用法**】以末和丸，含口中，津液咽下，骨自下。

【**主治**】鱼骨鲠。

【**方解**】骨鲠在喉可使咽喉局部充血水肿，骨鲠难出，本方中紫苏叶辛温，入肺、脾、胃经，理气宽中，对于胸脘满闷者效果佳，为君药。臣以滑石甘寒，清热利水。白炭皮末清热燥湿下血；砂糖生津润燥，共为佐药。四药合用可使肿消气顺，加之砂糖生津润燥，骨鲠可随津液而下。

【**临证提要**】此方为丹溪救急之方。骨鲠在喉可使咽喉局部充血水肿，骨鲠难出，四药加砂糖生津润燥，骨鲠可随津液而下，急症得缓。

## ⌒∽◦ 固 胎 丸 ◦∽⌒

【来源】《丹溪心法》卷五·产前九十一。

【组成】地黄半钱　归身　人参　白芍各一钱　白术一钱半　川芎五分　陈皮一钱　黄芩半钱　甘草三分　黄连少许　黄柏少许　桑上羊儿藤七叶圆者

【用法】上咀。每二钱，入糯米二十四粒，煎服。

【功效】补气健脾，清热养血安胎。

【主治】妊娠期阴道不时下血，色鲜红，腰酸，小腹坠痛，精神疲倦，气短懒言，舌质红、苔薄黄，脉滑无力。

【方解】本方具有补气健脾，清热养血安胎之功效。所治证属脾虚兼有内热。方中人参、白术补气健脾安胎为君药。地黄、当归、川芎补血活血，行气安胎共为臣药。陈皮健脾理气燥湿；黄连、黄芩、黄柏善清上中下三焦湿热，上药共为佐药。白芍柔肝缓急止痛；甘草补中益气，与白芍酸甘化阴以养胎；桑上羊儿藤即桑寄生，补养肝肾，安胎共为佐使之药。诸药合用共奏补气健脾，清热养血安胎之功。

【临证提要】丹溪用本方治疗妊娠期阴道不时下血。以色鲜红，腰酸，小腹坠痛，精神疲倦，气短懒言为辨证要点。若血虚不安者，用阿胶；痛者，用砂仁止痛，安胎行气故也。现代临床多用于妊娠期阴道出血等。

## ⌒∽◦ 黑 龙 丸 ◦∽⌒

【来源】《丹溪心法》卷五·小儿九十四。

【组成】牛胆　南星　青礞石焰硝等份煅，各一两　天竺黄　青黛各半两　芦荟

二钱半　辰砂三钱　僵蚕半钱　蜈蚣一钱半，烧存性

【用法】上为末，甘草煎膏丸如鸡头大。每服一二丸，急惊煎姜蜜薄荷汤下，慢惊煎桔梗白术汤下。

【功效】清化热痰，息风定惊。

【主治】小儿急慢惊风。

【方解】本方具有清化热痰，息风定惊之功效。方中牛胆南星苦，凉，归肝、胆二经，长于清热化痰，息风定惊，故为君药。青礞石甘、咸，平，坠痰下气，平肝镇惊；天竺黄甘，寒，清化热痰，凉心定惊；青黛性寒，味咸，清热凉血定惊；辰砂清心镇惊，安神解毒，四药合用共为臣药。佐以僵蚕咸、辛，息风止痉，化痰散结；蜈蚣息风镇痉；芦荟苦、寒，清肝泻火，泻下通便。诸药合用，共奏清化热痰，息风定惊之功。

【临证提要】《丹溪心法》："惊有二证，一者热痰，主急惊，当吐泻之；一者脾虚，乃为慢惊，所以多死，当养脾。"本方清热化痰，息风定惊，治疗急慢惊风。

## 红花当归散

【来源】《丹溪心法》卷五·妇人八十八。

【组成】红花　当归尾　紫葳即凌霄花　牛膝　甘草炙　苏木各三两　白芷　桂心一两半　赤芍九两　刘寄奴五两

【用法】上为末，空心热酒调三钱服。

【功效】清热凉血，散瘀止痛。

【主治】妇人血脏虚竭。或积瘀血，经候不行；或断续不定，时作腹痛，腰胯疼重，攻刺小腹紧硬，及室女月经不通，舌暗苔白，脉弦涩。

【方解】本方具有清热凉血，散瘀止痛之功效。所治证属血热出血所致的血瘀。方中赤芍清热凉血，散瘀止痛为君药。苏木、刘寄奴破血祛瘀，消积止痛，共为臣药。凌霄花凉血散瘀；红花、当归、牛膝活血化瘀，通经止痛，共为佐药。桂心苦入心，辛走血，能引血消瘀；甘草调和诸药共为使药。诸药合用，共奏清热凉血，散瘀止痛之功。

【临证提要】朱丹溪曰："时作痛腰胯重疼，小腹坚硬，及室女经水不行"。为治疗妇人血脏虚竭，或积瘀血的常用方。症见经候不行；或断续不定，时作腹痛，腰胯疼重，攻刺小腹紧硬，及室女月经不通，舌暗苔白，脉弦涩。现可用于肝肾不足的膝关节骨性关节炎，骨质疏松症，类风湿关节炎，神经系统疾病等的治疗。

## ～◎ 化 毒 汤 ◎～

【来源】《丹溪心法》卷五·痘疮九十五。

【组成】紫草茸半两　升麻　甘草

【用法】上锉散。每服二钱，糯米五十粒，同煎服。

【功效】清热解毒透疹。

【主治】小儿痘疮已出或未出，舌红，脉数。疮痘已发，以此消毒。

【方解】本方具有清热解毒透疹之功效。方中紫草茸咸、寒，归心、肝二经，长于清热凉血，解毒透疹，为治热毒血滞之斑疹、麻疹的要药，是为君药。升麻辛散发表，发表透疹，清热解毒。甘草清热解毒，调和诸药，并防止升麻发散过度。诸药合用，热退，毒出，诸症皆除。

【临证提要】朱丹溪曰："疮痘已出，则少与化毒汤。"本方用药精简，清热透疹解毒，故丹溪用此方清余热透余毒，以防伤正。

# ⌒◦⌒ 化 疳 丸 ⌒◦⌒

【来源】《丹溪心法》卷五·小儿九十四。

【组成】白术　黄连　苦参　山楂各等份

【用法】上为末，曲糊丸麻子大。食后白汤下十五丸。

【功效】清热燥湿，健脾退黄。

【主治】疳黄食积。

【方解】本方具有清热燥湿，健脾退黄之功效。主治食积内停，湿热内生之证。方中苦参苦，寒，归肝、胆、胃、大肠、膀胱经，善清蕴结于大肠之湿热，又能利尿，使湿热之邪从小便出，故为君药。黄连苦，寒，归胃、大肠经，其善清中焦之热邪湿邪为臣，君臣相须，使清中焦湿热之力更甚。白术性温，味甘、苦，归脾、胃二经，长于补气健脾，为"脾脏补气健脾第一药"，又能燥湿利水，增加君臣二药之燥湿之力；山楂味酸、甘，功善消食化积，共为佐药。诸药合用，可使湿热得除，积去黄退，诸症皆除。

【临证提要】《丹溪心法》："乳下小儿，常多湿热、食积、痰热伤乳为病，大概肝与脾病多。"出生小儿，脾胃功能尚未健全，又为稚阴稚阳之体，极易化热化寒。丹溪用本方清热燥湿，用于小儿疳黄食积。

# ⌒◦⌒ 化 气 散 ⌒◦⌒

【来源】《丹溪心法》卷四·破滞气七十九。

【组成】三棱　莪术　青皮　陈皮　厚朴　神曲　麦芽　甘草　台乌　香附

【用法】上以水煎服。

【功效】行气消积导滞。

【主治】诸食积，并宿食不消。症见脘腹痞满胀痛，不欲饮食，舌淡、苔厚腻或微黄，脉沉实有力。

【方解】本方具有行气消积导滞之功效。所治证属食滞内停，气机壅滞。方中青皮、陈皮、香附行气化积，燥湿健脾；厚朴燥湿消痰，下气除满；三棱、莪术行气消积止痛；乌药顺气开郁，散寒止痛；神曲、麦芽消食化滞，调和脾胃。诸药合用，共奏行气消积导滞之功。

【临证提要】丹溪用本方行气消积导滞，疗诸食积并宿食不消。若有大便自利，恶心呕吐，可酌加陈皮、苍术；若有热者，可加黄芩、黄连。


# ～◇ 黄 精 丸 ◇～


【来源】《丹溪心法》卷四·疠风六十四。

【组成】苍耳叶　紫背浮萍　大力子各等份　乌蛇肉中半酒浸去皮骨　黄精倍前三味生捣汁，和四味研细焙干

【用法】上为末，神曲糊丸如梧桐子大。每服五七十丸，温酒下。

【功效】养阴益气，祛风解毒。

【主治】疠风。

【方解】本方是丹溪用来治疗疠风的方剂。治疠风之病不外取阳明一经。邪之所凑，其气必虚，故方中以黄精养阴润肺，补脾益气以固其本为君；苍耳、浮萍、大力子（牛蒡子）祛风为臣。乌蛇祛风解毒消肿为佐。神曲消食和中亦为佐药。

【临证提要】《丹溪心法》曰："大风病，是受得天地间杀物之风，古人谓之疠风者，以其酷烈暴悍可畏耳。"此病病势常缓而多被忽略，虽按法施治后须绝色绝味，否则再发皆不可治。

# ～ 黄栝楼丸 ～

【来源】《丹溪心法》卷二·痰十三。

【组成】栝楼仁　半夏　山楂　神曲炒,各等份

【用法】上为末,栝楼水丸。姜汤、竹沥送下二三十丸。

【功效】消食化积,燥湿化痰。

【主治】食积胃脘,痰浊内生。症见食积,脘腹胀满,痰壅滞,喘急,舌淡、苔白腻,脉沉有力。

【方解】本方具有消食化积,燥湿化痰之功效。所治证属食滞胃脘,脾胃运化失司,津液布散失调,聚而成痰。方以山楂、神曲为君,入脾、胃经,能消食化积,山楂长于消化油腻肉食,神曲善消瓜果、蔬菜之积,食消则脾胃和,意在治本。臣用半夏,辛温而燥,既能燥湿以化痰,又能合胃以降逆平喘。瓜蒌子甘寒质润,善润燥化痰,又能理气散结化积,顺畅津液之布散,为佐使。诸药相伍,积去食消,脾胃和,痰浊去,喘息平,标本兼治,则诸症自解。朱丹溪曰:"治食积,痰壅滞,喘急。"

【临证提要】本方丹溪用于食积胃脘,痰浊内生。症见脘腹胀满,痰壅滞,喘急,舌淡、苔白腻,脉沉有力。现临床上常用于慢性胃肠炎,胃肠功能紊乱等属运化失调者。脘腹无积滞者不宜使用。

# ～ 黄连清化丸 ～

【来源】《丹溪心法》卷五·秘方一百。

【组成】黄连一两　吴茱萸浸炒,一钱　桃仁二十四个,研　陈皮半两　半夏一两半

【用法】上为末，神曲糊丸绿豆大。每服百丸，姜汤下。

【功效】清泻肝火，健脾和胃。

【主治】伤热物吐酸。症见胁肋胀痛，呕吐吞酸，嘈杂嗳气，口苦咽干，纳呆食少，舌红，脉弦数。

【方解】本方具有清泻肝火，健脾和胃之功效。所治证属肝火犯胃，肝脾不和。方中黄连清肝火，清胃热；吴茱萸制约黄连苦寒伐胃之性，并助黄连降逆止呕；半夏燥湿化痰，降逆和胃；陈皮理气化痰，与半夏同用，能祛痰湿，畅气机，和胃气；桃仁活血祛痰，润肠通便，使邪热有出路；以神曲糊丸以消食化积。全方共奏清泻肝火，健脾和胃之功。

【临证提要】丹溪用本方主治伤热物吐酸，清泻肝火，健脾和胃。以胁肋胀痛，呕吐吞酸，嘈杂嗳气，口苦咽干，纳呆食少为辨证要点。本方常用于神经性呕吐，急性胃炎，不完全性幽门梗阻等。

## ～ 黄 龙 丸 ～

【来源】《丹溪心法》卷五·小儿九十四。

【组成】三棱三两　黑角莪术三两　青皮一两半　山楂肉七钱半　干姜七钱半

【用法】上用曲丸麻子大，日晒干。食后姜汤下，量儿大小加减。乌犀、黄龙间服，食前服乌犀，食后服黄龙。

【功效】破血行气，消积化滞。

【主治】停食，小儿疳积。症见精神疲惫，形体羸瘦，面色萎黄，毛发稀疏干枯，脘腹胀满，不思饮食，脉细弱。

【方解】疳积多由乳食无度，饮食不节，壅滞中焦，损伤脾胃，不能消磨水谷形成积滞，导致乳食精微无从运化，脏腑肢体失养，身体日见羸瘦，终至气阴耗损。

本方具有破血行气，消积化滞之功效。所治证属饮食不节，壅滞中焦。方中三棱、莪术均为破气消积之要药，二者常相须为用，破血行气皆存，并能消积止痛，故为君药。青皮苦辛温，善疏肝破气，消积化滞为臣药。山楂消食化积；加少量干姜温中散寒，振奋脾阳为佐使之药。诸药合用，共奏破血行气，消积化滞之功。

【临证提要】本方用于以精神疲惫，形体羸瘦，面色萎黄，毛发稀疏干枯，脘腹胀满，不思饮食为辨证要点的食积，小儿疳积。现临床亦可用于小儿营养不良，食积，发育迟缓等实证。

## ～ 积 疝 方 ～

【来源】《丹溪心法》卷四·疝痛七十四。

【组成】山楂炒，一两　茴香炒　柴胡炒，三钱　牡丹皮一钱

【用法】上为末，酒糊为丸，如梧桐子大。服五六十丸，盐汤下。

【功效】行气化瘀，温肾散寒。

【主治】疝。睾丸坚硬拘急牵引少腹，阴囊红肿热痛，时大时小，胀痛俱作，卧则入腹、立则入囊，形寒肢冷，面色苍白，苔薄白，脉沉细。

【方解】方中山楂酸、甘，入脾、胃、肝经，能通行气血，化瘀散结而止痛为君药。茴香辛、温，入肝、肾、脾胃经，有温肾暖肝，散寒止痛之功，是治寒疝腹痛之佳品，为臣药。柴胡苦、辛，入肝、胆经，疏肝解郁，以助疝气回缩，为佐药；牡丹皮苦、辛，微寒，清热凉血，活血化瘀，共为佐药。诸药合用，共奏行气化瘀，温肾散寒之功。

【临证提要】《灵枢·经脉》云："肝足厥阴之脉……过阴器……大夫癫疝……是肝所生病者。"故疝气病与肝经关系最为密切。

## ∾ 济 阴 丸 ∾

【来源】《丹溪心法》卷三·补损五十一。

【组成】黄柏<sub>二两七钱，盐酒拌炒</sub>　龟甲<sub>炙，一两三钱半</sub>　陈皮<sub>七钱</sub>　当归<sub>一两，酒浸</sub>　知母<sub>一两，酒炒</sub>　虎骨<sub>七钱，酥炙</sub>　锁阳<sub>一两</sub>　牛膝<sub>一两三钱半</sub>　山药　白芍　砂仁　杜仲<sub>炒</sub>　黄芪<sub>各七钱，盐水拌炒</sub>　熟地黄<sub>七钱</sub>　枸杞子<sub>五钱</sub>　补骨脂<sub>三钱半，炒</sub>　菟丝子<sub>酒浸，一两三钱半</sub>

【用法】上为末，以地膏如丸。每服七十丸。

【功效】滋补真阴。

【主治】虚损属于真阴不足者。

【方解】本方具有滋补真阴之功效。所治证属虚损属于真阴不足者。方中黄柏入肾经，泻相火为君药。熟地黄、龟甲、知母有滋补肝肾之阴，清降虚火之功，用于肝肾阴虚火旺证，熟地黄、龟甲二药相须，补阴固本，滋水可制火，知母、黄柏相须，滋阴降火，为臣药。锁阳、牛膝、菟丝子、虎骨、杜仲、枸杞子、补骨脂能够壮腰膝，强筋骨；用白芍、当归增强益阴养血作用，整个方偏于阴柔；黄芪益气健脾，合当归以补血敛阴，为佐药。

【临证提要】《黄帝内经》："积阳为天，积阴为地，阴静阳躁，阳生阴长，阳杀阴藏。"本方大队补阴滋阴，配伍补阳之药而助阴长，所谓"善补阴者，必于阳中求阴，则阴得阳升而泉源不竭"，此补阴之要旨也。现临床多用于多种疾病久病体虚之真阴不足者。

## ∾ 加减补阴丸 ∾

【来源】《丹溪心法》卷五·秘方一百。

169

**【组成】** 熟地黄八两　菟丝子四两,盐酒浸一宿　当归三两,酒浸　白芍三两,炒　锁阳三两,酥炙　杜仲二两,炒　牛膝四两,酒浸　补骨脂　枸杞一两半　虎骨二两,酥炙　龟甲一两,酥炙　黄柏二两,炒　山药　人参　黄芪各二两　冬加干姜二两

**【用法】** 上为末,猪骨髓入蜜丸,桐子大。空心服一百丸,盐汤下。

**【功效】** 补阴扶阳。

**【主治】** 气血阴阳俱虚。久病虚损,时发潮热,气攻骨脊,拘急疼痛,夜梦遗精,面色萎黄,脚膝无力,舌淡苔白,脉细弱。

**【方解】** 本方具有补阴扶阳之功效。所治证属阴阳俱虚。方中熟地黄为君,性微温,味甘,入心、肝、肾经,长于补益阴血,又能补益肾精。臣以龟甲、枸杞子滋阴潜阳以制虚火,阴盛阳自潜,水充火自降;配以黄柏清泄相火而保真阴,使火降而不耗阴,培本清源;锁阳、补骨脂、杜仲、菟丝子温补肾阳,补益精血;当归、牛膝活血补血;人参、山药、黄芪补气养血;更以猪脊髓、蜂蜜血肉甘润之品,填精保阴生津补液。此方气血阴阳俱补,且有补而不滞之功。

**【临证提要】** 丹溪用本方治疗气血俱虚证,具有补阴扶阳之效。以久病虚损,时发潮热,气攻骨脊,拘急疼痛,夜梦遗精,面色萎黄,脚膝无力,舌淡苔白,脉细弱为辨证要点。现代临床可用于久病体虚,阴阳俱虚者。

## ～ 家 宝 丹 ～

**【来源】**《丹溪心法》卷一·中风一。

**【组成】** 川乌　轻粉各一两　五灵脂姜汁制,另研　草乌各六两　南星　全蝎　没药　辰砂各二两　白附子　乳香　僵蚕炒,三两　片脑五钱　羌活　麝香　地龙四两　天麻三两

**【用法】** 上为末,作散。调三分,不觉,半钱。或蜜丸如弹子大,含化,

茶酒皆可。

【功效】驱风通络，温经散寒，涤痰通滞。

【主治】一切风疾瘫痪。症见痿痹不仁，关节肿痛，口眼㖞僻，邪入骨髓，舌苔白腻，脉象沉滑或缓。

【方解】风为百病之始，善行而数变，常挟痰湿，风痰阻络，致经络痹阻，故肢体瘫痪，痿痹，麻木不仁，口眼歪斜。本方以驱风通络，温经散寒，涤痰通滞为主。方中重用川乌、草乌为君，皆为大热之品，具有祛风湿散寒止痛之效。乳香、没药相配，辛散温通，内能宣通脏腑，外能透达经络，既能活血化瘀，又能行散气滞，止痛；配伍五灵脂，活血化瘀行气之力更甚，共为臣药。麝香辛温，"通关利窍之上品"，配以冰片开窍醒神；辰砂宁心安神；地龙、僵蚕、全蝎、天麻、白附子相配，共奏息风止痉，通络止痛之力；羌活、南星长于息风止痉，常用与风痰诸证。雄黄、轻粉共为佐使，功毒敛疮。故诸药合用，风寒湿邪得除，风痰得去，痰浊得化，经脉气血恢复，故诸症痊愈。

【临证提要】家宝丹用于风邪入髓。症见风疾瘫痪，痿痹不仁，关节肿痛，口眼㖞僻，邪入骨髓，舌苔白腻，脉象沉滑或缓。现临床上常用于中风，风湿性关节炎，类风湿关节炎属外感风邪入里者。

## ～ 价宝丹 ～

【来源】《丹溪心法》卷三·补损五十一。

【组成】川楝子二两　牛膝酒浸，一两　槟榔一两　蛇床一两　穿山甲一大片，炙　莲心子　苁蓉酒浸　茯神　巴戟去心　五味各一两　乳香三钱，另研　菟丝子一两　沉香　白檀各五钱　鹿茸酥炙　大茴香各一两　淫羊藿三钱　补骨脂炒，五钱　凤眼草三钱　胡芦巴炒，五钱　人参　泽泻　白芍　山药　熟地黄　麦门冬各一两

【用法】上为末，蜜丸梧子大。空心服七十丸，白汤下。

【功效】温补元阳，填精益肾。

【主治】劳作过度，耗损元阳。症见四肢无力，腿脚沉困，下元虚惫，失精阳痿，畏寒肢冷，舌白，脉沉细弱。

【方解】本方具有温补元阳，填精益肾的功效。方中重用川楝子为君，以大量温阳补肾壮阳药如肉苁蓉、鹿茸、牛膝等与之相配，使温补元阳的同时又不至于耗损肾水。此外，川楝子本身也有坚肾水的功效，使"阳得阴助而生化无穷"。另外再加以人参、麦冬、五味子、山药、熟地黄、白芍之类益气养阴，健脾填精。诸药相配，共奏补元阳，填精髓之效。

【临证提要】价宝丹用于劳作过度，耗损元阳。临床以四肢无力，下元虚惫，失精阳痿，舌白，脉沉细弱为辨证要点。现临床上常用于肾病综合征，老年骨质疏松症，精少不育症，以及贫血，白细胞减少症等属元阳亏损者。对于肾虚兼有湿浊者，不宜使用。

## ∽⌒ 健 步 丸 ⌒∽

【来源】《丹溪心法》卷三·脚气五十五。

【组成】生地黄<sub>半两</sub> 当归尾 芍药 陈皮 苍术<sub>各一两</sub> 吴茱萸 条芩<sub>各半两</sub> 牛膝<sub>一两</sub> 桂枝<sub>二钱</sub> 大腹子<sub>三个</sub>

【用法】研末，蒸饼为丸如梧子大。每服一百丸，空心，煎白术、木通汤下。

【功效】清热祛湿，养阴解毒。

【主治】湿热脚气。

【方解】生地黄味甘，性寒，归心、肝、肾经，可清热，养阴，生津；牛膝味苦、酸，性平，归肝、肾经，功能补肝肾，强筋骨，逐瘀通经，引血下行。《本草备要》有云："酒蒸则益肝肾，强筋骨，治腰膝骨痛，足痿筋挛，阴痿失溺，久疟，下痢，伤中少气；生用则散恶血，破癥结，治心腹诸痛，淋痛尿血，经闭难产，喉痹齿痛，痈疽恶疮，"二者共为君药。吴茱萸味辛、苦，性热，有小毒，归肝、脾、胃、肾经，能散寒止痛，助阳，《日华子本草》中记载："健脾通关节。治腹痛，肾气，脚气，水肿，下产后余血"；桂枝味辛、甘，性温，归心、肺、膀胱经，能发汗解肌，温通经脉，助阳化气，平冲降气，《本草再新》："泻肺，和胃气，利湿追风，宽肠消肿，理腰脚气，治疟疾泻痢"；当归尾甘、辛，性温，归肝、心、脾经，功能补血活血；赤芍味苦，性微寒，归肝经，功能清热凉血，散瘀止痛；黄芩味苦，性寒，归肺、胆、脾、大肠、小肠经，功能清热燥湿，泻火解毒，以上皆为臣药。苍术味辛、苦，性温，归脾、胃、肝经，功能燥湿健脾，擅长治疗脚气痿躄，风湿痹痛；陈皮味苦、辛，性温，归肺、脾经，功能理气健脾，燥湿化痰，二者可谓佐使药。

【临证提要】《丹溪心法》曰："脚气，须用升提之药，提起其湿，随气血用药。有脚气冲心者，宜四物汤加炒黄柏，再宜涌泉穴用附子末津唾调敷上，以艾灸，泄引热下。"临床应用时可配伍艾灸加外用。

# 〰〰 脚软筋痛方 〰〰

【来源】《丹溪心法》卷三·脚气五十五。

【组成】牛膝<sub>二两</sub>　白芍<sub>一两半</sub>　龟甲<sub>酒炙</sub>　黄柏<sub>酒炒，一两</sub>　知母<sub>炒</sub>　甘草<sub>半两</sub>

【用法】上为末，酒糊为丸。

【功效】补肾强骨，清热燥湿。

【主治】肝肾亏虚，下焦湿热。症见腰膝酸软，腿足消瘦，筋骨无力，步履乏力，眩晕，耳鸣，遗精遗尿，舌红少苔，脉细弱。

【方解】本方具有补肾强骨，清热燥湿之功效。所治证属肝肾亏虚，下焦湿热。方用龟甲滋阴潜阳以制虚火，使阴盛阳自潜，水充火自降；牛膝补益肝肾，强筋壮骨，共为君药。证中湿热，易耗伤阴血，臣以白芍养血敛阴；黄柏苦寒沉降，善清下焦湿热；知母入胃肾，滋肾阴，退虚热，泄相火，与黄柏相配，清热燥湿之力更甚。甘草中和药性，调和诸药。综观全方，诸药合用，使肾精得补，筋骨得壮，湿热得清，则症状皆除。

【临证提要】脚软筋痛方用于肝肾亏虚，下焦湿热。症见腰膝酸软，腿足消瘦，筋骨无力，步履乏力，眩晕，耳鸣，遗精遗尿，舌红少苔，脉细弱。现临床上常用于甲亢，糖尿病足，下肢术后肌肉萎缩等属肝肾亏虚者。脾胃虚弱，食少便溏者慎用。

## ～ 疥疮药 ～

【来源】《丹溪心法》卷四·诸疮痛八十四。

【组成】白矾二钱　吴茱萸二钱　樟脑半钱　轻粉十蚕　寒水石二钱半　蛇床三钱　黄柏　大黄　硫磺各一钱　槟榔一个

【用法】上为末，香油调。须先洗疮去痂，敷之。

【功效】燥湿清热，杀虫止痒。

【主治】指间、腋前缘、脐周、阴部及大腿内侧米粒大小红色丘疹，有水疱及隧道，少数病人可有结节，夜晚瘙痒剧烈，白天轻微。舌红苔黄，脉弦。

【方解】本方具有燥清热湿，杀虫止痒之功效。春天发疮疥，开郁为主，不宜抓破敷。方用白矾燥湿祛痰，杀虫止痒。樟脑辛，热，有毒，归心、脾经，功在除湿杀虫，温散止痛，开窍辟秽，为治疗疥癣瘙痒的要药。蛇床子燥湿祛风，杀虫止痒。寒水石味辛、咸，性寒，功在清热泻火，利窍消肿。

轻粉杀虫攻毒，利水通便。吴茱萸辛、苦，热，归肝、脾、胃、肾经，功在散寒止痛，降逆止呕，助阳止泻。黄柏、大黄清热燥湿，泻火解毒。诸药合用，共奏燥清热湿，杀虫止痒之功。

【临证提要】《素问》病机十九条"诸痛痒疮，皆属于心"。如丹溪所言，临证时，诸痛痒疮不可忍者，用苦寒药黄连黄芩之类，详上下根稍用，及引经药则可。在下焦者加黄柏；痛多，加白芷、方解石；痒多，加枯矾；虫多，加锡灰、槟榔、芜荑。

# ～ 久 瘘 方 ～

【来源】《丹溪心法》卷二·漏疮二十七。

【组成】九孔蜂房炙黄

【用法】上为末，腊月独脂研敷，候收汁，以龙骨降香节末入些乳香硬疮。漏疮，或腿足，先是积热所注，久则为寒，附子破作两片，用人唾浸透，初成片，安漏孔上，艾灸。

【功效】收湿敛疮，解毒消肿。

【主治】伤口日久，化而成漏。症见漏疮，伤口红肿，肤温不高，溃破有脓。舌暗红，脉沉数。

【方解】本方具有收湿敛疮，解毒消肿之功效。所治证属伤口日久，化而成漏。方中仅有一味药，蜂房，味甘，性平，入于胃，具有攻毒杀虫，祛风止痛之效，长于疮疡肿毒，风湿痹痛等。

【临证提要】本方丹溪运用于伤口日久，化而成漏证。症见漏疮，伤口红肿，肤温不高，溃破有脓，舌暗红，脉沉数。疮口红肿热痛，为新生疮者慎用。

## ～～ 酒 湿 方 ～～

【**来源**】《丹溪心法》卷四·痛风六十三。

【**组成**】黄柏酒炒　威灵仙酒炒,各五钱　苍术　羌活　甘草三钱　陈皮一钱
芍药一钱

【**用法**】上为末,每服一钱或二钱,沸汤入姜汁调下。

【**功效**】散寒燥湿,通络止痛。

【**主治**】酒湿痰痛风。由于嗜酒引起的内生痰湿,生痰动火生风,流注经络引起的痛风等证,症见关节红肿、疼痛,甚至畸形,舌苔腻,脉浮或滑数。

【**方解**】方中黄柏清热燥湿以坚阴;威灵仙,用于风湿痹痛,肢体麻木,筋脉拘挛,屈伸不利。《本草纲目》言"威灵仙,气温,味微辛咸。辛泄气,咸泄水,故风湿痰饮之病,气壮者服之有捷效,其性大抵疏利",二药合用为君。威灵仙与苍术等配伍,有散寒燥湿之功效,用于治疗由痰湿阻滞所致之风湿痹痛,肢体麻木,筋脉拘挛,关节疼痛,屈伸不利等证以下半身为重者;羌活性温,祛寒湿,用于外感风寒、头痛无汗、寒湿痹、上肢风湿疼痛为臣。白芍平肝止痛,养血调经;陈皮理气运化诸药为佐。

【**临证提要**】本方丹溪运用于由于嗜酒引起的痛风等证。以关节红肿、疼痛,甚至畸形,舌苔腻,脉浮或滑数为辨证要点。

## ～～ 橘 核 散 ～～

【**来源**】《丹溪心法》卷四·疝痛七十四。

【**组成**】橘核　桃仁　栀子　川乌细切,炒　吴茱萸

【用法】上研，煎服。

【功效】清利湿热，散结止痛。

【主治】疝肿痛之初起。

【方解】本方具有清利湿热，散结止痛之功。所治证属湿热下注，气血瘀阻。方中橘核行气散结，止痛；栀子清利湿热为君。臣以少量川乌、吴茱萸助君止痛；吴茱萸味苦，性辛，归肝、脾经，有疏肝下气，燥湿之功，故既可引药入肝经又可助栀子增强清利湿热。桃仁甘、苦，性平，归肝、大肠经，有活血化瘀，润肠通便之功，故佐以桃仁祛下焦之瘀结。诸药合用，共奏清利湿热，散结止痛之功。

【临证提要】《丹溪心法》曰："疝痛，湿热痰积流下做病，大概因寒邪而作，即是痰饮、食积并死血。"丹溪用本方治疗肝经湿热所致的疝气疼痛。栀子除湿热，乌头散寒邪，二药均为下焦之药，乌头又为栀子所引，其性急速，不容胃中留也。

## ～◯ 口 疮 方 ◯～

【来源】《丹溪心法》卷四·口齿七十八。

【组成】细辛　黄柏炒，一云黄连，各等份

【用法】上为末，贴之，或掺舌上，吐涎水再敷，须旋合之。

【功效】散热敛疮，泻火解毒。

【主治】口疮。口腔溃疡，疼痛，舌红，脉滑数。

【方解】口疮之发生，常由心脾郁热或阴虚火炎所致。细辛气味香窜，升散之力强，有较好的宣散浮热，敛疮止痛之功。黄柏苦寒清热泻火解毒。用黄柏与细辛配伍，一冷一热，一阴一阳，寒热互用之意，而无偏胜之害。

【临证提要】本方为治疗口疮妙方。临床应用以口腔溃疡，疼痛，舌红，脉滑数为辨证要点。可用于治疗由心脾郁热或阴虚火炎所致口疮等疾病。

## ∽ 口噤方 ∽

【来源】《丹溪心法》卷五·小儿九十四。

【组成】郁金　藜芦　瓜蒂

【用法】上为末，水调嗜之。

【功效】祛风散热，理气化痰。

【主治】小儿口噤。

【方解】本病多因内有积热，外中风邪，痰凝气滞，瘀阻经络所致。方中郁金味辛、苦，性寒，归肝、胆、心经，为"血分之气药"，长于活血止痛，又能开肺金之郁，行气解郁，故为君药。臣以藜芦味辛、苦，性寒，善涌吐风痰，杀虫疗疮；瓜蒂味苦，性寒，有涌吐风痰宿食之功，故为佐使。三味寒性药合用，内蕴之积热得除，瘀血得行，风痰得消，诸症自愈。

【临证提要】本方治疗小儿口噤。临床应用以牙关紧闭为辨证要点。可用于治疗由内有积热，外中风邪，痰凝气滞，瘀阻经络所致口噤等疾病。

## ∽ 宽中丸 ∽

【来源】《丹溪心法》卷五·秘方一百。

【组成】山楂不以多少，蒸熟晒干

【用法】上为末，作丸服。

【功效】消食宽中。

【主治】胸膈痞闷，停滞饮食。症见脘腹胀满，嗳气吞酸，腹痛便溏，胸膈痞闷，舌淡、苔厚腻，脉实。

【方解】本方具有消食宽中之功效。方用单味蒸山楂消食化积，《本草纲目》言："山楂化饮食，消肉积，癥瘕，痰饮痞满吞酸，滞血痛胀"。虽此方仅有一味药，但效力尚佳，食积得化，腹胀得消，症状皆除。

【临证提要】本方治疗胸膈痞闷，停滞饮食。临床应用以脘腹胀满，嗳气吞酸，腹痛便溏，胸膈痞闷，舌淡、苔厚腻，脉实为辨证要点。若痞满腹胀重者，可加丁香、木香、沉香、砂仁；若有吞酸者，可加川黄连配吴茱萸，海螵蛸配浙贝母；若有嘈杂有余者，可加川黄连、栀子、白芍、神曲、橘皮；若嘈杂不足者，可加当归、白芍、神曲、甘草。

## ∽✲ 理中加丁香汤 ✲∽

【来源】《丹溪心法》卷三·呕吐二十九。

【组成】人参　白术　甘草炙　干姜炮，各一钱　丁香十粒

【用法】上咀。生姜十片，水煎服。或加枳实半钱亦可。

【功效】温中散寒，健脾降逆。

【主治】中脘停寒，胃失和降。症见脘腹绵绵作痛，喜温喜按，呕吐，大便稀溏，脘痞食少，畏寒肢冷，口不渴，舌淡，苔白润，脉沉细或沉迟无力。

【方解】本方具温中散寒，健脾降逆之功效。所治证属中脘停寒，胃失和降。朱丹溪曰："症见喜辛物，入口即吐"。方用干姜为君，大辛大热，温脾阳，驱寒邪，扶阳抑阴。人参为臣，性味甘温，补气健脾。君臣相配，温中健脾。又臣以丁香，入脾、胃经，既能温中散寒，又善降逆止呕，止呃，为治胃寒呕吐、呃逆之要药，又能增加干姜温中散寒止痛之效。脾为湿土，虚则易生湿浊，故用甘温苦燥之白术为佐，健脾燥湿。甘草寓意有三：一为合

参、术以助益气健脾；二为缓急止痛；三为调和药性，是佐药而兼使药之用。纵观全方，温补与降逆并用，以温为主，降逆止呃为辅，诸症皆愈。

本方是理中丸加丁香而成，故本方具有理中丸温中祛寒，补气健脾之效，又能降逆止呕，故证见中脘停寒，胃失和降者，用本方为适宜。

【方论】

明·吴昆《医方考》：呕吐而痛即止者为火，呕吐而痛不止者为寒。然寒则收引，胡然能吐？师曰，寒胜格阳，故令吐也。治寒以热，故用丁香、干姜之温；吐多损气，故用人参、白术、甘草之补。

清·洪正立《医学入门万病衡要》：用人参、白术、炙草诸甘温以补中气，干姜、丁香诸辛热以散寒，生姜散逆气以止呕吐。

【临证提要】 本方丹溪用于中脘停寒，胃失和降。症见脘腹绵绵作痛，喜温喜按，呕吐，大便稀溏，脘痞食少，畏寒肢冷，口不渴，舌淡、苔白润，脉沉细或沉迟无力。若不效，或以二陈汤加丁香十粒，并须冷服，盖冷遇冷则相入，庶不吐出。现代医家结合西医，此方用于急慢性胃肠炎，消化性溃疡，胃痉挛，胃下垂，胃扩张，慢性结肠炎等属中焦虚寒，胃失和降者。湿热内蕴中焦或者脾胃阴虚者禁用。

## ～◇ 痢后脚弱渐细方 ◇～

【来源】《丹溪心法》卷二·痢九。

【组成】 苍术　酒芩　白芍各二两半　酒柏炒, 半两

【用法】 上为末，粥丸。以四物汤加陈皮、甘草水煎，送下。

【功效】 健脾化湿、滋养肝肾。

【主治】 痢后脾虚不化，肝肾亏虚，四肢挛缩。症见腹部隐痛，缠绵不已，喜按喜温，形寒畏冷，四肢挛缩，食少神疲，腰膝酸软，舌淡、苔薄白，

脉沉细弱。

【方解】本方具有健脾化湿，滋养肝肾之功效。所治证属脾虚不化，肝肾亏虚，不能濡养。方中苍术味苦，性温，归脾、胃、肝、肺经，《成方便读》云："用苍术辛温燥湿，辟恶强脾，可散可宣者，为化湿之正药"，燥湿健脾，使邪去而固本，为君药。酒黄柏取其苦为燥湿，其性沉降；酒黄芩苦寒而燥，二药能清脾胃肝胆诸经之湿，共助苍术燥湿行气，标本兼顾，为臣药。白芍具有平肝，敛阴之效，燥湿不以伤阴，为佐药。综观全方，补肝肾，健脾气，渗湿浊，行气滞，湿邪得去，则诸症自除。

【临证提要】本方治疗痢后脾虚不化，肝肾亏虚所致四肢挛缩。临床应用以腹部隐痛，缠绵不已，喜按喜温，形寒畏冷，四肢挛缩，食少神疲，腰膝酸软，舌淡、苔薄白，脉沉细弱为辨证要点。


## ～ 痢后腰痛两脚无力方 ～


【来源】《丹溪心法》卷二·痢九。

【组成】陈皮　半夏　白芍<sub>各一钱</sub>　茯苓　苍术　当归　酒芩<sub>各半钱</sub>　白术　甘草<sub>各二钱</sub>

【用法】上咀，作一服，姜煎，食前服。

【功效】健脾行气，滋养肝肾。

【主治】痢后脾虚气滞，肝肾亏虚，腰膝酸软。症见腰膝酸软，筋骨痿弱，步履乏力，行步艰难，食少神疲，便溏，眩晕耳鸣，舌淡、苔薄白，脉细弱。

【方解】《内经》云："脾胃为后天之本，气血生化之源"，故本方具有理气健脾为主，佐以滋养肝肾，强筋壮骨之功效。所治证属脾虚气滞，肝肾亏虚。方中陈皮辛、苦，温，归脾、胃经，为治疗燥湿痰之要药；半夏辛，温而燥，归脾、胃经；二药相使，兼白芍养肝敛阴之效，共奏理气健脾，燥湿化痰，养血柔肝之功，以上三药为君药。茯苓、苍术、酒黄芩行气活血，利水渗湿，以助君药之效，共为臣药。当归、白术补血活血，健脾益气，燥湿利水，为佐药。甘草调和诸药。综观全方，理气滞，渗湿浊，补肝肾，强筋骨，使脾气健运，同时滋养肝肾，补髓填精，筋骨得以强壮，则诸症自除。

【临证提要】本方治疗痹后脾虚气滞，肝肾亏虚，腰膝酸软。临床应用以腰膝酸软，筋骨痿弱，步履乏力，行步艰难，食少神疲，便溏，眩晕耳鸣，舌淡、苔薄白，脉细弱为辨证要点。

## ～◈ 痢 疾 方 ◈～

【来源】《丹溪心法》卷二·痢九。

【组成】黄连　滑石　生地黄　白芍　苍术　白术　当归　青皮　条芩

【用法】上锉，水煎。

【功效】清热燥湿，泻火解毒，调气活血。

【主治】湿热、疫毒结于肠腑，气血壅滞。症见腹部疼痛，里急后重，痢下赤白脓血，黏稠如胶冻，腥臭，肛门灼热，小便短赤，舌苔黄腻，脉滑数。

【方解】本方具有清热燥湿，泻火解毒，调气活血之功效。所治证属湿热、疫毒结于肠腑，气血壅滞。方用黄连味苦，性寒，无毒，《雷公炮制药性解》云："主心火炎，目疾暴发，疮疡红肿，肠红下痢，痞满泄泻小儿疳热，消口中疮，惊悸烦躁，天行热疾"；黄芩气平，味苦，无毒，《本草经解》曰："主诸热，黄疸，肠澼泄痢，逐水，下血闭，恶疮疽蚀，火疡"；苍术味苦，气寒，入足少阳胆、足厥阴肝经，《长沙药解》云："苍术能清相火而断下利，泻甲木而止上呕，除少阳之痞热，退厥阴之郁蒸"。三药为君药，共奏清热燥湿，泻火解毒之功。生地黄味甘、苦，性寒，无毒，入心、肝、脾、肺四经，李中梓云："生地黄可凉心火之烦热，泻脾土之湿热，止肺经之衄热，除肝木之血热"，故功善清热生津，滋阴养血；滑石气寒，味甘，无毒，《本草经解》："滑石气寒，禀天冬寒之水气，入足太阳寒水膀胱经、手太阳寒水小肠经；味甘无毒，得地中正之土味，入足太阴脾经"，故利尿通淋，清热解暑；青皮气温，味辛、苦，无毒，其主气滞者，味辛入肺，肺主气，而辛温能通也。下食者，饮食入胃，散精于肝，气温入肝，肝能散精，食自下也。辛能散，温能行，积者破而结者解矣，善疏肝破气；白芍酸涩，养血柔肝，故能泻水中之火，经曰："治病必求于本。今治之以肝，正其本也。目疾与妇人诸证，皆血之病得之，以伐肝邪，则血自生而病自已"。君臣相配，共奏清热燥湿，滋阴养血之功。当归、白术补血活血，健脾益气。综观全方，清热毒，渗湿浊，活血行气，滋阴养血，清热燥湿而不伤阴，滋阴养血而不敛邪，使湿热、疫毒得除，脾健而气血足，则诸症可解。

【临证提要】本方用于治疗湿热、疫毒结于肠腑，气血壅滞所致的痢疾。临床应用以腹部疼痛，里急后重，痢下赤白脓血，黏稠如胶冻，腥臭，肛门灼热，小便短赤，舌苔黄腻，脉滑数为辨证要点。若有脾虚，可加炒山药、炒扁豆；若有脾肾阳虚，可加补骨脂、肉豆蔻、五味子、干姜、肉桂；若有伤食，可加炒神曲、焦山楂、莱菔子、鸡内金；若有久泻滑脱，可加赤石脂、禹余粮、煨诃子、乌梅。

## ～✦ 痢疾兼表证方 ✦～

【来源】《丹溪心法》卷二·痢九。

【组成】苍术　川芎　陈皮　芍药　甘草　生姜三片煎

【用法】上锉，水煎。

【功效】燥湿化痰，理气和中，祛风散寒。

【主治】湿邪、疫毒结于肠腑，外感风寒。症见腹痛拘急，痢下赤白黏胨，白多赤少，或为纯白胨，里急后重，恶寒，发热，头痛，咳嗽，脘胀腹满，头身困重，舌质或淡、舌苔白腻，脉浮紧。

【方解】本方具有燥湿化痰，理气和中，祛风散寒之功效。所治证因湿邪、疫毒结于肠腑，外感风寒所致。方用苍术，味苦，气寒，黄元御云："苍术能清相火而断下利，泻甲木而止上呕，除少阳之痞热，退厥阴之郁蒸"；陈皮性温，味辛、苦，温能行气，辛能发散，苦而泄水，二药共为君药，共奏燥湿化痰，理气健脾之功。川芎与生姜性辛温，辛温解表，祛风散寒；可温经散表邪之风，以上为臣药。芍药、甘草补血益气，调和诸药。综观全方，辛温解表，理气和中，渗湿浊，补血益气，使湿邪、疫毒得除，风寒邪气得去，则诸症可解。

【临证提要】本方治疗痢疾兼湿邪、疫毒结于肠腑，外感风寒等证。临床应用以腹痛拘急，痢下赤白黏胨，白多赤少，或为纯白胨，里急后重，恶寒，发热，头痛，咳嗽，脘胀腹满，头身困重，舌质或淡、舌苔白腻，脉浮紧为辨证要点。

## ～≪ 痢疾见腹痛后重方 ≫～

【来源】《丹溪心法》卷二·痢九。

【组成】炒枳壳　制浓朴　芍药　陈皮　滑石　甘草

【用法】上锉，水煎。

【功效】理气宽中，行滞消胀，燥湿除满。

【主治】湿邪、疫毒结于肠腑，里急后重。症见腹部疼痛，里急后重，夹有赤白黏胨，腹胀食少，倦怠嗜卧，舌质淡、苔腻，脉濡软或虚数。

【方解】本方具有理气宽中，行滞消胀，燥湿除满之功效。所治证因湿邪、疫毒结于肠腑，中气不足所致。方用炒枳壳理气宽中，行滞消胀，《珍珠囊》："破气，泄肺中不利之气"，为君药。制厚朴苦、辛，温，沈孔庭云："厚朴辛苦温燥，入脾胃二经，散滞调中，推力首剂"；陈皮性温，辛、苦，东垣曰："夫人以脾胃为主，而治病以调气为先，如欲调气健脾者，橘皮之功居其首焉"，二药共善行气消积，燥湿除满，可除结于肠腑的湿邪、疫毒；滑石甘、淡，寒，利尿通淋祛湿；《本草经疏》："滑石，滑以利诸窍，通壅滞，下垢腻。甘以和胃气，寒以散积热，甘寒滑利，以合其用，是为祛暑热，利水除湿，消积滞，利下窍之要药"，以上皆为臣药。芍药、甘草补血益气，调和诸药。综观全方，理气和中，行滞消胀，渗湿浊，补血益气，使湿邪、疫毒得除，中气充盈，则诸症可解。

【临证提要】本方治疗湿邪、疫毒结于肠腑，里急后重。临床应用以腹部疼痛，里急后重，夹有赤白黏胨，腹胀食少，倦怠嗜卧，舌质淡、苔腻，脉濡软或虚数为辨证要点。若寒痛重者，可加干姜、高良姜、小茴香；若热痛重者，可加川黄连、黄柏、川楝子；若虚痛重者，可加黄芪、党参、炒白术、炙甘草。

## ～～ 痢疾有热与血方 ～～

【来源】《丹溪心法》卷二·痢九。

【组成】大黄　黄连　黄芩　黄柏　枳壳　当归　芍药　滑石　桃仁　甘草　白术

【用法】上为末，或汤调，或作丸。用面糊或神曲糊丸服。

【功效】清热燥湿，调气和血。

【主治】湿热、疫毒结于肠腑，气血壅滞。症见腹部疼痛，里急后重，痢下赤白血块，黏稠如胶胨，腥臭，肛门灼热，小便短赤，舌苔黄腻，脉弦数。

【方解】本方具有清热燥湿，调气和血之功效。所治证属湿热、疫毒结于肠腑，气血壅滞。方用大黄为君药，苦，寒，清热泻火，凉血解毒，逐瘀通经，弘景曰："大黄，其色也。将军之号，当取其骏快也"。黄芩偏于清上焦火；黄连偏于清中焦火；黄柏则偏于清下焦火，三黄清热燥湿，泻火解毒，共清全身上下之火，以上皆为臣药。枳壳、当归、滑石、桃仁行气消积，活血祛瘀，利尿通淋；芍药、甘草补血益气，调和诸药。综观全方，泻火解毒，渗湿浊，调气和血，行滞消胀，补血益气，使湿热、疫毒得除，血瘀气滞得消，则诸症自除。

【临证提要】本方治疗湿热、疫毒结于肠腑，气血壅滞。临床应用以腹部疼痛，里急后重，痢下赤白血块，黏稠如胶胨，腥臭，肛门灼热，小便短赤，舌苔黄腻，脉弦数为辨证要点。

## ∽ 疗 耳 方 ∾

【来源】《丹溪心法》卷四·耳聋七十五。

【组成】蓖麻子四十九粒　枣肉十个

【用法】上入人乳汁，捣成膏，石上略晒干，便丸如指大。绵裹，塞于耳中。

【功效】泻下通滞，通络利窍。

【主治】耳聋。症见内耳肿痛，耳聋，舌红，脉弦数。

【方解】耳聋皆属于热，少阳厥阴热多。本方用蓖麻子消肿拔毒，泻下通滞，通络利窍。枣肉补中益气可缓解蓖麻子的峻烈之性。二药同用可使肿消而正不伤。

【临证提要】本方治疗耳聋。临床应用以内耳肿痛，耳聋，舌红，脉弦数为辨证要点。若突然耳聋，可加知母、生石膏、柴胡；若伴有耳内流脓者，可加金银花、连翘、黄芩；若伴有耳痒者，可加熟地黄、生地黄、天冬、麦冬、甘草。

## ～·龙 虎 丹·～

【来源】《丹溪心法》卷四·痛风六十三。

【组成】草乌　苍术　白芷各一两，碾粗末拌，发酵过入后药　乳香　没药各二钱，另研　当归　牛膝各五钱

【用法】上为末，酒糊丸如弹大。每服一丸，温酒化下。

【功效】祛风除湿，理气止痛，补益肝肾。

【主治】走疰疼痛，或麻木不遂，或半身痛。

【方解】本方具有祛风除湿，理气止痛，补益肝肾之功效。所治证属肝肾亏虚，寒湿闭阻。方中重用当归补血活血；牛膝补肝肾强筋骨为君药。草乌祛风除湿，温经止痛；苍术祛风散寒除湿；白芷祛风除湿，活血止痛共为臣药。乳香、没药活血止痛为佐药。白酒为使药。诸药合用共达温经散寒，祛风除湿，通络止痛之功。

【临证提要】龙虎丹主要针对痿证的主要证候进行分析，运用补益肝肾，强筋壮骨，祛风除湿的的治疗方法，以达其效。

## ～·龙 虎 丸·～

【来源】《丹溪心法》卷三·补损五十一。

【组成】白芍　陈皮各二两　锁阳　当归各一两半　虎骨酒浸，酥炙，一两　知母酒炒　熟地各三两　黄柏盐炒，半斤　龟甲酒浸，酥炙，四两

187

【用法】上为末，酒煮羊肉捣汁，丸服。冬月加干姜半两。

【功效】补益肝肾，滋阴清热。

【主治】痿证。腰膝酸软，筋骨痿弱，腿足消瘦，步履乏力，或眩晕，耳鸣，遗精，遗尿，舌红少苔，脉细弱。

【方解】本方即为虎潜丸，具有补益肝肾，滋阴清热之效。所治证属肝肾亏虚，虚热内痿。方中重用黄柏配合知母以清热泻火；熟地黄、龟甲、白芍滋阴养血；虎骨酒浸起到强壮筋骨之功；锁阳温阳益精；干姜、陈皮温中健脾，理气和胃。诸药合用，共奏滋阴降火，强壮筋骨之功。

【临证提要】龙虎丸主要是根据痿证的基本病因病机分析，运用清热滋阴降火，补肾强筋壮骨，温中健脾和胃的治疗方法以达其效。

## ～◇ 漏 经 方 ◇～

【来源】《丹溪心法》卷五·妇人八十八。

【组成】黄芩炒　白芍炒　龟甲炙，各一两　黄柏炒，三钱　椿树根皮七钱半　香附子二钱

【用法】上为末，酒糊丸。

【功效】滋阴清热，固经止血。

【主治】经水过多，阴虚血热之崩漏。症见阴虚血热，月经先期，月经过多，赤白带下或崩中漏下，血色深红或紫黑稠黏，手足心热，腰膝酸软，舌红，脉弦数。

【方解】本方主治因肝肾阴虚，相火炽盛所致月经过多或崩中漏下。治宜以滋阴清热，固经止血为法。方中重用龟甲咸甘性平，益肾滋阴而降火；白芍苦酸微寒，敛阴益血以养肝；黄芩苦寒，清热止血，三药用量偏大，为滋阴清热止血的常用组合，共为君药。黄柏苦寒泻火坚阴，既助黄芩以清热，

又助龟甲以降火为臣。椿根皮苦涩而凉，固经止血，为佐药。又恐寒凉太过止血留瘀，故用少量香附辛苦微温，调气活血，亦为佐药。诸药合用，使阴血得养，火热得清，气血调畅，则诸症自愈。

本方与固冲汤都是固涩止血，治疗崩漏下血的方剂。本方治证乃阴虚血热所致，用药以滋阴清热为主；固冲汤治证则由脾虚冲任不固所致，用药以补气固冲为主。

【临证提要】本方治疗经水过多，阴虚血热之崩漏。临床应用以阴虚血热，月经先期，月经过多，赤白带下或崩中漏下，血色深红或紫黑稠黏，手足心热，腰膝酸软，舌红，脉弦数为辨证要点。若伴气虚者，可加人参、黄芪、白术、升麻；若伴血热者，熟地黄、生地黄、山药；若伴有血瘀，可加当归、川芎、桃仁、炮姜、牡丹皮。

## ～ 麻 风 方 ～

【来源】《丹溪心法》卷四·疠风六十四。

【组成】大黄　黄芩　雄黄三两

【用法】上为末，用樟树叶浓煎汤，入药蒸洗。

【功效】祛风，胜湿，通络，解毒，杀虫。

【主治】麻风。症见麻木性皮肤损害，神经粗大，严重者甚至肢端残废，舌红，脉数。

【方解】麻风多属风、湿、热、毒所致，故治疗时应祛风，胜湿，通络，解毒，杀虫。"邪之所凑，其气必虚"，所以在主方中加入补益强壮之药，以助祛邪之力。兼症结节红斑反应、神经痛、虹睫炎、睾丸炎等多属气滞血瘀，在治疗中佐以活血化瘀、凉血活血之品，诸症可愈矣。本方大黄、黄芩清热燥湿解毒；雄黄杀虫解毒。三药熬水外洗以奏清热燥湿，杀虫解毒之功。

【临证提要】本方为丹溪治疗麻风常用方。临床应用以麻木性皮肤损害，神经粗大，严重者甚至肢端残废，舌红，脉数为辨证要点。

## ～ 脉 涩 方 ～

【来源】《丹溪心法》卷四·心脾痛七十。

【组成】白术一两　半夏一两　苍术　枳实　神曲　香附　茯苓　台芎各半两

【用法】上为末，神曲糊丸。

【功效】行气解郁，燥湿运脾。

【主治】脉涩，心脾常痛。症见胸膈痞闷，胸胁胀痛，聚湿生痰，或食滞不化而见恶心呕吐；或大便稀溏，脘痞食少，舌质暗淡、苔白或厚腻，脉涩。

【方解】脾为湿土，虚则易生湿浊，故用甘温苦燥之白术，健脾燥湿；半夏温胃，化痰散结，降逆和胃，共为君药。香附辛香入肝，与枳实共用以行气解郁；川芎辛温入肝胆，为血中气药，活血祛瘀；苍术辛苦性温，与茯苓共用以燥湿运脾；神曲味甘性温入脾胃，消食导滞，上药共为臣佐。本证因脾气不运，气滞湿聚而成，此为治病求本之意。

【临证提要】本方为治疗脉涩，心脾常痛而设。临床应用以胸膈痞闷，胸胁胀痛，聚湿生痰，或食滞不化而见恶心呕吐；或大便稀溏，脘痞食少，舌质暗淡、苔白或厚腻，脉涩为辨证要点。

## ～ 秘方清脾丸 ～

【来源】《丹溪心法》卷二·疟八。

【组成】姜黄<sub>三钱</sub>　白术<sub>一两半</sub>　人参　槟榔　草果　莪术<sub>醋炒</sub>　浓朴<sub>各半两</sub>
黄芩　半夏　青皮<sub>各一两</sub>　甘草<sub>三钱</sub>

【用法】上为末，饭丸如梧子大。每六十丸食远，白汤下，日二服。

【功效】祛邪截疟，和解表里。

【主治】疟。三日一发，或十日一发，寒栗鼓颔，寒罢则内外皆热，头痛面赤，口渴引饮，终则遍身汗出，热退身凉，舌红、苔薄白或黄腻，脉弦。

【方解】本方具有祛邪截疟，和解表里之功效。所治证因感受疟邪所致。槟榔味苦、辛，性温，归胃、大肠经，有行气，利水，截疟之效；草果味辛，性温，归脾、胃经，《本草求真》："草果……然此气味浮散，凡冒巅雾不正瘴疟，服之直入病所而皆有效"，二药燥湿除寒，杀虫截疟，共为君药。取黄芩清热解毒凉血；莪术、厚朴、青皮降气行滞，行水化湿；人参、白术健脾益气，共为臣药。佐以姜黄、半夏驱风散寒，破血行气，消痞散结。甘草清热解毒，缓急止痛，调和诸药。综观全方，祛邪截疟，驱风散寒，降气行滞，行水化湿，扶正益气，使疟邪得去，表邪得解，营卫调和，则诸症自除。

【临证提要】本方治疗疟疾。临床应用以三日一发，或十日一发，寒栗鼓颔，寒罢则内外皆热，头痛面赤，口渴引饮，终则遍身汗出，热退身凉，舌红、苔薄白或黄腻，脉弦为辨证要点。

## ～⁓ 秘 元 方 ⁓～

【来源】《丹溪心法》卷三·小便不禁四十一。

【组成】白龙骨<sub>三两，烧</sub>　诃子<sub>十个，炮，去核</sub>　砂仁<sub>一两</sub>　灵砂<sub>二两</sub>

【用法】上四味为末，煮糯米粥丸，如麻子大。

【功效】助阳消阴，正气温中。

【主治】内虚里寒，冷气攻心；阳衰足冷，真气不足，一切虚冷。症见胀痛泄泻，自汗时出，小便不禁，舌淡、苔白而润，脉虚无力。

【方解】本方具助阳消阴，正气温中之功效。所治证因内虚里寒，冷气攻心所致。故治以助阳消阴，正气温中。方中龙骨味甘平，入心、肝、肾、大肠经，具有镇心安神，平肝潜阳，收敛固涩之效，能使敛涩阳气，防邪外侵为君药。配以诃子、砂仁涩肠止泻，敛肺止咳，降火利咽行气调味，和胃醒脾，取意为苦所以泄，涩所以收，温所以通，惟敛故能主冷气以助君药药效，为臣药。更以灵砂，益精养神，补气明目，安魂魄，通血脉，止烦满，以防收涩太过，为使药。组成本方总的功用，正如戴云所说："小便不禁，出而不觉，赤者有热，白者为气虚也"，诸药合用，共收助阳消阴，正气温中之效。

【临证提要】本方治疗内虚里寒，冷气攻心或阳衰足冷，真气不足，一切虚冷。临床应用以胀痛泄泻，自汗时出，小便不禁，舌淡、苔白而润，脉虚无力为辨证要点。

## ～∽ 木 瓜 汤 ∽～

【来源】《丹溪心法》卷二·霍乱十二。

【组成】干木瓜一两　吴茱萸半两　茴香　炙甘草各一钱

【用法】上咀。每服四大钱，姜三片，苏十叶，煎。

【功效】清利中焦湿热。

【主治】霍乱吐下，举体转筋，入腹则闷绝。症见突然发病，吐泻俱作，腹痛拒按，舌淡胖、苔白腻，脉濡弱。

【方解】本方具有清利中焦湿热功效。所治证属中焦湿热。方用干木瓜味酸，性温，入肝、脾经，《本草纲目》云："木瓜所主霍乱吐利转筋、脚气"，具有祛风湿，舒筋之效，为君药。相使吴茱萸，辛热能散能温，苦热能燥能坚，散寒温中，燥湿解郁，为臣药。茴香祛痰散寒，健胃和中，为佐药。炙甘草益气滋阴，通阳复脉，调和诸药，为使药。四药合用，共收清利中焦湿热之效。

【临证提要】本方治疗霍乱吐下，举体转筋，入腹则闷绝。临床应用以突然发病，吐泻俱作，腹痛拒按，舌淡胖、苔白腻，脉濡弱为辨证要点。

## ～ 凝 神 散 ～

【来源】《丹溪心法》卷四·脾胃八十。

【组成】人参　白术　茯苓　山药各一两　粳米　扁豆炒　知母　生地黄　甘草炙,半两　淡竹叶　地骨皮　麦门冬各二钱半

【用法】上水煎，姜三片，枣一枚。

【功效】收敛胃气，清凉肌表。

【主治】发热汗下后，热已去而复作，胃脘嘈杂，饥不欲食，干呕呃逆，口干咽燥，神疲乏力，或者见大便干燥，小便短少，舌红少津、苔少或无苔，脉细数。

【方解】本方具有收敛胃气，清凉肌表之功效。方用人参、白术、茯苓益气健脾共为君药。白扁豆助白术、茯苓健脾渗湿；知母清降虚火兼可滋阴；生地黄滋阴凉血，生津止渴；地骨皮清热凉血；麦冬养阴生津，润肺止渴，共为臣药。淡竹叶清热泻火，除烦止渴，利尿通淋，为佐药。粳米补气健脾，益胃除烦；甘草补脾和胃，调和诸药，共为使药。诸药合用，可使热去津生，脾胃得养，诸症皆消。

【临证提要】本方治疗胃阴亏虚证。临床应用以发热汗下后，热已去而复作，胃脘嘈杂，饥不欲食，干呕呃逆，口干咽燥，神疲乏力，或者见大便干燥，小便短少，舌红少津、苔少或无苔，脉细数为辨证要点。若嘈杂有余，可加川黄连、白芍、神曲、橘皮；若有嘈杂不足，可加当归。

## ∽ 脓疱疮方 ∾

【来源】《丹溪心法》卷四·诸疮痛八十四。

【组成】黄芩　黄连　大黄各三钱　蛇床子　寒水石三两　黄丹半钱　白矾一钱　轻粉　白芷　无名异少许，炒　木香少许，痛者用

【用法】上为末，油调敷。

【功效】清热解毒，燥湿敛疮，祛腐生肌。

【主治】脓疱疮。症见皮疹初为豌豆至核桃大或更大的水疱或脓疱，疱液初清亮，迅速变浑浊，疱破后形成红色糜烂面，起病急骤，常伴发热，呕吐，腹泻，舌质红、苔黄，脉滑数。

【方解】本方具有清热解毒，燥湿敛疮，祛腐生肌之功效。所治证属湿毒热毒壅盛。方用黄芩、黄连、大黄清热解毒，泻热燥湿；蛇床子燥湿祛风，杀虫止痒；寒水石味辛、咸，性寒，功在清热泻火，利窍消肿；黄丹外用拔毒生肌，杀虫止痒；明矾燥湿祛痰，杀虫止痒；轻粉杀虫攻毒，利水通便；白芷祛风燥湿，排脓止痛，祛腐生肌；无名异甘平，活血祛瘀，消肿止痛；木香行气止痛。诸药合用，共奏清热解毒，燥湿敛疮，祛腐生肌之功。

【临证提要】本方治疗脓疱疮。临床应用以皮疹初为豌豆至核桃大或更大的水疱或脓疱，疱液初清亮，迅速变浑浊，疱破后形成红色糜烂面，起病急骤，常伴发热，呕吐，腹泻，舌质红、苔黄，脉滑数为辨证要点。

## ∽ 猬 皮 丸 ∾

【来源】《丹溪心法》卷二·痔疮二十六。

【组成】槐花炒　艾叶炒　枳壳　地榆　当归　川芎　黄白芍　白矾枯
贯众皮一两，炙　头发烧，三钱　猪后蹄重甲十枚，炙焦　皂角一大锭，炙黄去皮

【用法】上为末，炼蜜丸梧子大。服五十丸，食前米汤下。

【功效】清肠止血，祛风止痛。

【主治】诸痔出，里急疼痛。症见便血，可为无痛、间歇性便后鲜血，便秘，腹部疼痛，里急后重，舌苔黄，脉虚无力。

【方解】本方具有清肠止血，祛风止痛之功效。所治证属风热湿毒，壅滞肠道所致诸痔出，里急疼痛。方中槐花苦，微寒，归肝、大肠经，《本经逢原》："槐花苦凉，阳明、厥阴血分药也"，故大小便血，及目赤肿痛皆用之；地榆苦、酸、涩，微寒，归肝、大肠经，为结阴下血之良药，槐花与地榆合用，均有凉血止血，清肝泻火，解毒敛疮之功，二药为君。艾叶、白矾、贯众皮、血余炭四药合用增强止血之功，还可收敛止泻，清热解毒，祛风痰，以防下血过多而耗伤气血，为臣药。白芍敛血养阴，柔肝止痛，平抑肝阳；枳壳理气宽中，消胀除痞；猪后蹄重甲化痰定喘，解毒生肌，三药共为佐药。皂角和血消肿，托毒排脓。诸药合用，既能凉血止血，又能清肠疏风，使风热病毒、湿毒湿热毒邪得清，则诸症自除。

【临证提要】本方治疗诸痔出，里急疼痛。临床应用以便血，可为无痛、间歇性便后鲜血，便秘，腹部疼痛，里急后重，舌苔黄，脉虚无力为辨证要点。

## ～❀ 破伤风方 ❀～

【来源】《丹溪心法》卷四·破伤风八十三。

【组成】瓜蒌子九钱　滑石一钱半　南星　苍术　赤芍　陈皮一钱　黄连
炒柏　黄芩　白芷五分　甘草些少

【用法】上姜一片，以水煎服。

【功效】清热解毒，镇痉息风。

【主治】破伤风发热。症见角弓反张，抽搐频繁而间歇期短，高热，面色青紫，呼吸急促，痰涎壅盛，汗出，便秘尿赤，舌苔黄厚，脉弦数。

【方解】本方具有清热解毒，镇痉息风的功效。所治证属破伤皮肉，风邪袭入经络，攻里之后，里热不止。方中黄芩、黄连、黄柏清热燥湿，泻火解毒，清上中下三焦之热，为君药。瓜蒌子、滑石清热；天南星祛风解痉；白芷祛风止痛；赤芍清热凉血止痛，为臣药。佐以陈皮理气化痰；苍术健脾祛风。甘草清热解毒，缓急止痛，调和诸药，兼为佐使之用。

【临证提要】本方治疗破伤风发热。临床应用以角弓反张，抽搐频繁而间歇期短，高热，面色青紫，呼吸急促，痰涎壅盛，汗出，便秘尿赤，舌苔黄厚，脉弦数为辨证要点。

## 气 郁 方

【来源】《丹溪心法》卷三·六郁五十二。

【组成】香附童便浸　苍术米泔浸　抚芎

【用法】上锉，水煎。

【功效】疏肝理气，燥湿健脾，祛风解表。

【主治】肝气郁滞，脾失健运，痰郁气结，蒙蔽神窍，舌苔白腻，脉缓。

【方解】本方具有疏肝理气，燥湿健脾，祛风解表之功效。所治证因肝气郁滞，脾失健运，痰郁气结，蒙蔽神窍所致。方中香附辛、微苦、微甘、平，归肝、脾、三焦经，《本草衍义补遗》："香附子，必用童便浸……"，此阳生阴长之义也，治以疏肝解郁，理气宽中，为君药。苍术具有散风除湿解郁的功效，为臣药。佐以川芎燥湿健脾，祛风解表。

【临证提要】本方治疗肝气郁滞，脾失健运，痰郁气结，蒙蔽神窍。临床应用以神昏，舌苔白腻，脉缓为辨证要点。

## ᴥᴥ 潜 行 散 ᴥᴥ

【来源】《丹溪心法》卷四·痛风六十三。

【组成】黄柏<sub>酒浸，焙干</sub>

【用法】上为末。生姜汁和酒调服，必兼四物等汤相间服妙。

【功效】泻火补阴。

【主治】痛风。血虚阴火痛风，及腰以下湿热注痛。

【方解】本方证多因素蕴内热，血为热耗，或涉水冒雨，或坐卧汗出当风，外邪与内热凝涩，脉络壅塞，关节肿痛，上下走窜。痛风的病因病机是血热而又感受外寒、湿邪，血凝气滞，经络不通，以致四肢百节、上中下走痛。黄柏，其性寒，味苦，具清热燥湿，泻火解毒，燥湿止痹痛等功效，"为补阴之功"，其取意在于"泻火"，火热去，不使阴耗，不补而又补益之功，故言补。真正要滋阴补虚，还当投用他剂，故强调配用四物汤。

【方论】

明·张介宾《本草正》："黄柏，性寒润降，去火最速，丹溪言其制伏龙火，补肾强阴，然龙火岂沉寒可除，水枯岂苦劣可补，阴虚水竭，得降愈亡，扑灭元阳，莫此为甚，水未枯而火盛者，用以抽薪则可，水既竭而枯热者，用以补阴实难，当局者慎勿认为补剂。予尝闻之丹溪曰，君火，可以直折，黄连之属可以制之；相火，当从其性而伏之，惟黄柏之属可以降之。按此议论若有高见，而实矫强之甚。"夫所谓从其性者，即《内经》从治之说也，经曰："正者正治，从者反治。正治者，谓以水制火，以寒治热也；从治者，谓以火济火，以热治热也；亦所谓甘温除大热也，岂以黄连便是正治，黄柏便是从治乎？即曰黄连主心火，黄柏主肾火，然以便血、溺血者，俱宜黄连，又岂非膀胱、大肠下部药乎？治舌疮口疮者，俱宜黄柏，又岂非心、脾上部药乎？总之，黄连、黄柏均以大苦大寒之性，而曰黄连为水，黄柏非水，黄连为泻，黄柏为补，岂理也哉？"潜行散用药十分简单，仅一味黄柏而已。丹溪认为，痹证发生的根本原因在于血虚有热。属阴，热与火同类，而黄柏"有泻火补阴之功"，故取而用之。

本方由一味黄柏组成的方剂，还有《丹溪心法》（卷三·补损五十一）的"大补丸"，用"川黄柏炒褐色，上以水丸服"，并记载有："大补丸去肾经火，燥下焦湿，治筋骨软。气虚以补气药下，血虚以补血药下，并不单用。"

明·楼英《医学纲目·卷十二·诸痹》说："潜行散，治痛风，……从兼四物等汤相间服之妙"。

【临证提要】 本方治疗湿热痹痛，临证加苍术、牛膝、薏苡仁等效果更佳。

## ～◎ 清膈化痰丸 ◎～

【来源】《丹溪心法》卷二·痰十三。

【组成】黄连　黄芩各一两　黄柏　山栀各半两　香附一两半　苍术二两

【用法】上为末，蒸饼丸。白汤下。

【功效】清热化痰。

【主治】血热旺盛，肝气郁滞。气滞血瘀，心脉不畅，心神被扰，气郁化火，扰动心神，舌红苔黄，脉弦。

【方解】本方具有清热化痰之功效。所治证属血热旺盛，肝气郁滞。方用黄连味苦，性寒，归心、脾、胃、肝、胆、大肠经；黄芩味苦，性寒，归肺、胆、脾、大肠、小肠经，二药相须，共具清热燥湿，泻火解毒之功，为君药。

气郁化火，辅以栀子清热泻火，解毒凉血，为臣药。佐以香附疏肝解郁，理气宽中，调经止痛；苍术燥湿健脾，祛风散寒，明目。综观全方清热燥湿，泻火解毒，凉血，同时疏肝解郁，理气宽中，气机得以疏泄，则诸症自除。

【临证提要】本方治疗血热旺盛，肝气郁滞。临床应用以气滞血瘀、心脉不畅，心神被扰，气郁化火，扰动心神，舌红苔黄，脉弦为辨证要点。血瘀甚者，可加当归、川芎、桃仁；气滞甚者，可加王不留行、青皮、柴胡、砂仁、桔梗。

# 清膈丸

【来源】《丹溪心法》卷五·秘方一百。

【组成】黄芩半斤，酒浸炒黄　天南星四两，生用　半夏汤洗七次

【用法】上为末，姜糊丸。

【功效】清热化痰，凉膈止呕。

【主治】热痰阻膈，咳喘胸闷，烦热呕恶，心痛，唇口干燥，多喜笑，其脉洪而面赤。

【方解】本方具有清热化痰，凉膈止呕之功效。所治证属热痰阻膈。方中黄芩为君，大苦大寒，清热燥湿除烦，善清上中二焦湿热，尤善肺热咳嗽。天南星专走经络，善祛风痰，与半夏配伍增强祛风化痰之功，二者为臣。黄芩制约南星及半夏之温燥之性，去其性而存其用。以姜汁糊丸可化痰止呕，为佐使之用。诸药合用，症状自除。

【临证提要】本方治疗热痰阻膈。临床应用以咳喘胸闷，烦热呕恶，心痛，唇口干燥，多喜笑，其脉洪而面赤为辨证要点。

# ～ 清 金 丸 ～

【来源】《丹溪心法》卷二·咳嗽十六。

【组成】贝母　知母各半两，为末　巴豆去油膜，半钱

【用法】上为末，姜泥丸，辰砂为衣。食后服，每五丸，白汤下。

【功效】清热泻火，止咳化痰，破积。

【主治】食积火郁嗽劫。食积较重，脘腹胀满，化热，内阻肠胃，而致脘腹胀满，大便秘结，小便短赤，苔黄腻，脉沉有力。

【方解】本方具有清热泻火，止咳化痰，破积之功效。所治证属食积火郁嗽劫。方用贝母味苦，性温，入肺、大肠经，《纲目拾遗》云："解毒利痰，开宣肺气，凡肺家挟风火有痰者宜此"，止咳化痰，清热散结，为君药。知母之辛苦寒凉，下则润肾燥而滋阴，上则清肺金泻火，乃二经气分药，具有清热泻火，滋阴润燥之效，为臣药。并佐以巴豆破积，逐水，涌吐痰涎。综观全方，清热泻火，止咳化痰，破积，使胃气健运，热邪得去，则诸症自除。

【临证提要】本方治疗食积火郁嗽劫。临床应用以食积较重，脘腹胀满，化热，内阻肠胃，而致脘腹胀满，大便秘结，小便短赤，苔黄腻，脉沉有力为辨证要点。

# ～ 泉丸治烦渴口干方 ～

【来源】《丹溪心法》卷三·消渴四十六。

【组成】麦门冬去心　人参　茯苓　地黄半生半蜜炙　乌梅焙　甘草各一两

栝楼根　干葛各一两半

【用法】上为末，蜜丸弹子大。每服一丸，温汤嚼下。

【功效】养阴生津，止渴除烦，益气中和。

【主治】烦渴口干，口渴多饮，口舌干燥，烦躁，能食与便溏并见，形体消瘦，精神不振，四肢乏力，舌质淡、苔白而干，脉细弱。

【方解】本方具有养阴生津，止渴除烦，益气中和之功效。所治证属烦渴口干。方用麦冬味甘，性平，入肺、胃、心经，《药性论》："治热毒，止烦渴"，生津解渴，润肺止咳；人参味甘、微苦，性微温，入脾、胃、肺三经，《主治秘要》："补元气，止泻，生津液"，具有大补元气，生津止渴，安神益智的功效，共为君药。辅以茯苓利水渗湿，健脾，宁心；半生半蜜炙地黄既清热生津，凉血，止血又补血滋阴，益精填髓，以上二药为臣药。乌梅敛肺，涩肠，生津；天花粉清热生津；葛根升阳解肌，透疹止泻，除烦止温，三药为佐药，使补不过于滋腻。甘草补脾益气，清热解毒，祛痰止咳，缓急止痛，调和诸药。综观全方，养阴生津，止渴除烦，益气和中，使湿邪、热毒得除，则诸症可解。

【临证提要】本方治疗烦渴口干证。临床应用以口渴多饮，口舌干燥，烦躁，能食与便溏并见，形体消瘦，精神不振，四肢乏力，舌质淡、苔白而干，脉细弱为辨证要点。

## 热 郁 方

【来源】《丹溪心法》卷三·六郁五十二。

【组成】山栀炒　青黛　香附　苍术　抚芎

【用法】上锉，水煎。

【功效】清热散郁。

【主治】热郁者，瞀闷。不发热，常觉自蒸不能解，目矇口渴，或昏瞀，便赤或肌热，扪之烙手，舌红、苔黄燥，脉沉而数。

【方解】本方具有清热散郁之功效。所治证属热郁。方用栀子性寒，味苦，归心经、肝经、肺经、胃经、三焦经，清热，泻火，解毒，凉血，朱震亨："山栀泻三焦火，清胃脘血，治热厥心痛，解热郁，行结气"；青黛味苦，性寒，入肝、脾二经，除热解毒，兼能凉血，共奏清热解毒，凉血消斑，泻火定惊之功，二药共为君药。香附疏肝解郁，理气宽中，调经止痛；苍术燥湿健脾，祛风散寒，明目，川芎活血行气，祛风止痛。综观全方，清热解毒，疏肝解郁，燥湿健脾，活血行气，使热毒得除，脾健而气血足，则诸症可解。

【临证提要】本方治疗热郁者，瞀闷。临床应用以不发热，常觉自蒸不能解，目矇口渴，或昏瞀，便赤或肌热，扪之烙手，舌红、苔黄燥，脉沉而数为辨证要点。若属少阳证热，可加柴胡、黄芩；若阳明气分证热，可加石膏、知母、天花粉；若属阳明腑实证热，可加大黄、芒硝、玄明粉。

## ～ 人参白术汤 ～

【来源】《丹溪心法》卷三·咳逆三十一。

【组成】人参　黄芩　柴胡　干葛　栀子仁　甘草<sub>炙</sub>，各半两　白术　防风　半夏<sub>泡七次</sub>

【用法】上咀，每服四钱，姜三片煎。

【功效】补脾益气，和中降逆。

【主治】气虚呃逆。呃声低弱无力，气不得续，食少困倦，手足不温，舌淡、苔薄白，脉沉细弱。

【方解】本方具有补脾益气，和中降逆之功效。所治证属正气亏虚，胃失和降。方用人参味甘、微苦，性温、平，归脾经、肺经、心经，具有补气，固脱，生津之效，《药性论》："主五脏气不足，五劳七伤，虚损瘦弱……，补五脏六腑，保中守神"；白术味苦、甘，性温，归脾、胃经，脾胃为后天之本，补中燥湿，止渴生津，最益脾精，大养胃气，共奏健脾益气，益肺生津之功，二药为君药。辅以防风、半夏降逆止呕，止痉，为臣药。黄芩、柴胡、葛根、栀子清热泻火，疏肝理气，为佐药。甘草清热解毒，调和诸药。综观全方，健脾益气，益肺生津，降逆止呕，止痉，疏肝理气，使正气得复，胃气和降，则诸症自除。

【临证提要】本方治疗气虚呃逆。临床应用以呃声低弱无力，气不得续，食少困倦，手足不温，舌淡、苔薄白，脉沉细弱为辨证要点。

## ～〇 乳 痈 方 〇～

【来源】《丹溪心法》卷五·痈疽八十五。

【组成】青皮　瓜蒌　橘叶　连翘　桃仁　皂角刺　甘草节<sub>乳痈破多加参、芪</sub>

【用法】上以水煎，入酒服。

【功效】理气化痰，消肿散结。

【主治】乳痈。

【方解】乳痈由肝郁脾虚，痰气血互凝而成，故用药以辛散为主。青皮入肝经而破气散结；瓜蒌、橘叶行气宽胸，化痰散结；连翘为疮家圣药，消肿散结为用；桃仁活血化瘀行血；皂角刺软坚散结；甘草调和诸药。诸药共奏消肿散结之功。

【临证提要】本方丹溪用于治疗乳痈，症见乳房红肿疼痛，乳汁排出不畅。溃破者加人参、黄芪。现代医家结合西医，认为本方治疗乳痈等病属肝郁脾虚，痰气血互凝者有效。

## ～◎ 乳栗破方 ◎～

【来源】《丹溪心法》卷五·痈疽八十五。

【组成】人参　黄芪　白术　当归　川芎　连翘　白芍　甘草节

【用法】上以水煎服。

【功效】扶正祛邪，活血行气，消痈散结。

【主治】乳栗破。乳有坚核或因大怒触动，一发起烂，开如翻花石榴者，舌红，脉弦。

【方解】本方具扶正祛邪，活血行气，消痈散结之功效。所治证属正虚邪胜，气滞血瘀。方中人参、黄芪、白术益气健脾，扶正祛邪为君药。当归既行气活血，消肿止痛，又补血生肌；川芎活血以行气；二药合用共为臣药。连翘清热解毒，消痈散结；白芍酸寒，和营泻热，共为佐药。甘草节清热解毒，可行污浊之血，还可调和诸药，为佐使之药。诸药合用，共奏扶正祛邪，活血行气，消痈散结之功。

【临证提要】本方治疗乳栗破。临床应用以乳有坚核或因大怒触动，一发起烂，开如翻花石榴者，舌红，脉弦为辨证要点。若伴气血亏虚，可加麦冬、桔梗；若伴肝郁气滞，可加王不留行、柴胡。

## ～◎ 乳硬痛方 ◎～

【来源】《丹溪心法》卷五·痈疽八十五。

【组成】没药一钱　甘草三钱　当归三钱

【用法】上作一服，水煎，入酒少许，热饮。

【功效】活血化瘀，消肿止痛。

【主治】乳硬痛。气滞血瘀，乳络闭阻之乳硬痛。症见乳房硬结疼痛，舌淡红，脉弦。

【方解】本方具活血化瘀，消肿止痛之功效。所治证属气滞血瘀，乳络闭阻。方用没药为君药以散瘀定痛，消肿生肌，《本草衍义》言："没药，大概通滞血，打扑损疼痛，皆以酒化服。血滞则气壅凝，气壅凝则经络满急，经络满急，故痛且肿。凡打扑着肌肉须肿胀者，经络损伤，气血不行，壅凝，故如是"。当归味甘、辛，性温；归肝、心、脾经，既行血活血，又兼补血之功，为血中之气药。乳房阳明所经，乳头厥阴所属，当归行肝气以活肝血，可活血消肿止痛，为臣药。甘草性能缓急，而又协和诸药，使之不争，为佐使之药。

【临证提要】本方治疗气滞血瘀，乳络闭阻之乳硬痛。临床应用以乳房硬结疼痛，舌淡红，脉弦为辨证要点。

# ⚘ 瑞 莲 丸 ⚘

【来源】《丹溪心法》卷三·赤白浊四十四。

【组成】白茯苓　莲肉　龙骨　天门冬　麦门冬　远志去心　柏子仁另研　紫石英火七次，另研　当归酒浸　酸枣仁炒　龙齿各一两　乳香半两，研

【用法】上为末，猪髓蜜丸，服七十丸，空心盐白汤送下。

【功效】滋阴养心，益肾化瘀。

【主治】思虑伤心，小便赤浊。症见小便浑浊，色红，或伴有血块，或尿道有灼热感，反复发作，神倦无力，小腹坠胀，面色无华，劳累则加重，舌淡苔白，脉细或虚弱。

【方解】本方具有滋阴养心，益肾化瘀之功。所治证属思虑伤心，心肾两

虚。方中茯苓，甘、淡，平，归心、脾、肺、肾经，健脾补肾，养心安神，渗湿利水；莲肉甘、淡，归心、脾、肾经，养心，补肾，健脾，二药合用养心补肾为君。天冬、麦冬均甘、苦，微寒，归心、肺、肾经，具有养阴润肺，滋肾降火之功；龙骨，甘，平；龙齿，甘、涩；紫石英，甘，温，三者均重镇安神，除烦；远志、柏子仁、酸枣仁皆为养心安神之品，以上皆为臣药，助君养心安神除烦。方中补益之品颇多，加以乳香活血行气；当归补血活血，使补而不滞，为佐。诸药配伍，共奏补心益肾之功。

瑞莲丸与六味地黄丸均能滋阴降火。但后者偏于滋补肝肾，而养心阴之力不足；前者则安心养神力较强。故对心肾阴虚明显者，应选用该方为宜。

【临证提要】瑞莲丸用于思虑伤心，小便赤浊。症见小便浑浊，色红，或伴有血块，或尿道有灼热感，神倦无力，面色无华，舌淡苔白，脉细或虚弱。心脾实热者禁用。

## ～～ 润 肺 膏 ～～

【来源】《丹溪心法》卷二·劳瘵十七。

【组成】羊肺一具　杏仁一两，净研　柿霜　真酥蛤粉各一两　白蜜二两

【用法】上先将羊肺洗净，次将五味入水搅黏，灌入肺中，白水煮熟，如常服食。

【功效】润肺益气。

【主治】久嗽肺燥，肺痿。症见干咳，咳声不扬，气短不足以息，唇鼻干燥，痰质黏稠或清稀，口干，舌红而干，脉虚数。

【方解】本方具有润肺益气之功。所治证属肺燥伤津。方中羊肺味甘，性平，归肺经，补肺，止咳为君。柿霜，味甘，性凉，归心、肺经，润肺止咳，生津利咽；杏仁，苦，微温，归肺、脾、大肠经，止咳平喘，润肠通便；久

病必及肾，肾不纳气，蛤粉，归肺、肾经，补肺益肾，纳气平喘，用蛤粉既可补肺又可益肾，以上诸药共用为臣，助君药润肺止咳。白蜜，味甘，性平，归脾、胃、肺、大肠经，既可润肺止咳，又可调和诸药。诸药合用，共奏润肺益气之功。

润肺膏与瑞莲丸均能润肺止咳。但后者偏于敛肺气，而润肺之力不足；前者则润肺较强。故对燥邪伤肺明显者，应选用该方为宜。

【临证提要】润肺膏用于久嗽肺燥，肺痿。以干咳，咳声不扬，气短不足以息，唇鼻干燥，痰质黏稠或清稀，口干，舌红而干，脉虚数为辨证要点。

## ～∾ 润 喉 散 ∾～

【来源】《丹溪心法》卷四·缠喉风喉痹六十五。

【组成】桔梗二钱半　甘草一钱　紫河车四钱　香附三钱　百药煎一钱半

【用法】上为末，敷口内。

【功效】理气利咽，润肺化痰。

【主治】气郁夜热，咽干硬塞，舌红少津，脉数。

【方解】本方具有理气利咽，润肺化痰之功效。方中桔梗利咽喉，化痰排脓，宣肺气，为本方君药；配甘草加强其功效，甘草本身也可以止咳，《伤寒论》中有桔梗甘草汤治疗咽喉部和肺部的疾病。紫河车大补真元以扶正为臣。香附疏肝理气，防止肝木之气太过反而反侮肺金，为佐药。百药煎润肺化痰止咳，又可清热生津，《本草纲目》言："百药煎，功与五倍子不异。但经酿造，其体轻虚，其性浮收，且味带余甘，治上焦心肺咳嗽，痰饮热渴诸病，含噙尤为相宜"。

【临证提要】本方治疗气痰交阻之噎膈。临床应用以气郁夜热，咽干硬塞，舌红少津，脉数为辨证要点。

## ∽ 沙石淋方 ∽

【来源】《丹溪心法》卷三·淋四十三。

【组成】黑豆一百二十粒　生甘草一寸

【用法】上以水煎，乘热入滑石末一钱，空心服。

【功效】清热利湿，排石通淋。

【主治】一切石淋病。症见尿中夹砂石，排尿涩痛，或排尿时突然中断，尿道窘迫疼痛，少腹拘急，常突发一侧腰腹绞痛难忍，甚则牵及外阴，尿中带血，舌红、苔薄黄，脉弦或弦数。

【方解】本方具有清热利湿，排石通淋之功。所治证属湿热蕴结，砂石阻滞。方中黑豆味甘，性微寒，入脾、肾经，具有补肾益阴，健脾利湿，除热解毒之功，大剂量黑豆为君，清热利湿排石。生甘草，甘，平，归心、肺、脾、胃经，补脾益气，清热解毒，缓急止痛为臣，既可助君药清利湿热，又可缓砂石阻塞之痛。二药相配，共奏清热利湿，排石通淋之功。

【临证提要】沙石淋方用于湿热蕴结，砂石阻滞。以尿中夹砂石，排尿涩痛，或排尿时突然中断，尿道窘迫疼痛，少腹拘急，舌红、苔薄黄，脉弦或弦数为辨证要点。

## ∽ 山甲汤 ∽

【来源】《丹溪心法》卷二·疟八。

【组成】穿山甲　木鳖子各等份

【用法】上为末，每服二钱，空心温酒调下。

【功效】清热解毒，散结消肿。

【主治】久疟、疟母不愈者。

【方解】方中穿山甲活血化瘀，消肿散结；木鳖子泄热解毒。二药合用共奏清热解毒，散结消肿之功。

【临证提要】因疟疾久延不愈，致气血亏损，瘀血结瘀于胁下，并出现痞块，故二药合用起到活血祛瘀，泄热消肿之效。

## ～～ 伤 经 方 ～～

【来源】《丹溪心法》卷五·妇人八十八。

【组成】瓜蒌子一两　黄连半两　吴茱萸十粒　桃仁五十个　红曲二钱　砂仁三两

【用法】上为末，生姜汁化炊饼为丸桐子大。

【功效】祛痰化瘀。

【主治】积痰伤经不行，夜则妄语。

【方解】本方具有祛痰化瘀之功效。方中红曲味甘，性温，入肝、脾、大肠经，具有活血化瘀，健脾暖胃消食之功效，在此方中治食积痰。瓜蒌子味甘、苦，性寒，入肺、胃、大肠经，可清热涤痰，宽胸散结以治老痰；砂仁味辛，性温，归脾、胃、肾经，化湿开胃，温脾止泻以治湿痰；黄连少配吴茱萸以治热痰；经不行则必有瘀，故用少许桃仁以活血化瘀。合方共奏祛痰化瘀之功。

【临证提要】本方治疗积痰伤经不行。临床应用以夜则妄语，舌淡红、苔厚，脉濡弦为辨证要点。

## ᕬᕬᕬ 上 清 散 ᕬᕬᕬ

【来源】《丹溪心法》卷四·眼目七十七。

【组成】川芎　薄荷　荆芥穗各半两　盆硝　石膏　桔梗各一两

【用法】上为末，每服一字，口噙水，鼻内嗜之，神效。

【功效】疏风清热，清利头目。

【主治】上热鼻壅塞，头目不清利，舌淡红、苔白或微黄，脉浮。

【方解】本方具疏风清热，清利头目之功效。方用薄荷辛凉疏散风热，清利头目；石膏清热泻火，共为君药。荆芥穗祛风解表助薄荷疏散上部风热；芒硝苦寒助石膏清热，共为臣药。川芎祛风止痛，为佐药。桔梗宣发肺气，载药上行，为佐使之用。全方共奏疏风清热，清利头目之效。

【临证提要】本方治疗头目不利。临床应用以上热鼻壅塞，头目不清利，舌淡红、苔白或微黄，脉浮为辨证要点。

## ᕬᕬᕬ 烧 针 丸 ᕬᕬᕬ

【来源】《丹溪心法》卷三·翻胃三十二。

【组成】黄丹

【用法】上研细，用去皮小枣肉，丸如鸡头大，每用针签于灯上，烧灰为末，乳汁下一丸。

【功效】坠痰镇惊，降逆止吐。

【主治】吐逆，小儿伤乳食，吐逆及泻，危甚者。症见食后脘腹闷胀，宿食不化，朝食暮吐，暮食朝吐或吐泻不止，吐乳壅塞，烦躁，或便黄腥臭，精神疲倦，舌红、苔黄腻，脉滑数。

【方解】本方单味黄丹（即铅丹），辛，微寒，归心、入脾、肝经，体重性沉，能坠痰镇惊，具有清镇之功，所治证属脾胃受损，气滞、血瘀、痰凝。单味黄丹，坠痰镇惊，治吐逆反胃有奇效。

烧针丸与小半夏汤均能化痰降逆。但后者偏于化痰，而镇重降逆之力不足；前者镇重降逆之力较强。故对疟吐泻不止病情危重者应选用该方为宜。

【临证提要】本方治疗吐逆，小儿伤乳食，吐逆及泻，危甚者。临床应用以食后脘腹闷胀，宿食不化，朝食暮吐，暮食朝吐或吐泻不止，吐乳壅塞，烦躁，或便黄腥臭，精神疲倦，舌红、苔黄腻，脉滑数为辨证要点。

## ～ 蛇蜕散 ～

【来源】《丹溪心法》卷二·漏疮二十七。

【组成】蛇皮焙焦　　五倍子　　龙骨各二钱半　　续断五钱

【用法】上为末，入麝香少许，津唾调敷。

【功效】解毒止血涩肠。

【主治】漏疮血水不止。症见肛门肿痛、下坠，漏出黄白或清稀血水，量多且臭，淋漓不尽，大便秘结或溏泻，小便自利，舌苔黄腻，脉洪大滑数。

【方解】本方具有解毒止血涩肠之功。所治证属邪毒下注，蕴结不散。方中蛇皮，咸、甘、平，解毒消肿，为君药，使毒邪外出。五倍子酸、涩，入肺、胃、大肠经，具有涩肠，固精，止血，解毒之效；龙骨，甘、涩、平，入心、肝、肾、大肠经，具有敛汗固精，止血涩肠，生肌敛疮之功为臣，君臣相配，既解毒又可止血涩肠。久漏不止，正气必虚，续断，性微温，味苦、甘、辛，归肝、肾经，为佐，可补肝肾，强筋骨，止崩漏，标本同治。诸药合用，共奏解毒止血涩肠之效。

蛇蜕散与托里消毒饮均能消肿脱毒。但后者偏于扶正，而脱毒之力不足；

前者脱毒之力较强。故对邪蕴结不散应选用该方为宜。

【临证提要】蛇蜕散主治漏疮血水不止。临床以肛门肿痛、下坠，漏出黄白或清稀血水，舌苔黄腻，脉洪大滑数为辨证要点。

## ～～ 神圣牛黄夺命散 ～～

【来源】《丹溪心法》卷五·小儿九十四。

【组成】槟榔半两　木香三钱　大黄二两，面裹煨熟，为末　白牵牛一两，一半炒一半生用　黑牵牛粗末，一半生用一半炒

【用法】上为一处，研作细末，入轻粉少许。每服三钱，用蜜浆水调下，不拘时候，微利为度。

【功效】泻下逐水，去积杀虫。

【主治】小儿惊风，惊而有热者。症见四肢抽搐，颤动，面红目赤，呼吸急促，喉中痰鸣，四肢浮肿，大便秘结，小便少，脉数有力。

【方解】本方具有泻下逐水，去积杀虫之功效。方中大黄大苦大寒，善于泻火解毒，泻下攻积为君药。槟榔驱虫消积，行气利水；牵牛子泻水逐水，去积杀虫，共为臣药。木香行气止痛为佐药。诸药合用，共奏泻下逐水，去积杀虫之功。

【临证提要】本方治疗小儿惊风，惊而有热者。临床应用以四肢抽搐，颤动，面红目赤，呼吸急促，喉中痰鸣，四肢浮肿，大便秘结，小便少，脉数有力为辨证要点。

## ～～ 神效七宝膏 ～～

【来源】《丹溪心法》卷四·眼目七十七。

【组成】蕤仁<sub>去油、心、膜</sub>　白硼砂　朱砂　片脑

【用法】蜜调成膏，点眼。

【功效】清热解毒，明目止痛。

【主治】暴发眼热壅有翳膜者，视物不清，舌红苔黄，脉弦数。

【方解】《本草蒙筌》中论述蕤仁"专治眼科，消上下胞风肿烂弦，除左右眦热障胬肉，退火止泪，益水生光"。故方中用蕤仁祛风，散热，养肝，明目为君药。硼砂甘、咸、凉，外用清热解毒；片脑即冰片清热止痛，共为臣药。朱砂甘，微寒，清心解毒为佐药。蜜解毒止痛，调和诸药，为佐使之用。全方共奏清热解毒，明目止痛之功。

【临证提要】本方治疗暴发眼热壅有翳膜者。临床应用以视物不清，舌红苔黄，脉弦数为辨证要点。若伴眼流泪，可加肉苁蓉、熟地黄、山药、菊花、牡丹皮、泽泻；若伴视物异色，可加人参、黄芪、蔓荆子、黄柏、白芍；若伴目眩，可加熟地黄、菟丝子、车前子、枸杞子。

# 神芎导水丸

【来源】《丹溪心法》卷二二·痢九。

【组成】大黄　黄芩<sub>二两</sub>　丑末　滑石<sub>四两</sub>

【用法】上为末，滴水丸。每四五十丸，温水下。

【功效】清热解毒，化湿止痢。

【主治】噤口痢。症见不思饮食，食入即吐，或呕不能食，下痢频繁，肌肉瘦削，胸脘痞闷，舌绛、苔黄腻。

【方解】本方具有清热解毒，化湿止痢之功。所治证属湿浊热毒蕴结，脾胃两伤。黄芩，苦，寒，归心、胃、大肠经，擅长清中焦湿热，为治湿热痢疾之要药，具有清热燥湿，泻火解毒，凉血止血之功，为君药。大黄，苦，寒，归脾、胃、大肠、肝、心包经，具有泻下攻积，清热泻火，凉血解毒，

逐瘀通经，利湿退黄之功；滑石，甘、淡、寒，归膀胱、肺、胃经，清热，祛湿敛疮，二药共用为臣，与君药相配，既可助君药清利湿热，又可使湿热邪毒从大便而去。佐以牵牛子使邪毒更易于二便出。诸药合用，共奏清热解毒，化湿止痢之功。

神芎导水丸与开噤散均能清热解毒，化湿止痢。但后者偏于益气和中，而解毒之力不足。故对湿毒蕴结严重者应选用该方为宜。

【临证提要】神芎导水丸主治噤口痢。临床以不思饮食，食入即吐，或呕不能食，下痢频繁，肌肉瘦削，舌绛、苔黄腻为辨证要点。

## ～◇ 渗 湿 汤 ◇～

【来源】《丹溪心法》卷四·腰痛七十三。

【组成】苍术　白术　甘草炙，各一两　茯苓　干姜炮，各一两　橘红　丁香各二钱半

【用法】上每服五钱，水一钟，生姜三片，枣一枚，煎服。

【功效】健脾利水渗湿，温阳散寒。

【主治】寒湿所伤，身体重着，如坐水中。小便或涩或出，大便溏泄，皆因坐卧湿处，或因雨露所袭，或因汗出衣衾冷湿，久久得之。腰下重疼，两脚疼痛，腿膝或肿或不肿，小便利，反不渴，悉能主之，舌淡体大、苔白润，脉濡。

【方解】本方具有健脾利水渗湿，温阳散寒之功效。所治证属下焦湿盛。方中用苍术、白术、茯苓健脾利水渗湿为君药。干姜、丁香温中下焦之阳气，辟中下焦之阴寒，阳气生则阴寒自消，二者共为臣药。橘红理气以行水，燥湿化痰为佐药。甘草调和诸药。诸药合用，共奏健脾利水渗湿，温阳散寒之功。

【临证提要】本方治疗寒湿所伤，身体重着，如坐水中者。临床应用以腰下重疼，两脚疼痛，腿膝或肿或不肿，小便利，反不渴，悉能主之，舌淡体

大、苔白润，脉濡为辨证要点。

# ～ 升麻加黄连汤 ～

【来源】《丹溪心法》卷三·恶寒四十八。

【组成】升麻　葛根各一钱　白芷七分　甘草炙　白芍五分　黄连酒炒　川芎三分　荆芥　薄荷一分　生犀三分

【用法】上作一服，水煎。

【功效】疏风清热，养阴生津。

【主治】阳明经风热，面热。症见面热，头痛，身热，汗出，口渴欲饮，喘促气粗，心烦，小便短赤，大便秘结，舌质红、苔黄腻，脉数。

【方解】本方具有疏风清热，养阴生津之功。所治证属阳明经风热。升麻，辛、甘，微寒，归肺、脾、大肠、胃经，具有疏散风热，清热解毒之功，为君药。黄连，苦，寒，归心、胃、大肠经，擅长清中焦、大肠湿热，具有清热燥湿，泻火解毒之功；葛根，味甘、辛，性凉，归肺、胃经，解肌退热，生津止渴；白芷，味辛、气芳香、微苦，擅祛阳明风热，止阳明头痛；白芍，微苦、酸，归肝、脾经，止痛，敛阴止汗；川芎，辛，温，归肝、胆、心包经，行气，祛风止痛；荆芥，解表散风，以上为臣，助君药清热，且止痛。薄荷辛散，善宣散风热，清利头目，为佐。甘草为使药，调和诸药。纵观全方，有散有收，共奏疏风清热之功。

【临证提要】升麻加黄连汤主治阳明经风热，面热。临床以症见面热，头痛，身热，汗出，口渴欲饮，舌质红、苔黄腻，脉数为辨证要点。治面热，加黄连；治面寒，加附子。

## ～ 升麻牛蒡子散 ～

【来源】《丹溪心法》卷四·诸疮痛八十四。

【组成】升麻　牛蒡子　甘草　桔梗　葛根　玄参　麻黄各一两　连翘一钱

【用法】上咀，姜三片，水二盏，作一服。

【功效】清热解毒，解肌透疹。

【主治】时毒疮疹，脉浮，红在表者，疮发于头面胸膈之际。

【方解】本方具有清热解毒，解肌透疹之功效。方中升麻辛、甘，性寒，入肺、胃经，解肌透疹，清热解毒；牛蒡子辛、苦，寒，疏散风热，宣肺透疹，解毒利咽，二药合用共为君药。玄参滋阴降火，凉血解毒；桔梗苦、辛，宣肺利咽，祛痰排脓；葛根味辛、甘，性凉，入胃经，解肌透疹，生津除热共为臣药。麻黄发汗解表，宣通肺气，助升麻以助达邪出表；连翘清热解毒，宣散透热，消痈散结，既助麻黄宣发透邪，又制约麻黄的燥烈之性，共为佐药。甘草调和诸药为使药。诸药合用，共奏清热解毒，解肌透疹之功。

【临证提要】本方治疗时毒疮疹。临床应用以红在表者，疮发于头面胸膈之际，舌红、苔黄，脉浮为辨证要点。

## ～ 圣 饼 子 ～

【来源】《丹溪心法》卷二·痢九。

【组成】黄丹二钱　定粉三钱　密陀僧二钱　舶上硫黄三钱　轻粉少许

【用法】上为细末，入白面四钱，滴水和为指尖大，捻作饼子，阴干。食前，浆水磨化服之，大便黑色为妙。

【功效】燥湿止痢，解毒通便。

【主治】泻痢赤白兼积滞，脐腹痛，久不愈者。症见久痢缠绵，痢下。

【方解】本方具有燥湿止痢，解毒通便之功。所治证属湿热蕴结大肠，气机阻滞。方中密陀僧，咸、辛，平，燥湿之力强；定粉，甘、辛，寒，消积，解毒，燥湿止痒，二药共用为君，既可燥湿止痢又可消积止痛。舶上硫黄，酸，温，归肾、大肠经，补火壮阳，温脾通便；轻粉，味辛，性寒，归大肠、小肠经，消积，逐水通便，此二味为臣，润肠通便，助君药消积，使湿邪从二便出。黄丹即铅丹，辛，微寒，归心、入脾、肝经，体重性沉，能坠痰镇惊，具有清镇之功，为佐。纵观全方，标本同治，共奏燥湿止痢，解毒通便之功。

圣饼子与真人养脏汤均能治久泻久痢。但后者偏于温补脾肾，燥湿之力不足，且无消积之功用；前者化湿之力较强，且可消积。故赤白兼积滞者适用于此方。

【临证提要】圣饼子主治泻痢赤白兼积滞，脐腹痛，久不愈者。临床以久痢缠绵，痢下赤白，腹部隐痛，喜按喜温，肛门坠胀，或虚坐努责，便后更甚，食少神疲，舌淡、苔薄白，脉沉细而弱为辨证要点。

## ∽ 圣 粉 散 ∽

【来源】《丹溪心法》卷五·金汤疳癣诸疮八十七。

【组成】黄柏蜜炙　密陀僧　黄丹　高末茶　乳香各三钱　轻粉一钱半　麝香少许

【用法】上为末，用葱汤洗疮后次贴此药。

【功效】清热燥湿，消肿止痛。

【主治】下注疳疮，蚀臭腐烂，疼痛不可忍者，兼治小儿疳疮。

【方解】本方具有清热燥湿，消肿止痛之功效。方中黄柏清热燥湿；密陀僧感铅银之气，其性重坠下沉，直走下焦，故能坠痰止吐，消积，定惊痫，治疟痢，止消渴，疗疮肿。黄丹（铅丹）外用拔毒生肌，杀虫止痒；轻粉杀虫，攻毒，利水，通便；麝香辛，温，归心、脾经，开窍醒神，活血通经，消肿止痛。诸药合用，共奏清热燥湿，消肿止痛之功。

【临证提要】本方治疗下注疳疮，蚀臭腐烂，疼痛不可忍者，兼治小儿疳疮。临床应用以急性、多发性、疼痛性阴部溃疡，伴腹股沟淋巴结肿大，化脓及破溃，舌红、苔黄，脉浮为辨证要点。

## 湿痰腰痛方

【来源】《丹溪心法》卷四·腰痛七十三。

【组成】龟甲一两，炙　苍术　椿皮　滑石半两　白芍酒炒　香附各四钱

【用法】上为末，酒糊丸。

【功效】益肾强骨，燥湿止泻。

【主治】湿痰腰痛，大便泄。症见腰膝酸软，疼痛重着，妇女白带清稀量多，小便少，大便泻，舌淡、苔白润，脉濡弱。

【方解】本方具有益肾强骨，燥湿止泻之功。方中重用龟甲滋阴潜阳，益肾强骨为君药。苍术燥湿运脾，祛风除湿；椿皮清热燥湿，收敛止带，止泻；滑石利湿通淋，共为臣药。白芍平抑肝阳，柔肝止痛；香附疏肝理气，调经止痛，共为佐使之药。

【临证提要】本方治疗湿痰腰痛，大便泄。临床应用以腰膝酸软，疼痛重着，妇女白带清稀量多，小便少，大便泻，舌淡、苔白润，脉濡弱为辨证要点。

## 十味香薷饮

【来源】《丹溪心法》卷一·中暑三。

【组成】香薷一两　人参　陈皮　白术　黄芪　茯苓　木瓜　厚朴姜炒　扁豆　甘草炙，各五钱

【用法】为粗末，每服二钱，热汤或冷开水调服。煎服亦可。

【功效】消暑气，和脾胃。

【主治】暑湿内伤，脾胃不和，食少腹胀；脾胃不和，乘冒暑气，饮食无味，呕哕恶心，力乏体倦。

【方解】本方具有消暑气，和脾胃之功效。所治证属暑湿内伤，脾胃不和。方用香薷发汗解表，祛暑化湿，为夏月解暑解表之要药，为君药。暑热为阳邪，易耗气伤津，故臣以炙黄芪、人参补气健脾；暑多挟湿，故臣以白术、茯苓、陈皮、木瓜健脾利湿，恢复脾胃升降之机。厚朴苦辛而温，行气除满，燥湿行滞；更用甘平之白扁豆以消暑和中，兼能化湿，为佐药。炙甘草调和诸药为佐使药。

【临证提要】本方丹溪用于治疗暑湿内伤，脾胃不和。症见食少腹胀；脾胃不和，乘冒暑气，饮食无味，呕哕恶心，力乏体倦。临床应用以饮食无味，呕哕恶心，力乏体倦，舌淡苔白，脉濡弱为辨证要点。现代医家结合西医，认为本方用于治疗夏季急性感冒，急性细菌性痢疾，急性胃肠炎，暑湿证属暑湿内伤，脾胃不和者。

## 食伤丸

【来源】《丹溪心法》卷五·小儿九十四。

219

【组成】白术一两　半夏　黄连半两　平胃散二两

【用法】上用粥丸，食后白汤下二十丸。

【功效】清热燥湿运脾，降逆止呕。

【主治】食伤胃热熏蒸。脘腹胀满，恶心呕吐，嗳气吞酸，肢体倦怠，大便臭秽，舌红、苔黄腻，脉滑数。

【方解】本方具有清热燥湿运脾，降逆止呕之功效。所治证属食伤胃热熏蒸。方中平胃散由苍术、厚朴、陈皮、甘草组成，具有燥湿运脾，行气和胃之效。方中白术甘、温，归脾、胃二经，为"脾脏补气健脾第一要药"，能健脾益气，燥湿以利水为君。半夏燥湿化痰，降逆止呕为臣药。黄连为佐，以清热燥湿。全方共奏清热燥湿运脾，降逆止呕之功。

【临证提要】本方治疗食伤胃热熏蒸。临床应用以脘腹胀满，恶心呕吐，嗳气吞酸，肢体倦怠，大便臭秽，舌红、苔黄腻，脉滑数为辨证要点。

## ～ 食 郁 方 ～

【来源】《丹溪心法》卷三·六郁五十二。

【组成】苍术　香附　山楂　神曲炒　针砂醋炒七次，研极细

【用法】上为末，或丸或散，皆可服。

【功效】消食解郁。

【主治】食滞不消，气机郁阻。症见吞酸嗳气，腹满不能食，黄疸，臌胀，痞块，脉紧实。

【方解】本方具有消食解郁之效。所治证属食滞不消，气机郁阻。方中苍术味辛、苦，性温，归脾、胃、肝经，燥湿健脾为君。山楂，酸、甘、微温，入脾、胃、肝经，消食积；神曲，甘、辛，温，归脾、胃经，健脾和胃，消食化积，二药合用为臣，健脾消食化积。佐以香附疏肝理气宽中；针砂除湿

利水。诸药合用，共奏消食解郁之功。

食郁方与保和丸均能利消食化积。但后者导滞之力较强，且无解郁之功；前者解郁之力较强。故食滞不消，气机郁阻者适用于此方。

【临证提要】食郁方主治食滞不消，气机郁阻。临床以症见吞酸嗳气，腹满不能食，黄疸，臌胀，痞块，脉紧实为辨证要点。春，加川芎；夏，加苦参；秋冬，加吴茱萸。

## ～ 瘦人嚏鼻方 ～

【来源】《丹溪心法》卷四·头风六十六。

【组成】软石膏　朴硝各五钱　脑子　荆芥　檀香皮　薄荷各一钱　白芷　细辛各二钱

【用法】上为末，嚏鼻内。

【功效】散风清热通窍。

【主治】头风。

【方解】瘦人多火，方中软石膏、朴硝以清阳明之热为君。荆芥、薄荷、白芷散风外出；脑子（冰片）清香宣散，具有开窍、清热之效；檀香行气又中防止诸药过于凉遏；细辛、薄荷又可以宣通鼻窍。诸药共奏散风清热通窍之功。

【临证提要】本方治疗头风。临床应用以头痛而胀，或抽掣而痛，痛时常有烘热，面红目赤，耳鸣如蝉，心烦口干，舌红、苔薄黄，脉数为辨证要点。按头痛部位分，少阳头痛，可加柴胡、黄芩、玉竹；太阳头痛，可加川芎、麻黄、羌活、独活；少阴头痛，可加升麻、石膏、白芷、葛根；太阴头痛，可加苍术、半夏、南星；少阴头痛，可加麻黄、附子；厥阴头痛，可加人参、吴茱萸、藁本。

## ～ 熟干地黄丸 ～

【来源】《丹溪心法》卷四·眼目七十七。

【组成】人参二钱　炙甘草　天门冬去心　地骨皮　五味子　枳壳炒　黄连各三钱　归身酒洗，焙　黄芩各半两　生地黄酒洗，七钱半　柴胡八钱　熟干地黄一两

【用法】上为末，炼蜜丸桐子大。每服百丸，茶清下，食后，日二服。

【功效】补血养阴，清热凉血，泻火明目。

【主治】血弱阴虚，心火上攻，瞳子散大，视物则花，偏头肿闷，舌红、苔少甚或无苔，脉细弱。

【方解】本方具有补血养阴，清热凉血，泻火明目的功效。方中熟地黄甘，微温，归肝、肾经，补血养阴，重用为君药。生地黄甘、苦，寒，清热凉血，养阴生津，助君药补血养阴并兼清里热；当归补血活血；黄芩清热泻火解毒；柴胡升举阳气载药上行，为臣药。天冬养阴生津；地骨皮清热凉血；黄连清热泻火；气能生血，故用人参补气健脾；五味子益气生津；血虚易致瘀又气行则血行，故用枳壳行气宽中，共为佐药。炙甘草调和诸药，并助人参补气健脾，为佐使之用。全方共奏补血养阴，清热凉血，泻火明目之功。

【临证提要】本方治疗血弱阴虚，心火上攻，瞳子散大，视物花者。临床应用以偏头肿闷，舌红、苔少甚或无苔，脉细弱为辨证要点。若伴眼流泪，可加肉苁蓉、山药、菊花、牡丹皮、泽泻；若伴眼前黑花，可加磁石、菟丝子、远志、神曲、石斛。

## ～ 暑渴方 ～

【来源】《丹溪心法》卷一·中暑三。

【组成】生地黄　麦冬　牛膝　炒黄柏　知母　葛根　甘草

【用法】上锉，水煎服。

【功效】滋肾阴，清相火，消暑。

【主治】暑证。

【方解】暑渴方以生地黄、麦冬、牛膝、葛根滋阴生津止渴；炒黄柏、知母泻火。滋阴与泻火合用，相得益彰，暑证得除。

【方论】

元·朱震亨《丹溪心法》："相火易起，五性厥阳之火相煽，则妄动矣。火起于妄，变化莫测，无时不有，煎熬真阴，阴虚则病，阴绝则死。君火之气，经以暑与湿言之；相火之气，经以火言之，盖表其暴悍酷烈，有甚于君火者也，故曰相火元气之贼。"指出了相火妄动之危害。可知：丹溪的"相火论"，包括"非此真火不能有生"和"元气之贼"两种含义，前者为常，后者为变，对丹溪所言相火之变，用暑渴方滋肾阴，清相火，消暑证，甚为对证。

【临证提要】本方治疗暑证。临床应用以发热口渴，神疲气短，心烦头晕，汗出，小便短黄，舌红、苔黄干为辨证要点。加减：暑伤津明显者加天冬、石斛以养阴生津；汗多者加黄芪、五味子、牡蛎、浮小麦以益气敛汗；头晕、呕恶明显者加藿香、佩兰、石菖蒲以解暑和胃利窍。

## 四妙散

【来源】《丹溪心法》卷四·痛风六十三。

【组成】威灵仙酒浸，五钱　羊角灰三钱　白芥子一钱　苍耳一钱半，一云苍术

【用法】上为末，每服一钱，生姜一大片，擂汁，入汤调服，又二妙散同调服。

**【功效】**清热泻火，解毒疗疮，凉血止痢。

**【主治】**痛风走疰。

**【方解】**本方用威灵仙为君，《药品化义》言："灵仙，性猛急，盖走而不守，宣通十二经络。主治风、湿、痰、壅滞经络中，致成痛风走疰，骨节疼痛，或肿，或麻木。风胜者，患在上，湿胜者，患在下，二者郁遏之久，化为血热，血热为本，而痰则为标矣，以此疏通经络，则血滞痰阻，无不立豁。"以羊角灰为臣，羊角灰，即用羊角一只，在烧红的炉口上燎烧，随起松泡一层，用刀刮下，反复烧刮即得，有软化骨质作用。芥子、苍耳子化痰湿之力强为佐药。

**【临证提要】**四妙散常用于治疗湿痰，风痹，筋骨疼痛等病证。临床上以筋骨拘挛，经络疼痛为辨证要点。现代临床上常用其治疗痛风，关节炎等疾病。

## ～⌒ 四 神 丹 ⌒～

**【来源】**《丹溪心法》卷四·疠风六十四。

**【组成】**羌活　玄参　当归　熟地黄

**【用法】**上等份，炼蜜丸，梧子大。每服七十丸。

**【功效】**养血补阴祛风。

**【主治】**大风。舌淡红、少苔，脉细数。

**【方解】**本方羌活散表寒，祛风湿，利关节，止痛，善治上肢痹痛。《本草汇言》提到羌活功能条达肢体，通畅血脉，攻彻邪气，发散风寒风湿。故疡证以之能排脓托毒，发溃生肌；目证以之治羞明隐涩，肿痛难开；风证以之治痿，痉，癫痫，麻痹厥逆。盖其体轻而不重，气清而不浊，味辛而能散，性行而不止，故上行于头，下行于足，遍达肢体，以清气分之邪也。玄参、当归、熟地黄养阴补血以扶正。共奏养血补阴祛风之功。

【临证提要】本方治疗大风。临床应用以肢体痹痛，舌淡红、少苔，脉细数为辨证要点。

## ～～ 嗽喘去湿痰方 ～～

【来源】《丹溪心法》卷二·咳嗽十六。

【组成】白术　半夏　苍术　贝母　香附各一两　杏仁去皮尖，炒　黄芩各半两

【用法】上为末，姜汁打糊丸。

【功效】燥湿化痰，理气止咳。

【主治】痰湿蕴肺，气机阻滞。症见咳喘反复发作，晨起咳甚，咳声重浊，痰多，痰黏腻或稠厚成块，色白或带灰色，胸闷气憋，痰出则咳缓、憋闷减轻，常伴体倦，脘痞，腹胀，大便时溏，舌苔白腻，脉濡滑。

【方解】本方具有燥湿化痰，理气止咳之功。所治证属痰湿蕴肺，肺失宣降。方中苍术味辛、苦，性温，归脾、胃、肝经，燥湿之力强，又可健脾；黄芩，苦，寒，归心、胃、大肠经，擅长清中焦湿热，又可清泻肺火，二药合用为君。白术，苦、甘，温，归脾、胃经，健脾益气，燥湿；半夏，辛，温，归脾、胃、肺经，燥湿化痰，降逆，二药为臣，助君燥湿健脾，又可化痰降逆。贝母，苦、甘，微寒，归肺、心经，润肺止咳；杏仁，苦，微温，归肺、脾、大肠经，止咳平喘；香附疏肝理气宽中，为佐。诸药合用，共奏燥湿化痰，理气止咳之功。

嗽喘去湿痰方与二陈汤均能燥湿化痰。但后者理气止咳之力不足；前者理气止咳之功较强。故对痰湿蕴肺，气机阻滞者适用于此方。

【临证提要】嗽喘去湿痰方主治痰湿蕴肺，气机阻滞。以症见咳喘反复发作，晨起咳甚，咳声重浊，痰多，痰黏腻或稠厚成块，色白或带灰色，胸闷

气憋，痰出则咳缓、憋闷减轻，常伴体倦，脘痞，腹胀，大便时溏，舌苔白腻，脉濡滑为辨证要点。

## ∽ 太平丸 ∽

【来源】《丹溪心法》卷二·劳瘵十七。

【组成】天门冬　麦门冬　知母　贝母　款冬花　杏仁各二钱　当归　生地黄　黄连　阿胶炮，各两半　蒲黄　京墨　桔梗　薄荷各一两　北蜜四两　麝香少许，一方有熟地黄

【用法】上将蜜炼和丸，如弹子大。食后浓煎薄荷汤，先灌漱喉中，细嚼一丸，津唾送下。上床时再服。

【功效】清热润肺，化痰止血。

【主治】劳证咳嗽日久，肺痿肺壅。症见咳吐浊唾涎沫，痰液清稀，或咳痰带血，咳声不扬，甚则音哑，气息喘促无力，畏风自汗，皮毛干枯，舌红而干、苔薄白或薄黄，脉虚数。

【方解】本方具有清热润肺，化痰止血之功。所治证属肺脏虚损，津气耗伤。方中天冬、麦冬均甘、苦，微寒，归心、肺、肾经，具有养阴润肺降火之功，共用为君。知母，苦，寒，归肺、胃、肾经；贝母，苦，寒，归肺、胃、肾经；黄连，苦，寒，归心、胃、大肠经，共用滋阴润燥，清泻肺之虚火；阿胶，补血滋阴，润燥，止血；生地黄，甘、苦，凉，归心、肝、肾经，具有生津滋阴，养血之功效；款冬花润肺下气，止咳化痰；杏仁止咳平喘；蒲黄、京墨化瘀止血；桔梗，宣肺，祛痰，排脓。上药共用为臣，助君药清热滋阴润燥，宣肺止咳化痰。薄荷辛散，引药上行；麝香香烈窜散，可升可降，活血散结引药下行，共为佐。白蜜，味甘，性平，归脾、胃、肺、大肠经，既可润肺止咳，又可调和诸药。诸药合用，共奏清热润肺，化痰止血

之功。

太平丸与清燥救肺汤均能清润肺止咳化痰。但后者润肺止血之力不足；前者配伍活血止血之药，既可清热润肺，又可化痰止血。故对咳嗽日久，肺痿肺壅见咳吐血丝者适用于此方。

【临证提要】本方主治劳证咳嗽日久，肺痿肺壅。临床应用以咳吐浊唾涎沫，痰液清稀，或咳痰带血，咳声不扬，甚则音哑，气息喘促无力，畏风自汗，皮毛干枯，舌红而干、苔薄白或薄黄，脉虚数为辨证要点。

## ∽◦ 痰 喘 方 ◦∽

【来源】《丹溪心法》卷二·喘十五。

【组成】天南星　半夏　杏仁　瓜蒌子　香附　陈皮去白　皂角炭　萝卜子

【用法】上为末，神曲糊丸。每服六七十丸，姜汤下。

【功效】化痰，降逆，平喘。

【主治】因痰而喘。症见喘而胸满闷塞，甚则胸盈仰息，咳嗽痰多，黏腻色白，咯吐不利，兼有呕恶，食少，口黏不渴，舌苔白腻，脉象滑或濡。

【方解】本方具有化痰，降逆，平喘之功。所治证属肺脏虚损，津气耗伤。方中天南星，苦、辛，温，有毒，归肺、肝、脾经，燥湿化痰，散结消肿；半夏，辛，温，归脾、胃、肺经，燥湿化痰，降逆，二药为燥湿化痰之要药，合用为君。瓜蒌子，味甘、微苦，性寒，归肺，胃，大肠经，润肺化痰；陈皮，味苦、辛，性温，归肺、脾经，理气健脾，燥湿化痰；皂角炭，辛，温，归肺经，祛痰止咳，开窍通闭，上药合用为臣，助君药燥湿化痰，陈皮又可理气健脾。杏仁，苦，微温，归肺、脾、大肠经，止咳平喘；香附，辛、微苦、微甘，平，归肝、脾、三焦经，理气宽中；莱菔子，性平，味辛、甘，归肺、脾、胃经，降气化痰，三药为佐，使肺气顺，气顺则痰消。诸药合用，共奏化痰降逆平喘之功。

痰喘方与三子养亲汤均能清痰，降逆，平喘。但后者偏于降逆，燥湿化痰之力不足；前者既可燥湿化痰，又兼降逆平喘。故对痰多而致喘者适用于此方。

【临证提要】本方治疗因痰而喘。临床应用以喘而胸满闷塞，甚则胸盈仰息，咳嗽痰多，黏腻色白，咯吐不利，兼有呕恶，食少，口黏不渴，舌苔白腻，脉象滑或濡为辨证要点。

## ∽∽ 湿痰脚气大便滑泄方 ∽∽

【来源】《丹溪心法》卷三·脚气五十五。

【组成】苍术二两　防风一两　槟榔六钱　香附八钱　川芎六钱　条芩四钱　滑石一两，二钱　甘草

【用法】上为末，或丸或散，皆可服。

【功效】利湿行气，调中止泻。

【主治】湿痰脚气兼大便滑泄。症见腿足重木，或有微肿，软弱无力，兼有大便滑泄，小便不利，脉濡缓，苔白腻。

【方解】本方具有利湿行气，调中止泻之功。所治证属痰湿下注之泄泻。方中苍术味辛、苦，性温，归脾、胃、肝经，燥湿健脾；防风，味辛、甘，性微温，归膀胱、肺、脾、肝经，祛风胜湿，二者共用为君。槟榔，苦、辛，温，归胃、大肠经，降气，行水；香附，辛、微苦、微甘，平，归肝、脾、三焦经，疏肝理气宽中；川芎，辛，温，入肝、胆经，行气开郁，祛风燥湿，活血止痛；黄芩，苦，寒，入心、肺、胆、大肠经，泻实火，除湿热，上四味共用为臣，助君燥湿，又可行气，气顺则痰消。滑石，

甘、淡，寒，归膀胱、肺、胃经，具有利尿通淋，祛湿敛疮之功，为佐，使湿邪从从小便出。甘草调和诸药为使。诸药合用，共奏利湿化痰，调中止泻之功。

湿痰脚气大便滑泄方与二妙散均能利湿行气调中。但后者偏于燥湿，且无止泻之功；前者既燥湿行气又可和中止泻。故湿热下注脚气，且大便滑泄者适用于此方。

【临证提要】湿痰脚气大便滑泄方主治湿痰脚气兼大便滑泄。临床以腿足重木，或有微肿，大便滑泄，小便不利，脉濡缓，苔白腻为辨证要点。

## ～◈ 桃 花 散 ◈～

【来源】《丹溪心法》卷四·耳聋七十五。

【组成】枯矾　干胭脂各一钱　麝香一字

【用法】上为末，绵杖子蘸药捻之。

【功效】清热燥湿，排脓止痛。

【主治】耳中出脓。耳中痛，脓水出，舌红，脉弦数。

【方解】本方枯矾外用解毒杀虫，清热燥湿止痒；干胭脂燥湿敛疮；麝香开窍散瘀通络。诸药合用，共奏清热燥湿，排脓止痛之功。

【临证提要】本方治疗耳中出脓。临床应用以耳中痛，脓水出，舌红，脉弦数为辨证要点。

## ～◈ 添精补髓丹 ◈～

【来源】《丹溪心法》卷三·补损五十一。

【组成】赤石脂二钱　茯苓一两　山药三两　苁蓉四两　巴戟一两，去心　杜仲三两　牛膝一两　蚕蛾二两，如无以鹿茸代　山甲七钱，酒炙　地龙一两，去土　柏子仁一两　枸杞　补骨脂各二两　川椒一两，去目　浓朴一两　人参二两　白术二两　淫羊藿一两半，羊脂炒

【用法】上为末，蜜丸。

【功效】温肾助阳，填精益髓。

【主治】肾虚阳痿遗精等一切肾虚证。症见腰背酸痛，遗精，阳痿，多尿或不禁，面色苍白，畏寒肢冷，下利清谷或五更腹泻，舌质淡胖、有齿痕、苔白，脉沉迟。如腰痛，加小茴香。

【方解】本方具有温肾助阳，填精益髓之功效。治精气耗损，脏腑失养，肾虚阳痿遗精等一切肾虚证。方中肉苁蓉，补肾壮阳之要药，味甘、咸，性温，补肾壮阳，益精；巴戟天，性微温，味甘、辛，补肾阳，强筋骨，二药合用为君药。杜仲、牛膝，补肝肾，强筋骨；蚕蛾，咸，温，入肝、肾经，补肝益肾，壮阳涩精；淫羊藿，辛、甘，温，归肝、肾经，补肾阳，强筋骨，祛风湿；补骨脂，苦、辛，大温，归肾、脾经，助阳补肾，纳气平喘温脾止泻；山药，甘，平，无毒，归脾、肺、肾经，益气养阴，补益脾肺，补肾固精；枸杞子，甘，平，归肝、肾经，滋补肝肾，益精明目；人参，味甘、微苦，性温、平，归脾、肺经、心经，补气，固脱，生津，安神，益智；白术，苦、甘，温，归脾、胃经，健脾益气，燥湿，上药为臣，助君药补肾阳，强筋骨，健脾益气。赤石脂，涩肠，止血；茯苓，健脾补肾；花椒，温中止痛；厚朴苦、辛，性温，归脾经、胃经、大肠经，行气消积，燥湿除满，降逆平喘，上药为佐。穿山甲、地龙活血散瘀；柏子仁，养心安神，为使。诸药合用，共奏温肾助阳，填精益髓之功。

　　添精补髓丹与金锁固精丸均有补肾固涩之功。后者偏于固涩，而温补之力不足；前者偏于温补。故对肾虚阳痿遗精者适用于此方。

【临证提要】添精补髓丹治肾虚阳痿遗精等一切肾虚证。临床以腰背酸痛，遗精，阳痿，多尿或不禁，面色苍白，畏寒肢冷，下利清谷或五更腹泻，

舌质淡胖、有齿痕、苔白，脉沉迟为辨证要点。

## ∽ 通 圣 散 ∽

【来源】《丹溪心法》卷二·补损五十一。

【组成】川芎　当归　麻黄　薄荷　连翘　白芍　黄芩　石膏　桔梗—两
滑石三两　荆芥　栀子　白术二钱半　甘草

【用法】每服三钱，加生姜三片，煎汤服之。

【功效】疏风解表，解毒透疹。

【主治】斑疹属风热挟痰而作，自里而发于外，宜微汗者。

【方解】本方具有疏风解表，解毒透疹之功效。治证为外感风热挟痰所致斑疹。方中荆芥、薄荷、麻黄疏风解表使表邪从汗而解；石膏辛、甘、大寒，为清泄肺胃热之要药；连翘、黄芩苦、寒，为清热解毒泻火之要药；桔梗苦、辛、性平，可除肺部风，四药合用，以清热解毒。栀子、滑石清热利湿，使里热从小便而解，正所谓"治湿不利小便，非其治也"；热毒灼血耗气，发汗亦易伤正，故用当归、川芎、白芍养血和血；白术健脾燥湿；甘草益气和中，并能调和诸药。煎药时加生姜三片，意在解表和胃。此方汗而不伤表，清热而不伤里，共奏疏风解表，清热解毒之功。

【方论】

王好古言："通圣散治杂病最佳，治伤寒、伤风有失，其故何也？防风、麻黄、葱、豉，汗也；大黄、芒硝，下也；栀子、滑石，利小便也。"经云："发表攻里，本自不同，故发表不远热，攻里不远寒。"仲景云："当汗而反下者逆也，当下而反汗者亦逆也"；又云："桂枝下咽，阳盛则毙；承气入胃，阴盛乃亡。既有汗药而复有下药，发表攻里合而并进，有失古人用药之本意……在太定间，此药盛行于世而多效，何哉？当时虽市井之徒，口腹备，衣著全，心志乐，而形不苦，虽然用凉亦多效而少失。如今之时，乃变乱之余，齑盐糟糠有所不充，加以天地肃杀之运五十余年，敢用凉药如平康之世耶？故多失而少效。"

【临证提要】本方丹溪用于治疗属风热挟痰而发作之斑疹，自里而发于外，宜微汗者。身疼痛者，加苍术、羌活；痰嗽者，加半夏。现代医家结合西医，认为治疗斑疹等病属风热挟斑者有效。

## ～◇ 头 疮 方 ◇～

【来源】《丹溪心法》卷五·小儿九十四。

【组成】川芎　酒芩　酒白芍　陈皮半两　酒白术　酒归一两半　酒天麻　苍术　苍耳七钱半　酒柏　酒甘草四钱　防风三钱

【用法】上为末，水荡起煎服，日四五次，服后睡片时。

【功效】清热燥湿，泻火解毒。

【主治】小儿头疮。

【方解】本证因外感风热毒邪侵犯头面，致使小儿头疮。"头疮者，由体虚带风热，遍身生疮，疮似大疥痒，渐白头而有脓，四边赤疼痛是也"，因湿热蕴结肌肤而成。症见皮肤生疮而有白头，逐渐发展而成脓，疮周红赤，微有痒感，伴有疼痛，甚则可延及全身。方中黄芩、黄柏均为苦寒之品，二者相须为用，清热燥湿之力尤甚，又能泻火解毒，故二者为君药。苍耳子祛风清热解毒；防风祛风胜湿止痛；天麻祛风通络；川芎活血行气，祛风止痛，为臣药。并佐以白芍养血敛阴；当归补血活血止痛；白术益气健脾，燥湿；苍术燥湿健脾祛风。甘草补脾益气，清热解毒，调和诸药，为佐使之用。诸药合用，热毒得解，湿邪得消，诸症自愈。

【临证提要】本方为治疗小儿头疮常见方。临床应用以红、肿、热、痛为辨证要点。若伴少阳头痛，可加柴胡、玉竹；若伴太阳头痛，可加麻黄、羌活、独活；若加少阴头痛，可加升麻、石膏、白芷、葛根；若太阴头痛，可加半夏、南星；若少阴头痛，可加麻黄、细辛；若有厥阴头痛，可加人参、吴茱萸、藁本、生姜、大枣。

## ～◎ 头 风 方 ◎～

【来源】《丹溪心法》卷四·头风六十六。

【组成】酒片芩一两　苍术　羌活　防风各五钱　细辛二钱　苍耳三钱

【用法】上为末，每服三钱，生姜一大片，同擂匀。茶汤荡起服之。

【功效】祛风散寒，除湿止痛。

【主治】风湿热头痛。症见头痛，怕风，头痛时如布包裹状，身热不扬，心烦等，舌红、苔黄腻，脉濡数。

【方解】方中羌活辛苦性温，散表寒，祛风湿，利关节，止痹痛，为治太阳风寒湿邪在表之要药，为君药。防风辛甘性温，为风药中之润剂，祛风除湿，散寒止痛；苍术辛苦而温，功可发汗祛湿，为祛太阴寒湿的主要药物，二药相合，协助羌活祛风散寒，除湿止痛，是为臣药。细辛、苍耳子祛风散寒，宣痹止痛，其中细辛善治少阴头痛，此药与羌活、苍术合用，为本方的基本结构；黄芩清泄里热，并防诸辛温燥烈之品伤津，以上俱为佐药。本方具有两个配伍特点，一是升散药和清热药的结合运用。正如《顾松园医镜》所说："以升散诸药而臣以寒凉，则升者不峻；以寒凉之药而君以升散，则寒者不滞。"

【临证提要】头风方治风湿热头痛。临床以头痛，怕风，头痛时如包裹状，身热不扬，心烦等，舌红、苔黄腻，脉濡数为辨证要点。

## ～ 头 晕 方 ～

【来源】《丹溪心法》卷四·头眩六十七。

【组成】南星五分，制  半夏一钱  桔梗七分  枳壳一钱  陈皮一钱  甘草五分  茯苓一钱  黄芩七分

【用法】上作一服，生姜七片，水煎，食后服。

【功效】清热化痰醒神。

【主治】痰热扰乱清窍，舌红苔腻，脉滑数。

【方解】方中制南星化经络之痰，为君药。陈皮、半夏、茯苓为二陈汤主要内容，三药化痰力道不容小视，为臣药。桔梗、枳壳二药一升一降，凯旋上焦之气机为佐药。甘草调和诸药为使药。

【临证提要】头晕方治痰热扰乱清窍所致眩晕。临床以舌红苔腻，脉滑数为辨证要点。

## ～ 温 清 丸 ～

【来源】《丹溪心法》卷五·秘方一百。

【组成】干姜一两  滑石  甘草各二两

【用法】上为末，丸服。

【功效】温散寒湿，止呕止泻。

【主治】翻胃，伐肝邪。寒湿阻于脾胃，呕吐泄泻，舌淡、苔白润，脉沉无力。

【方解】本方具有温散寒湿，止呕止泻之功效。所治证属寒湿阻于脾胃，

呕吐泄泻。方用温中逐寒，回阳通脉之干姜以温胃止呕，温阳止泻，故为君药。臣以滑石性味甘寒，与干姜同用可去性存用，以开气血之凝滞。甘草为佐，能调其辛辣之味，使不刺戟，而其温补之力转能悠长。《素问·至真要大论》中有"温者清之"，清稍次于寒，温稍次于热，即偏于寒性的病证，可用温性的方药治疗。故本方以温清命名。

【临证提要】温清丸治翻胃，伐肝邪。临床上以寒湿阻于脾胃，呕吐泄泻，舌淡、苔白润，脉沉无力为辨证要点。

## ～◇ 瘟 疫 方 ◇～

【来源】《丹溪心法》卷一·瘟疫五。

【组成】大黄　黄连　黄芩　人参　桔梗　防风　苍术　滑石　香附　人中黄

【用法】上为末，神曲糊丸。每服六七十丸。

【功效】清热燥湿，凉血解毒。

【主治】一切瘟疫。症见憎寒而后发热，头身疼痛，胸痞呕恶，日后但热而不憎寒，昼夜发热，日晡益甚，苔白如积粉，脉数。

【方解】本方具有清热燥湿，凉血解毒之功。所治证属感受戾气，毒邪壅滞脏腑。方中黄连，苦，寒，归心、胃、大肠经，擅长清中焦、大肠湿热，具有清热燥湿，泻火解毒之功；黄芩，苦，寒，归心、胃、大肠经，擅长清中焦湿热，为治湿热之要药，具有清热燥湿，泻火解毒，凉血止血之功，共用为君。大黄，苦，寒，归脾、胃、大肠、肝、心包经，具有泻下攻积，通便、利湿之功；人参，味甘、微苦，性温、平，归脾、肺经、心经，补气生津；防风，味辛、甘，性微温，归膀胱、肺、脾、肝经，祛风胜湿；苍术，味辛、苦，性温，归脾、胃、肝经，燥湿健脾；滑石，甘、淡、寒，归膀胱、肺、胃经，清热，祛湿敛疮；桔梗，宣肺，祛痰，排脓，上药共为臣，助君药化湿，补气健脾，君臣相配有升有降。人中黄，味甘、咸，性寒，归心、胃经，清热凉血，泻火解毒，清肺热，凉血解毒；香附，辛、微苦、微甘，平，归肝、脾、三焦经，疏肝理气宽中，二药为佐。诸药合用，共奏清热燥湿，凉血解毒之功。

瘟疫方与黄连解毒汤均有清热解毒之功。后者偏于清热泻火，凉血之力不足；前者偏于清热燥湿，且兼凉血之功。故对感受戾气，毒邪壅滞脏腑，病情严重者适用于此方。

【临证提要】瘟疫方治一切瘟疫。临床以憎寒而后发热，头身疼痛，胸痞呕恶，日后但热而不憎寒，昼夜发热，日晡益甚，苔白如积粉，脉数为辨证要点。

## ～◈ 乌犀丸 ◈～

【来源】《丹溪心法》卷五·小儿九十四。

【组成】丑头末三两　青皮三两　使君子肉七钱半　白芜荑一钱半　鹤虱五钱　芦荟一钱，另研烧红醋淬　苦楝根皮半两

【用法】上炒令焦黑色为末，曲丸麻子大。每三五十丸，米饮送下，食前量小儿大小加减。

【功效】消积化滞，杀虫疗疳。

【主治】疳积。小儿疳热，腹内生虫，肚大，手足疲弱，舌体瘦小、干裂、苔黄燥，脉弦细而按之无力。

【方解】本方证为因腹内生虫所致小儿疳热。具有消积化滞，杀虫疗疳之功效。方中牵牛子苦，寒，归大肠、胃二经，属于峻下逐水之品，故能泻水逐水，又可去积杀虫；青皮苦、辛，温，归肝、胆二经，长于疏肝破气，消积化滞，共为君药。使君子、白芜荑、鹤虱、苦楝皮均具有杀虫消积之效，故

为臣药。芦荟杀虫疗疳为佐药。诸药合用，共奏消积化滞，杀虫疗疳之功。

【临证提要】乌犀丸治疳积。临床以小儿疳热，腹内生虫，肚大，手足疲弱，舌体瘦小、干裂、苔黄燥，脉弦细而按之无力为辨证要点。

## 乌药平气散

【来源】《丹溪心法》卷四·破滞气七十九。

【组成】人参　白术　茯苓　甘草　天台乌药　当归　白芷　川芎　麻黄　木瓜　五味子

【用法】上姜三片，水煎服。

【功效】益气补肾，健脾燥湿。

【主治】脚气上攻，头目晕眩，脚膝酸疼，行步艰苦，诸气不和，喘满迫促。

【方解】本方主要是由四君子汤加味化裁而成。方中乌药行气止痛，温肾散寒为君。臣药人参甘温益气，健脾养胃；以苦温之白术，健脾燥湿，加强益气助运之力。佐以甘淡茯苓，健脾渗湿，苓术相配，则健脾祛湿之功益著；当归补血活血；川芎活血祛瘀，祛风止痛；麻黄发散散寒，利水消肿；木瓜舒筋活络，和胃化湿；五味子收敛固涩，益气补肾。甘草为使药，调和诸药。

【临证提要】乌药平气散主要是根据脚气上攻所致的病因病机分析，运用行气活血，舒筋活络，收敛补肾的治疗方法以达其效。

## 洗漏疮方

【来源】《丹溪心法》卷二·漏疮二十七。

【组成】露蜂房　白芷煎汤洗　或大腹皮　苦参煎汤洗

【用法】上洗毕，候水出拭干，先用东向石榴皮晒为末，干掺以杀淫虫，少顷，敷药。

【功效】清热燥湿，解毒消肿。

【主治】漏疮孔中多有恶秽。症见肛门肿痛，漏下脓血污水，如果胨状，恶臭异常，甚则发热恶寒，口渴，或见消瘦、乏力、食少，大便不畅，小便短赤，舌苔黄腻，脉洪大滑数。

【方解】本方具有清热燥湿，解毒消肿之功。所治证属湿热邪毒流注于肛门。方中白芷，辛，温，入肺、脾、胃经，祛风，燥湿，消肿，止痛，为君。露蜂房，味微甘，性平，祛风止痛，攻毒消肿，为臣。君臣相配，共奏清热燥湿，解毒消肿之功。

洗漏疮方与黄连除湿汤均有清热燥湿之功。后者解毒消肿之力不足；前者既有清热燥湿之功，又有较强的解毒消肿之功。故对湿热邪毒流注于肛门而致漏者适用于此方。

【临证提要】洗漏疮方治漏疮孔中多有恶秽。临床以肛门肿痛，漏下脓血污水，恶臭异常，大便不畅，小便短赤，舌苔黄腻，脉洪大滑数为辨证要点。

## 下疳疮洗药

【来源】《丹溪心法》卷五·金汤疳癣诸疮八十七。

【组成】黄连　黄柏　当归　白芷　独活　防风　朴硝　荆芥

【用法】上等份，水煎，入钱五十文，乌梅五个，盐一匙，同煎，温洗，日五七次。

【功效】清热燥湿，消肿止痛。

【主治】下疳。主治多因接触或与患此病的人性交而传染，由不洁性交而得。好发于男子阴茎、龟头、包皮，女子大小阴唇、阴道等部位。该病初起阴茎痒痛，坚硬紫色疙瘩渐生；或患处出现豆粒大小之硬结，不红不肿不破溃，名为硬性下疳；若初起即似小疮，皮肤流水，肿痛日生，痒麻时发，疼痛明显者，名为软性下疳。

**【方解】** 本方具有清热燥湿，消肿止痛之功效。方中黄连、黄柏清中上焦湿热为君药。芒硝通便泻热，荡热于下，形成上下分消之势，为臣药。当归活血化瘀，消肿止痛；白芷、羌活、荆芥、防风祛风胜湿，消肿排脓共为佐药。合方共奏清热燥湿，消肿止痛之功。

**【临证提要】** 下疳疮洗药治下疳，现代医家结合西医多用于治疗阴茎痒痛，坚硬紫色疙瘩渐生；或患处出现豆粒大小之硬结，不红不肿不破溃的硬性下疳；或初起即似小疮，皮肤流水，肿痛日生，痒麻时发，疼痛明显者的软性下疳。

## ～∽ 下痢纯血方 ∽～

**【来源】**《丹溪心法》卷二·痢九。

**【组成】** 苍术　白术　黄芩　滑石　白芍　茯苓　甘草　陈皮　神曲炒

**【用法】** 上咀。水煎，下保和丸。

**【功效】** 清利湿热，凉血解毒。

**【主治】** 小儿下痢纯血。症见起病急，壮热口渴，头痛烦躁，恶心呕吐，腹胀，大便频，痢下鲜紫脓血，腹痛剧烈，后重感特著，甚者神昏惊厥，舌质红绛、舌苔黄燥，脉滑数或微欲绝。

**【方解】** 本方具有清利湿热，凉血解毒之功。所治证属邪蕴肠腑，伤及血分。方中苍术，味辛、苦，性温，归脾、胃、肝经，燥湿健脾；白术，苦、甘，温，归脾、胃经，健脾益气，燥湿，二药合用为君药，健脾燥湿。黄芩，苦、寒，归心、胃、大肠经，擅长清中焦湿热，为治湿热痢疾之要药，具有清热燥湿，泻火解毒，凉血止血之功；滑石，甘、淡，寒，归膀胱、肺、胃经，清热，祛湿敛疮；茯苓，甘、淡、平，归心、脾、肺、肾经，健脾，渗湿利水；陈皮，味苦、辛，性温，归肺、脾经，理气健脾，燥湿化痰，上药为臣，助君药清利湿热，凉血解毒。白芍，止痛，敛阴；神曲，消食化积，为佐。甘草养阴液，调和诸药为使。小儿脾胃常虚而致食积，故以保和丸服。

下痢纯血方白头翁汤均有清利湿热，凉血解毒之功。后者无消食化积之功；前者既有清利湿热，凉血解毒之功，又有消食化积之功。故对小儿邪蕴肠腑，伤及血分而下痢纯血者适用于此方。

【临证提要】下痢纯血方，临床以起病急，壮热口渴，头痛烦躁，恶心呕吐，腹胀，大便频，痢下鲜紫脓血，或神昏惊厥，舌质红绛、舌苔黄燥，脉滑数或微欲绝为辨证要点。

## ～⁓⁓ 消 毒 饮 ⁓⁓～

【来源】《丹溪心法》卷五·痈疽八十五。

【组成】皂角刺　金银花　防风　当归　大黄　甘草节　瓜蒌仁各等份

【用法】上咀。水酒各半煎，食前温服。

【功效】清热解毒，凉血消肿。

【主治】便毒初发。两侧腹股沟及阴部肿痛，舌红，脉滑数。

【方解】本方具有清热解毒，凉血消肿之功效。方中皂角刺，辛，温，功善活血祛风，凡痈疽未破者，能开窍；已破者能引药达疮所；金银花性寒味甘，可清热解毒，凉血化瘀，散痈消肿，此二药合为君药。瓜蒌子散结消肿，润肠通便；大黄泻热通便，二药合用以助便毒之邪有出处共为臣药。当归活血消肿止痛，补血生肌；防风祛风胜湿止痛，二药共为佐药。甘草节清热消肿解毒，还可调和诸药为佐使药。

【临证提要】消毒饮治便毒初发。临床以两侧腹股沟及阴部肿痛，舌红，脉滑数为辨证要点。

## ◆ 消 块 丸 ◆

【来源】《丹溪心法》卷三·积聚痞块五十四。

【组成】硝石六两　人参三两　甘草三两　大黄八两

【用法】上为末，以三年苦酒三升（又云三斗），置瓷器中，以竹片作准，每入一升，作一刻，柱中，先纳大黄，不住手搅，使微沸。尽一刻，乃下余药。又尽一刻，微火熬，使可丸，则丸如鸡子中黄大。每一丸，米饮下。如不能大丸，作小丸如桐子大。每三十丸，服后当下如鸡肝，如米泔，赤黑等色。下后避风冷，啜软粥将息之。

【功效】软坚散结，益气扶正。

【主治】积块日久，正气虚弱。症见脏腑、肌肤积块，质硬，固定不移，按之痛或不痛，肌肤少泽，口干不欲饮，面色晦黯，舌紫黯或淡、苔厚而干，脉沉涩。

【方解】本方具有软坚散结，益气扶正之功。所治证属脏腑失调，气血阻滞。方中硝石，咸、苦，寒，归胃、大肠经，润燥软坚，清火消肿，为君。大黄，苦，寒，归脾、胃、大肠、肝、心包经，泻热通肠，凉血解毒，逐瘀通经，加强助君药散结，又可泄热，为臣。佐以人参大补元气，补脾益肺，生津，扶正以祛邪。硝石、大黄为峻猛之品，以甘草为使，调和诸药。诸药合用，共奏软坚散结，益气扶正之功。

消块丸与桂枝茯苓丸均有软坚散结之功。后者偏于活血化瘀而散结，而无益气扶正之功；前者偏软坚以散结且有益气扶正之功。故对积块日久，正气虚弱者适用于此方。

【临证提要】消块丸治积块日久，正气虚弱。临床以脏腑、肌肤积块，质硬，固定不移，按之痛或不痛，面色晦黯，舌紫黯或淡、苔厚而干，脉沉涩为辨证要点。

## ∽ 消 胀 丸 ∽

【来源】《丹溪心法》卷五·小儿九十四。

【组成】白术　陈皮　青皮　山楂　神曲　麦芽　砂仁　甘草

【用法】水煎服。

【功效】消食导滞，健脾和中。

【主治】小儿腹痛，多是饮食所伤。

【方解】本方证为小儿饮食所伤，故具有消食导滞，健脾和中之功效。所治证属食滞中焦。方中山楂、神曲、麦芽合用消一切食积之胀。陈皮、青皮理气健脾，消积化滞；白术健脾益气；砂仁消食和中，下气止痛。甘草缓急止痛，调和诸药。受寒痛者，加藿香、吴茱萸；有热，加黄芩。

【临证提要】消胀丸治小儿腹痛，多是饮食所伤。本方证为小儿饮食所伤，具有消食导滞，健脾和中之功效。

## ∽ 小儿痢疾方 ∽

【来源】《丹溪心法》卷五·小儿九十四。

【组成】黄连　黄芩　陈皮　甘草

【用法】上以水煎服。

【功效】清热燥湿止痢。

【主治】小儿痢疾。

【方解】本方证为湿热蕴结肠胃所致痢疾，因此具有清热燥湿止痢之功效。所治证属湿热蕴结。方中黄连苦寒，归心、胃、大肠经，其清热燥湿之力尤强，且尤长入中焦、大肠，以清泄中焦、大肠湿热，治痢之力尤为显著，故为君药。臣以黄芩同用，黄芩苦寒，其清热燥湿之力稍逊于黄连，治疗湿热泻痢时可助黄连以增加清热燥湿解毒之效。陈皮善理中焦之气以健脾，并能燥湿化痰，故为佐药。甘草清热解毒，调和诸药。诸药合用，湿热得清，痢疾得止，诸症自除。赤痢，加红花、桃仁；白痢，加滑石末。

【临证提要】小儿痢疾方治小儿痢疾。赤痢，加红花、桃仁；白痢，加滑石末。现代医家结合西医，多用于治疗小儿痢疾。

## ～ 小儿脱肛方 ～

【来源】《丹溪心法》卷五·小儿九十四。

【组成】木通　甘草　黄连炒　当归　黄芩炒

【用法】上以水煎服。

【功效】清热燥湿，补血清热。

【主治】小儿脱肛。

【方解】本方证为小儿血气未充，或因久泄久痢等，以致中气下陷，不能摄纳而致脱肛。方中黄连苦寒，归心、胃、大肠经，其清热燥湿之力尤强，且尤长入中焦、大肠，以清泄中焦、大肠湿热，炒后可降低其苦寒之性，故为君药。臣以黄芩同用，黄芩苦寒，其清热燥湿之力稍逊于黄连，炒后减少苦寒之性；当归为"血中之圣药"，为补血要药，使血循行于头目；木通可清心利尿，共为佐药。甘草益气健脾，清热解毒，调和诸药，为佐使之用。

【方论】

元·朱震亨《丹溪心法》：戴云：脱肛者，大肠脱下之说。

【临证提要】小儿脱肛方治小儿脱肛，证因小儿血气未充，或因久泄久痢等，以致中气下陷，不能摄纳而致脱肛。

## ∽ 小温中丸 ∽

【来源】《丹溪心法》卷三·疸三十七。

【组成】苍术　川芎　香附　神曲　针砂<sub>醋炒红</sub>

【用法】上为末，醋糊丸。空心姜盐汤下，午后饭食，可酒下。忌犬肉果菜。

【功效】疏肝健脾利湿。

【主治】湿热黄疸，证情较轻者，又能去食积。

【方解】本方具有疏肝健脾利湿功效。苍术健脾利湿；香附疏肝理气，二药合用共奏疏肝健脾之功为君药。神曲健脾和胃；针砂温中化湿行气，二药合用共奏健脾行气之功，以助君药疏肝健脾为臣药。川芎活血行气，使血行而气畅；《本草纲目》言生姜"熟用和中"；盐咸寒，即清热又可化解诸温热药之热性，三药合用共辅君臣疏肝健脾，为佐药。醋味酸，引药入肝经，为使药。诸药合用共奏疏肝健脾之功效，使肝脾之气得舒，食积得消，黄疸得退。加减法：春天，加芎；夏天，加苦参或黄连；冬天，加吴茱萸或干姜。

【临证提要】小温中丸清热燥湿，运脾和胃。故临床上但凡见脾虚不运，湿热蕴结相兼为患，常以此方加减治疗慢性肠炎，湿热黄疸及便秘，腹泻等。

# ～◎ 小省风汤 ◎～

【来源】《丹溪心法》卷一·中风一。

【组成】防风　南星<sub>生,各四两</sub>　半夏<sub>米泔浸</sub>　黄芩　甘草<sub>生,各二两</sub>

【用法】每服四钱，姜十片。与导痰汤相合，煎服。

【功效】化痰息风。

【主治】中风痰盛。症见卒急中风，口噤全不能言，口眼歪斜，筋脉挛急，抽掣疼痛，风盛痰实，旋晕僵仆，头目眩重，胸膈烦满，左瘫右痪，手足麻痹，骨节烦疼，步履艰辛，恍惚不定，神志昏愦。舌苔白腻，脉沉滑缓。

【方解】本方具化痰息风之功效，主治中风痰盛之证。方中防风质松而润，祛风之力强，能息风以止痉；胆南星苦凉，长于清热而化痰，二者共为君药。半夏虽属于辛温之品，但与苦寒之黄芩相配，一化痰散结，一清热降火，既相辅相成，又相制相成，共为臣药。佐以生姜，既可为开痰之先导，又能制半夏毒性。以甘草为使，调和诸药。

【临证提要】小省风汤治中风痰盛，临床上以症见卒急中风，口噤全不能言，口眼歪斜，筋脉挛急，抽掣疼痛，风盛痰实，旋晕僵仆，头目眩重，胸膈烦满，左瘫右痪，手足麻痹，骨节烦疼，步履艰辛，恍惚不定，神志昏愦，舌苔白腻，脉沉滑缓为辨证要点。

# ～◎ 泻痢带白方 ◎～

【来源】《丹溪心法》卷二·痢九。

【组成】苍术　白术　浓朴　茯苓　滑石<sub>各等份</sub>

【用法】水煎，下保和丸。

【功效】燥湿健脾，行气祛湿。

【主治】腹胀，泻痢带白。症见腹痛胀满，喜温暖，下痢白多赤少或纯白胨，舌质淡、苔白腻，脉濡缓。

【方解】本方治疗湿滞泻痢。病机为寒湿之邪侵及肠胃，气血瘀滞，腑气通降不利，故腹痛胀满，里急后重；寒邪所致，故喜温暖；寒湿之邪交阻大肠，经络受损，则下痢白多赤少或纯白胨。本方主治湿滞脾胃，脾为太阴湿土，居中州而主运化，其性喜燥恶湿，湿邪滞于中焦，则脾运不健，且气机受阻，湿邪中阻，下注肠道，则为泄泻。治当燥湿运脾为主，兼以行气和胃，使气行则湿化。方中以苍术为君药，以其辛香苦温，入中焦能燥湿健脾，使湿去则脾运有权，脾健则湿邪得化。湿邪阻碍气机，且气行则湿化，故方中臣以厚朴，本品芳化苦燥，长于行气除满，且可化湿，与苍术相伍，行气以除湿，燥湿以运脾，使滞气得行，湿浊得去；白术、茯苓健脾运湿以止泻，俱为臣药，以助苍术、厚朴之力。滑石善能滑利窍道，清热渗湿，利水通淋，《药品化义》谓之："体滑主利窍，味淡主渗热"。综合全方，燥湿与行气并用，而以燥湿为主。燥湿以健脾，行气以祛湿，使湿去脾健，气机调畅，泻痢自止。

【临证提要】泻痢带白方治腹胀，泻痢带白。临床上以症见腹痛胀满，喜温暖，下痢白多赤少或纯白胨，舌质淡、苔白腻，脉濡缓为辨证要点。

## ～❀ 朽 骨 方 ❀～

【来源】《丹溪心法》卷五·痈疽八十五。

【组成】木鳖子　大黄　栝楼　桃仁　龙胆草

【用法】上咀。浓煎，露星月一宿，清早温服，立愈。

【功效】泻火解毒，散结消痈。

【主治】便毒。症见两侧腹股沟及阴部肿痛，舌红、苔黄腻，脉滑数。

【方解】本方具有泻火解毒，散结消痈之功效。方中木鳖子消肿散结祛毒，为君药。瓜蒌清热化痰，散结消痈；龙胆草清热燥湿，泻肝胆实火，共为臣药。大黄泻下攻积，泻火解毒，凉血止血，兼活血祛瘀；桃仁活血化瘀，润肠通便，共为佐药，以使便毒从大便而出。本方具有泻火解毒，散结消痈之功。

【临证提要】朽骨方治便毒。临床上以症见两侧腹股沟及阴部肿痛，舌红、苔黄腻，脉滑数为辨证要点。

## ～◦⌒ 虚 痛 方 ⌒◦～

【来源】《丹溪心法》卷四·腰痛七十三。

【组成】杜仲　龟甲　黄柏　知母　五味子

【用法】为末，猪脊髓丸服。

【功效】滋补肾阴，濡养筋脉。

【主治】肾虚腰痛。腰部隐隐作痛，酸软无力，缠绵不愈，心烦少寐，口干咽燥，面色潮红，手足心热。舌红少苔，脉弦细数。

【方解】肾虚腰痛，乃肾阴不足，不能濡养腰脊所致。治当滋补肾阴，濡养筋脉。方中杜仲补肝肾，强筋骨，对肾虚腰痛效果尤佳；龟甲长于滋养肝肾之阴，又能健骨，二药相合，针对腰痛之本，共为君药。知母甘寒滋肾润燥，苦寒清热泻火；黄柏苦寒坚阴，清热燥湿，泻火解毒，善退血热，二药相伍，滋阴清热，共为臣药。五味子甘能益气、酸能生津，具有益气生津止渴之功，又入肾，能补肾涩精，助君臣滋阴补肾，为佐助之用。

【临证提要】虚痛方治肾虚腰痛。临床上以腰部隐隐作痛，酸软无力，缠绵不愈，心烦少寐，口干咽燥，面色潮红，手足心热，舌红少苔，脉弦细数为辨证要点。

# ⌒≈ 宣明玄青膏 ≈⌒

【来源】《丹溪心法》卷二·痢九。

【组成】黄连　黄柏　大黄　甘遂　芫花<sub>醋拌炒</sub>　大戟<sub>各半两</sub>　丑头末<sub>二两</sub>　轻粉<sub>二钱</sub>　青黛<sub>一两</sub>

【用法】上为末，水丸小豆大。初服十丸，每服加十丸，日三，以快利为度。

【功效】清肠利湿，调气和血。

【主治】湿热壅滞于肠中，气血失调所致。症见腹痛，里急后重，下痢脓血，并有肛门灼热，小便短赤，或恶寒发热，头痛身楚，口渴欲饮，舌质红、苔黄腻，脉滑数或浮数。

【方解】本方具有清肠利湿，调气和血的功效。所治证属湿热下注大肠，并与血气相结，损坏肠道。黄连、黄柏大苦大寒，均入大肠经，长于清热燥湿，凉血解毒，以除病因，为君药。臣以牵牛子、甘遂、芫花、大戟，四药皆苦寒，入大肠经，能通利小便以除水湿，并消肿散结。青黛苦寒，故能增加黄连、黄柏清热解毒之力，为佐药。轻粉为使，因其有大毒，但其逐水之力强。诸药合用，清肠利湿，故下痢可止。

本方与芍药汤均能清热燥湿。后者长于调气和血，气血并治，通因通用；本方长于通利小便以除水湿。故当有湿热痢疾并小便不利时可用。

【临证提要】本方丹溪用于湿热壅滞于肠中，气血失调。症见腹痛，里急后重，下痢脓血，并有肛门灼热，小便短赤，或恶寒发热，头痛身楚，口渴欲饮，舌质红、苔黄腻，脉滑数或浮数。现临床上常用于细菌性痢疾，阿米巴痢疾，溃疡性结肠炎，急性肠炎等属下焦湿热者。

## ～◎～ 牙 痛 方 ～◎～

【来源】《丹溪心法》卷四·口齿七十八。

【组成】防风　羌活　青盐入肉　细辛　荜茇　川椒

【用法】上为末。擦噙。

【功效】温中，祛风，止痛。

【主治】牙痛甚者。牙龈肿痛，但肿不红，疼痛较重，舌淡苔白，脉紧。

【方解】方中花椒、荜茇温中止痛，能散其中浮热，为君。青盐咸、寒、凉血，为臣。佐以防风、羌活、细辛祛风解表，止痛。牙大痛，用清凉药使痛不开者，宜用本方，属从治法。

【临证提要】牙痛方治肾虚牙痛。临床上以牙龈肿痛，但肿不红，疼痛较重，舌淡苔白，脉紧为辨证要点。

## ～◎～ 延 龄 丹 ～◎～

【来源】《丹溪心法》卷三·补损五十一。

【组成】牛膝酒浸　苁蓉酒浸　金铃子去皮及子，麸炒　补骨脂炒　川茴香以上各七钱半　鹿茸去毛，酥炙　益智仁　檀香　晚蚕蛾炒　没药研　丁香　青盐　穿山甲各五钱，酥炙　沉香　香附炒　姜黄　山药　木香　巴戟去心　甘草炙，各一两　乳香研　白术　青皮各三钱　苍术三两，酒浸，炒，用青盐炒，去青盐不用

【用法】上为末，酒糊丸，梧子大。空心服四十丸，温酒下，茴香汤亦可。

【功效】补益脾肾，温补肝脾，活血行气。

【主治】脾肾不足，真气伤惫，肢节困倦，举动乏力，怠惰嗜卧，面无润

泽，不思饮食，气不宣通，少腹内急，脐下冷痛，及奔豚小肠气攻冲脐腹。舌淡、苔白腻，脉虚缓。

【方解】本方具有补益脾肾，温补肝脾，活血行气止痛等功效。所治证属脾肾虚损，真精不足，肝脾虚寒等。方中以牛膝、肉苁蓉性甘，归肝肾二经，酒浸后增强其活血之效；配伍鹿茸、补骨脂增强补肝肾强筋骨之效。乳香、没药入肝经，治疗气滞血瘀之脐下冷痛；配伍青皮、沉香行气止痛，又可温中散寒，阻碍寒邪侵袭，上述诸药均为臣药。方中川茴香、木香、香附、青皮同归肝经，疏肝理气之力强；配伍檀香、姜黄致疏肝之力更甚；益智仁、檀香辛温，入脾经，共能温肾助阳散寒止痛；再配白术、巴戟天、山药等补脾肺肾，益精血，强筋骨；苍术燥湿健脾；穿山甲破血行气，上述共为佐药。炙甘草调和诸药，亦为佐使。诸药合用，以温补肝脾肾为本，以疏肝行气为标，使下元虚寒得温，寒凝气滞得散。标本兼治，诸症可愈。

延龄丹与暖肝煎均能温补肝肾，行气止痛。但后者偏于温补肝肾，行气除寒；而前者偏于补益肝脾肾，并有疏肝理气散寒之效。故对于有肝脾肾虚损者，并兼有肝郁气滞的肢节困倦，乏力怠惰等症状时，可用此方为宜。

【临证提要】延龄丹用于脾肾不足，真气伤惫证。症见脾肾不足，真气伤惫，肢节困倦，举动乏力，怠惰嗜卧，面无润泽，不思饮食，气不宣通，少腹内急，脐下冷痛，及奔豚小肠气攻冲脐腹，舌淡、苔白腻，脉虚缓。现临床上常用于慢性胃肠炎等胃肠道疾病属阴脾肾不足者。阴虚发热及内热炽盛者忌用。

## ～∽ 腰痿方 ∽～

【来源】《丹溪心法》卷四·痿五十六。

【组成】黄芪一钱五分　苍术一钱　白术　橘皮　泽泻各半钱　人参　白茯苓　升麻各三分　麦门冬　归身　生地黄　曲末　猪苓各二分　酒柏　柴胡　黄连各

一分　五味子九个　甘草炙，二分

【用法】上每服半两，水煎，空心服。

【功效】健脾燥湿，补养下元。

【主治】湿热成痿，以燥金受湿热之邪，是绝寒水生化之源，源绝则肾亏，痿厥之病大作，腰以下痿软瘫痪不能动。症见舌强不能言，足废不能用，口干渴，舌红苔薄，脉沉细弱。

【方解】脾主肌肉，肾主骨，脾肾之阴阳两虚，致使筋骨失养，故见筋骨痿软无力，甚则足废不能用。此类病证常见年老及重病之后。治宜补养下元为主。方用苍术为君，辛、苦，温，归脾、胃、肝经，能健胃安脾，诸湿肿非此不能除。白术健脾益气，燥湿利水，乃扶植脾胃，散湿除痹之要药也；橘皮理气健脾，能凿脾家之湿，使滞气运行，诸症自疗矣；人参大补元气，复脉固脱，补脾益肺；茯苓甘利水渗湿，健脾宁心，能利窍祛湿；当归补血活血，亦血中之圣药也；泽泻利水渗湿，泄热，化浊降脂；猪苓解热除湿，行窍利水，然水消则脾必燥，水尽则气必走；生地黄甘寒，清热凉血，养阴生津；麦冬、五味子滋养肺肾，金水相生，壮水以济火，均为臣药。酒黄柏苦寒，归肾膀胱经，清热燥湿，泻火解毒，除骨蒸；升麻清热解毒，升举阳气；脾胃引经最要药也。神曲化水谷宿食、癥结积滞，健脾暖胃。

【临证提要】腰痿方治湿热成痿，以燥金受湿热之邪，是绝寒水生化之源，源绝则肾亏，痿厥之病大作，腰以下痿软瘫痪不能动。临床上以症见舌强不能言，足废不能用，口干渴，舌红苔薄，脉沉细弱为辨证要点。

## ～ 一老人奉养太过方 ～

【来源】《丹溪心法》卷二·泄泻十。

【组成】黄芩炒，半两　白术炒，二两　白芍酒拌炒　半夏泡，各一两　神曲炒

山楂炒，各一两半

【用法】上为末，青荷叶包饭烧熟，研丸如梧子大。食前白汤下。

【功效】消食行气，健脾燥湿。

【主治】饮食伤脾，常常泄泻，亦是脾泄。食少难消，脘腹痞闷，大便溏薄，倦怠乏力，苔腻微黄，脉虚弱。

【方解】本方证由脾虚胃弱，运化失常，食积停滞，郁而生热所致。脾胃纳运无力，故见食少难消，大便溏薄；气血生化不足，则倦怠乏力，脉象虚弱；食积阻滞气机，生湿化热，故脘腹痞闷，苔腻微黄。治当健脾与消食并举。本方重用白术为君，健脾祛湿以止泻。山楂、神曲、麦芽消食和胃，除已停之积，是为臣药。半夏辛温，理气化湿，和胃止呕；黄芩清热燥湿，可清解食积所化之热，又可厚肠止痢；白芍抑肝木而扶脾土，皆为佐药。诸药合用，脾健则泻止，食消则胃和，诸症自愈。本方的配伍特点：补气健脾药与消食行气药同用，为消补兼施之剂，补而不滞，消不伤正。

【临证提要】一老人奉养太过方治饮食伤脾，常常泄泻，亦是脾泄。临床上以食少难消，脘腹痞闷，大便溏薄，倦怠乏力，苔腻微黄，脉虚弱为辨证要点。

## 〜〜 一人瘫左方 〜〜

【来源】《丹溪心法》卷一·中风一。

【组成】酒连　酒芩　酒柏　防风　羌活　川芎　当归半两　南星　苍术　人参一两　麻黄　甘草三钱　附子三片

【用法】上丸如弹子大。酒化服。

【功效】温通经络，祛风化痰，解痉定搐。

【主治】瘫左，脏腑功能失调所致的风病。症见头眩晕，震颤，四肢抽搐，口眼㖞斜，语言謇涩，半身不遂，甚或突然昏倒，不省人事，舌暗紫，脉弦滑。

**【方解】** 方中附子气雄性悍，走而不守，温通经络；配以南星祛风化痰，解痉定搐，共为君药。语言与手足运动障碍，除经络痹阻外，与血虚不能养筋相关，且风药多燥，易伤阴血，脾为气血生化之源，故配苍术健脾渗湿；人参益气健脾，以化生气血；以羌活、防风辛散之品，祛风散邪，加强君药祛风之力，并为臣药。以当归、川芎养血活血，使血足而筋自荣，络通则风易散，寓有"治风先治血，血行风自灭"之意，并能制诸风药之温燥；酒黄连、酒黄芩、酒黄柏清热，是为风邪郁而化热者设，以上共为方中佐药。取麻黄走表之功；甘草调和诸药之能；同热酒调服，取其通经络，行气血之功，为佐使。

**【临证提要】** 一人瘫左方治瘫左，脏腑功能失调所致的风病。临床上以症见头眩晕，震颤，四肢抽搐，口眼㖞斜，语言謇涩，半身不遂，甚或突然昏倒，不省人事，舌暗紫，脉弦滑为辨证要点。

## 一人体肥中风方

**【来源】**《丹溪心法》卷一·中风一。

**【组成】** 苍术　南星　酒芩　酒柏　木通　茯苓　牛膝　红花　升麻　浓朴　甘草

**【用法】** 上丸如弹子大。酒化服。

**【功效】** 化痰息风。

**【主治】** 体肥中风，脏腑功能失调所致的风病。症见头眩晕，震颤，四肢抽搐，口眼㖞斜，语言謇涩，半身不遂，甚或突然昏倒，不省人事，舌暗紫，脉弦。

【方解】本方具有化痰息风之功效。主治中风痰湿壅盛之证。脾为生痰之源。方中以苍术为君药，以其辛香苦温，入中焦能燥湿健脾，使湿去则脾运有权，脾健则痰湿得化；方中南星苦凉，长于清热而化痰，又能解痉定搐，二者共为君药。痰湿阻碍气机，且气行则湿化痰去，故方中臣以厚朴，与苍术相伍，行气以除湿，燥湿以运脾，使滞气得行，痰浊得祛；茯苓健脾运湿以化痰，俱为臣药，以助苍术、厚朴之力。木通善能清热渗湿，利水通淋，且苦寒渗热；以牛膝、红花活血通经，使血足而筋自荣，络通则风易散；酒黄芩、酒黄柏清热，是为风邪郁而化热者设，以上共为方中佐药。取升麻升举之功；甘草调和诸药之能为佐使。

【临证提要】一人体肥中风方治体肥中风，脏腑功能失调所致的风病。临床上以症见头眩晕，震颤，四肢抽搐，口眼㖞斜，语言謇涩，半身不遂，甚或突然昏倒，不省人事，舌暗紫，脉弦为辨证要点。

## 抑青丸

【来源】《丹溪心法》卷四·胁痛七十一。

【组成】黄连半斤

【用法】上为末，蒸饼糊丸服。

【功效】清热利湿。

【主治】胁痛，属肝火者。症见胁肋胀痛或灼热疼痛，口苦口黏，胸闷纳呆，恶心呕吐，小便黄赤，大便不爽，或兼有身热恶寒，身目发黄，舌红、苔黄腻，脉弦滑数。

【方解】本方证由湿热蕴结，肝胆失疏，络脉失和所致。治当清热利湿。方中单用黄连清热燥湿，泻火解毒，针对胁痛之因，以治其本。黄连苦寒，易伤脾胃，蒸饼糊丸以顾护脾胃，祛邪而不伤正。

【临证提要】抑青丸治胁痛，属肝火者。临床上以症见胁肋胀痛或灼热疼痛，口苦口黏，胸闷纳呆，恶心呕吐，小便黄赤，大便不爽，或兼有身热恶寒，身目发黄，舌红、苔黄腻，脉弦滑数为辨证要点。

## ～∽ 应 痛 丸 ∽～

【来源】《丹溪心法》卷三·脚气五十五。

【组成】赤芍药半两，煨，去皮　草乌半两，煨，去皮尖

【用法】上为末，酒糊丸。空心服十丸，白汤下。

【功效】祛湿清热，疏风止痛。

【主治】脚气痛不可忍，此药为劫剂。遍身肢节烦痛，或肩背沉重，或脚气肿痛，脚膝生疮，舌苔白腻微黄，脉弦数。

【方解】本方所治证候乃因邪留滞经脉，气血运行不畅，故遍身肢节烦痛；湿热下注，则脚气肿痛，脚膝生疮。治疗宜以祛湿为主，辅以清热疏风止痛。方中川乌祛风湿，温经止痛，可开通关腠，有明显止痛作用。赤芍苦寒，可凉血活血，散瘀止痛。

【临证提要】应痛丸治脚气痛不可忍。临床上以症见遍身肢节烦痛，或肩背沉重，或脚气肿痛，脚膝生疮，舌苔白腻微黄，脉弦数为辨证要点。

## ～∽ 增损如圣汤 ∽～

【来源】《丹溪心法》卷四·口齿七十八。

【组成】桔梗二两　甘草炙，一两半　防风半两　枳壳汤浸去穰，二钱半

【用法】上为末。每服三钱，水煎，食后服。

【功效】宣肺下气，宽胸利膈。

【主治】心肺风热，攻冲会厌，语声不出，咽喉妨闷肿痛，舌红、苔白或微黄，脉浮数。

【方解】本方具有宣肺下气，宽胸利膈的功效。方中桔梗宣肺利咽，重用为君。枳壳行气宽中为臣，与桔梗同用，一上一下，一升一降，升而复降，降而复升，宣肺下气，宽胸利膈。防风祛风解表，散心肺风热为佐药。炙甘草兼有调和诸药之功。全方共奏宣肺下气，宽胸利膈之功。

【临证提要】增损如圣汤宣肺下气，宽胸利膈。临床上以心肺风热，攻冲会厌，语声不出，咽喉妨闷肿痛，舌红、苔白或微黄，脉浮数为辨证要点。

## ～✿ 炸洗脚气方 ✿～

【来源】《丹溪心法》卷三·脚气五十五。

【组成】威灵仙　防风　荆芥　地骨皮　当归　升麻　朔藋

【用法】上煎汤炸洗。

【功效】祛风湿，通经络。

【主治】下肢水肿。风湿侵袭，感受于下，经络不通，足胫肿而重痛，舌红或淡红、苔白，脉濡缓。

【方解】本方具有祛风湿，通经络之功效，故主治风湿为患，下肢水肿。威灵仙，性善下行，除下部湿气为君。防风祛一身之风而胜湿；荆芥祛风透邪，宣散壅结，二药共为臣药。地骨皮清虚热凉血；当归养血和血以扶正，共为佐药。升麻为升提之品，既能清热解毒，又可提升阳气；朔藋甘寒清热利湿活血，为佐使药。

【临证提要】炸洗脚气方治下肢水肿。临床上以风湿侵袭，感受于下，经络不通，足胫肿而重痛，舌红或淡红、苔白，脉濡缓为辨证要点。

## ᨑ枳 实 丸ᨑ

【来源】《丹溪心法》卷三·积聚痞块五十四。

【组成】白术二两　枳实　半夏　神曲　麦芽各一两　姜黄　陈皮各半两　木香一钱半　山楂一两

【用法】上为末，荷叶蒸饭为丸，梧子大。每服一百丸，食后姜汤下。

【功效】行气消痞，燥湿化痰。

【主治】积聚痞块。

【方解】枳实苦辛微寒，行气消痞，《名医别录》云"主除胸胁痰癖，逐停水，破结实……"，故为君药。陈皮、半夏为二陈汤，燥湿化痰，理气和中；白术苦温性燥，燥湿运脾共为臣药。山楂、神曲、麦芽消食化积，行气散瘀为佐药；木香行气化滞，共为佐药。荷叶芬芳升清，以之裹烧又用米饭为丸，与白术协力则更增强滋养胃气之功为使药。

【临证提要】枳实丸治积聚痞块。枳实行气消痞；陈皮、半夏燥湿化痰，理气和中；白术苦温性燥，燥湿运脾；山楂、神曲、麦芽消食化积，行气散瘀；木香行气化滞，共为佐药；荷叶芬芳升清，以之裹烧又用米饭为丸，与白术协力则更增强滋养胃气之功。

## ᨑ枳缩二陈汤ᨑ

【来源】《丹溪心法》卷四·破滞气七十九。

【组成】砂仁　枳实　茯苓　半夏　陈皮　甘草炙

【用法】水煎，生姜五片。

【功效】健脾消痰，顺气宽膈。

【主治】气痰证。症见胸膈痞闷，恶心呕吐，肢体困倦，或中不快，或发为寒热，或因食生冷，脾胃不和，或头眩心悸，舌苔白润，脉滑。

【方解】本方具有健脾消痰，顺气宽膈之功效。主治证属湿痰气痰动膈。方中砂仁理气健脾，燥湿醒脾，化湿开胃为君药。枳实破气消积，化痰散痞，顺气宽膈；半夏辛温性燥，善燥湿化痰，降逆和胃；橘红理气燥湿祛痰，燥湿以助半夏化痰之力，理气可使气顺则痰消，三药合用为臣药。痰由湿生，湿自脾来，故佐以茯苓健脾渗湿，湿去则脾旺，痰无由生；兼加生姜者，以其降逆化饮，既能制半夏之毒，又能助半夏、橘红行气消痰，和胃止呕。以甘草为使药，调和药性而兼润肺和中。诸药合用，标本兼顾，健脾消痰，顺气宽膈，为祛痰的通用方剂。

【临证提要】枳缩二陈汤治积聚痞块气痰证。临床上以症见胸膈痞闷，恶心呕吐，肢体困倦，或中不快，或发为寒热，或因食生冷，脾胃不和，或头眩心悸，舌苔白润，脉滑为辨证要点。

## ～ぅ 治肥人湿痰方 ⊱～

【来源】《丹溪心法》卷二·痰十三。

【组成】苦参　半夏各钱半　白术二钱半　陈皮一钱

【用法】上咀，作一服，姜三片，竹沥半盏，水煎。食远，吞三补丸十五丸。

【功效】燥湿化痰。

【主治】肥胖，脾虚湿盛之肥胖。舌胖大、边有齿痕、苔白或厚腻，脉弦滑。

【方解】方中半夏辛温，燥湿化痰，且和胃降逆，为君药。陈皮理气行滞，气顺则痰消；白术健脾祛湿，制生痰之源，二药协助君药共为臣药。苦参清热燥湿利小便，使湿气从小便去为佐药。竹沥通达诸窍；姜汁制半夏之毒为使药。

【临证提要】治肥人湿痰方治肥胖，脾虚湿盛之肥胖。临床上以形体肥胖，身体沉重，肢体困倦，或伴脘痞胸满，或伴头晕、口干而不欲饮，其舌胖大、边有齿痕、苔白或厚腻，脉弦滑为辨证要点。


## ～೦⊙ 治妇人形瘦方 ⊙೦～


【来源】《丹溪心法》卷二·咳嗽十六。

【组成】青黛　栝楼仁　香附童便浸晒干

【用法】上为末。姜蜜调噙化。

【功效】疏肝健脾，泻火清润。

【主治】夜热痰嗽，咳嗽呛急，咯痰不爽，涩而难出，咽喉干燥哽痛，郁结难舒，或月经不调，舌红或暗红、苔白而干，脉弦细。

【方解】此方证因肝郁乘脾，以致肺气上逆，咳嗽呛急，咯痰不爽，涩而难出，咽喉干燥哽痛；苔白而干为燥痰之佐证。方中青黛泻肝胆，散郁火为君。香附疏肝解郁，理气调经为臣。瓜蒌子甘寒微苦，清肺润燥，开结涤痰，利气开郁，润肠通便为佐药。全方泻火清润并用，肝肺同调，如此则肺得清润而燥痰自化，宣降有权而咳逆自平。

【临证提要】治妇人形瘦方治肝郁乘脾之证。临床上以夜热痰嗽，咳嗽呛急，咯痰不爽，涩而难出，咽喉干燥哽痛，郁结难舒，或月经不调，舌红或暗红、苔白而干，脉弦细为辨证要点。

# ～ 治寒包热而喘方 ～

【来源】《丹溪心法》卷二·哮喘十四。

【组成】半夏　枳壳炒　桔梗　片芩炒　紫苏　麻黄　杏仁　甘草

【用法】上水煎服。

【功效】散表寒，清肺热，平喘。

【主治】喘息痰咳，外感风寒，邪热壅肺所致。症见喘息有痰，恶寒发热，口干渴，舌红、苔白或黄，脉浮数。

【方解】本方证是表邪入里化热，肺失宣降所致。方中麻黄辛温，开宣肺气以平喘，开腠解表以散邪；杏仁味苦，降利肺气而平喘咳，与麻黄相配宣降相因，二者为君药。紫苏发散表邪，行气宽中，宣肺止咳；枳壳苦温，理气宽中，与桔梗相配，一升一降，是畅通气机，宽胸利膈的常用组合为臣。半夏化痰；黄芩清泻里热为佐药。甘草既能益气和中，又能调和于寒温宣降之间为使药。天寒，加桂枝以温经通脉。

【临证提要】治寒包热而喘方治喘息痰咳。临床上以外感风寒，邪热壅肺所致，症见喘息有痰，恶寒发热，口干渴，舌红、苔白或黄，脉浮数为辨证要点。

# ～ 治霍乱方 ～

【来源】《丹溪心法》卷二·霍乱十二。

【组成】苍术　厚朴　陈皮　葛根各一钱半　滑石三钱　白术二钱　木通一钱　甘草炙

【用法】上锉。入姜煎汤，下保和丸四五十丸。

【功效】理气，健脾，燥湿。

【主治】内有所积，外有所感，致成吐泻。内伤湿滞，湿浊中阻，脾胃不和，升降失常。症见脘腹疼痛，胸膈满闷，恶心呕吐，肠鸣泄泻，舌苔白腻，脉濡缓。

【方解】本方证是内伤湿滞，湿浊中阻，脾胃不和，升降失常所致。湿浊中阻，气机不畅，本方故陈皮辛香而行，善疏理气机，条畅中焦，使升降有序为君药。葛根味辛升发，能升发清阳，鼓舞脾胃清阳之气上升，而奏止泻之效为臣。佐以苍术、白术、厚朴健脾行气化湿，气行则湿化；木通、滑石甘淡而寒，佐以利水湿。炙甘草调和药性为使药。

【临证提要】治霍乱方治内有所积，外有所感，致成吐泻。临床上以内伤湿滞，湿浊中阻，脾胃不和，升降失常，症见脘腹疼痛，胸膈满闷，恶心呕吐，肠鸣泄泻，舌苔白腻，脉濡缓为辨证要点。

## ～⌒ 治脚气肿痛方 ⌒～

【来源】《丹溪心法》卷三·脚气五十五。

【组成】芥子　白芷各等份

【用法】上为末，姜汁和敷贴。

【功效】祛风除湿，散寒通络。

【主治】湿邪侵袭于下。症见下肢肿痛、沉重，舌淡苔白，脉浮。

【方解】本方所治是风水或风湿，郁于下肢所致。风性开泄，湿性重浊，水湿郁于下肢，微有浮肿；内湿郁于肌肉、筋骨，则肢节疼痛；舌淡苔白，脉浮为风邪在表之象。方中白芷辛散温通，以散经络中之风邪，导风邪外出。芥子辛温，散寒通络。二者相伍，祛风通络，燥湿止痒，疏散祛风，并有消肿止痛之效。佐入生姜，和脾散水消肿。诸药相伍，祛风与除湿并用，使风湿俱去，诸症自除。

【临证提要】治脚气肿痛方治湿邪侵袭于下。临床上以症见下肢肿痛、沉重，舌淡苔白，脉浮为辨证要点。

## 治久嗽风入肺方

【来源】《丹溪心法》卷二·咳嗽十六。

【组成】鹅管石　雄黄　郁金　款花

【用法】上为末，和艾中。以生姜一片安舌上，灸之，以烟入喉中为度。

【功效】清肺止咳，理气祛痰。

【主治】咳嗽。风寒入肺，症见久咳不止，咽痒咳嗽，痰白，苔白，脉滑数者。

【方解】本方治证为外感咳嗽，经服解表宣肺药咳仍不止者。风邪犯肺，肺失清肃，虽经发散，因解表不彻而其邪未尽，故仍咽痒咳嗽。治法重在清肺止咳，理气祛痰。方中鹅管石温肺主治肺寒久嗽、虚劳咳喘为君。《本草汇言》："郁金，清气化痰，散瘀血之药也。其性轻扬，能散郁滞，顺逆气"；款冬花性苦能降，性寒能清，有清降肺气之功，二药为臣药。雄黄祛痰平喘兼为佐使。佐入生姜，更可解表。综观全方，药虽味少，用法独特，加减运用得宜，均可获效。

【临证提要】治久嗽风入肺方治咳嗽。临床上以风寒入肺，症见久咳不止，咽痒咳嗽，痰白，苔白，脉滑数者为辨证要点。

## ～ 治咳嗽劫药方 ～

【来源】《丹溪心法》卷二·咳嗽十六。

【组成】五味子五钱　甘草二钱半　五倍子　风化硝各四钱

【用法】上为末，蜜丸。噙化，又云干噙。

【功效】清肺降火，泻热通便。

【主治】咳嗽。肺热咳嗽，症见久咳不愈，大便秘结不通，舌苔焦黄或焦黑，脉虚。

【方解】本方证因邪热内伤，肺与大肠相表里，肺热下移，使得燥屎内结于肠。方中五味子酸涩收敛，性寒清降，敛肺止咳，为君；五味子收敛肺气，助君药敛肺止咳为臣。风化硝辛寒，能泻大肠实热为佐药。甘草调和诸药，并能利咽止咳为使药。诸药合用，既清肺降火又泻热通便，为上下同治之良方。

【临证提要】治咳嗽劫药方治肺热咳嗽，呕吐。临床上以症见久咳不愈，大便秘结不通，舌苔焦黄或焦黑，脉虚为辨证要点。

## ～ 治咳嗽气实方 ～

【来源】《丹溪心法》卷二·咳嗽十六。

【组成】罂粟壳四两，蜜炒去蒂膜　乌梅一两　人参半两　款冬花半两　桔梗半两　马兜铃一两　南星姜制，一两

【用法】上为末，蜜丸弹子大。噙化。

【功效】敛肺止咳，益气养阴。

【主治】久咳肺虚证。久咳不已，咳甚则气喘自汗，痰少而黏，脉虚数。

【方解】本方证为久咳伤肺，气阴两伤所致。久咳伤肺，肺气虚损，必致咳嗽不已，甚则气喘；肺主气属卫，肺气虚损，则卫外不固，而致自汗；久咳既伤肺气，亦耗肺阴，肺阴亏损，虚热内生，炼液成痰，故痰少而黏，脉虚而数。治宜敛肺止咳，益气养阴，佐以降气化痰。方中重用罂粟壳，其味酸涩，善能敛肺止咳，为君药。臣以酸涩之乌梅收敛肺气，助君药敛肺止咳以治标；人参益气生津以补肺。佐以款冬花清降肺气；桔梗宣肺祛痰；马兜铃降肺气，又能化痰；制南星燥湿化痰。诸药配伍，敛中有宣，降中寓升。全方总以敛肺止咳为主，兼顾气阴，是为治疗久咳肺虚之良方。无虚热者可服，汗多者亦用之。

【临证提要】治咳嗽气实方治久咳肺虚证。临床上以久咳不已，咳甚则气喘自汗，痰少而黏，脉虚数为辨证要点。

## 治咳嗽声嘶方

【来源】《丹溪心法》卷二·咳嗽十六。

【组成】青黛　蛤粉

【用法】上为末。蜜调，噙化。

【功效】清肝利肺，凉血化痰，降逆除烦。

【主治】血虚火多，久咳，声音嘶哑，心烦口渴，舌红苔白，脉滑数者。

【方解】本方由两味药组成。本方为治肝肺实热，痰火上逆所致的咳嗽，暗哑，咳血，心烦易怒，口干口渴，咽膈不利的良药。方中青黛清肺、肝之热，凉血解毒为君药。蛤壳清泻肺热，化稠痰为臣药。二药合用善清肺、肝经之热，共奏清肝利肺，凉血化痰，降逆除烦之功。

【临证提要】治咳嗽声嘶方治肝肺实热，痰火上逆所致的咳嗽。临床上以血虚火多，久咳，声音嘶哑，心烦口渴，舌红苔白，脉滑数为辨证要点。

# 治咳痰方

【来源】《丹溪心法》卷二·喘十五。

【组成】礞石半两　风化硝二钱半　半夏二两　白术一两　茯苓　陈皮各七钱半黄芩半两

【用法】上为末，粥丸。

【功效】清热燥湿，理气化痰。

【主治】咳嗽痰多，胸脘痞闷，身重，眩晕，大便燥结，苔黄厚腻，脉滑数。

【方解】本方证多由脾失健运，湿无以化，湿聚成痰，郁积而成。湿痰为病，犯肺致肺失宣降，则咳嗽痰多；阻于胸膈，气机不畅，则感痞闷不舒；流注肌肉，则肢体困重；阻遏清阳，则头目眩晕。治宜理气健脾，燥湿化痰。方中青礞石秉金石之质，剽悍之性，下气逐痰，平肝镇惊，能攻逐陈积伏匿之顽痰，为君药。半夏辛温性燥，善能燥湿化痰；风化硝取其消痰化结，与半夏相合，一燥一润，一辛一咸，意在消解顽痰，相制为用；陈皮既可理气行滞，又能燥湿化痰，与半夏相配，不仅相辅相成，增强燥湿化痰之力，而且体现治痰先理气，气顺则痰消之意，三药共为臣药。茯苓、白术健脾渗湿，渗湿以助化痰之力，健脾以杜生痰之源；黄芩苦寒，清上焦之火热，以除痰热之源，为佐药。综合本方，结构严谨，标本兼顾，燥湿理气祛已生之痰，健脾渗湿杜生痰之源，共奏清热燥湿，理气化痰之功。

【临证提要】治咳痰方治脾失健运，湿无以化，湿聚成痰，郁积而成，湿痰为病，犯肺致肺失宣降的咳嗽。临床上以咳嗽痰多，胸脘痞闷，身重，眩晕，大便燥结，苔黄厚腻，脉滑数为辨证要点。

# ～◦ 治 劳 方 ◦～

【来源】《丹溪心法》卷四·惊悸怔忡六十一。

【组成】朱砂　当归身　白芍　侧柏叶<sub>炒，五钱</sub>　川芎　陈皮　甘草<sub>各二钱</sub>黄连<sub>炒，一钱半</sub>

【用法】上为末，猪心血丸服。

【功效】补养心血，除烦安神。

【主治】心血亏虚，心血虚导致心气涣散，心神不守，血虚生内热导致的热扰心神。症见心悸怔忡，心烦失眠，心虚胆怯等，舌质淡，脉弱无力。

【方解】本方具有补养心血，除烦安神的功效。治疗由心血亏虚导致的心气涣散。人之所主者心也，心之所养者血也。心血一虚，神气不守，此惊悸之所肇端。本方以当归身、白芍、川芎为君以养血行血。陈皮为臣理气健脾以运化诸药。以相对较大剂量的朱砂来安心神；黄连味苦所以入心，补而清虚热；用侧柏叶以清血分之热而坚阴，此乃丹溪补阴之要药；更有将诸药为末，与猪心血做丸服用，大大加强了补养心血的作用。诸药合用，从而达到补心血安心神的作用，正如丹溪所说："治劳役心跳大虚证"。

本方与李东垣的朱砂安神丸均可以镇心安神。但前者补养心血的力道较后者更强；而后者补阴清热之力较前者更强。故朱砂安神丸对阴虚内热明显者更为适宜，选方时宜慎用。

【临证提要】治劳方治心血亏虚，心血虚导致心气涣散，心神不守，血虚生内热导致的热扰心神。临床上以症见心悸怔忡，心烦失眠，心虚胆怯等，舌质淡，脉弱无力为辨证要点。

## ～◎ 治劳嗽吐红方 ◎～

【来源】《丹溪心法》卷二·咳嗽十六。

【组成】人参　白术　茯苓　百合　红花　细辛　五味子　官桂　阿胶　黄芪　半夏　杏仁　甘草　白芍　天门冬

【用法】上锉。水煎。

【功效】益气生津，培土生金。

【主治】久咳，呕血，神疲乏力，心悸气短，舌淡、苔白，脉沉迟者。

【方解】方中人参益气生津以补肺；阿胶滋阴养血以润肺；黄芪、白术、茯苓益气健脾，培土生金；共为君药。臣以百合、天冬养阴润肺；细辛温肺化饮；杏仁降肺气。佐以五味子敛肺止咳；白芍和营养血；少佐肉桂以鼓舞气血生长；红花通利血脉，化瘀止血；半夏燥湿化痰和胃。甘草调和药性为使药。若热，去桂，用桑白皮、麻黄不去节、杏仁不去皮同煎。

【临证提要】治劳嗽吐红方治咳嗽。临床上以久咳，呕血，神疲乏力，心悸气短，舌淡、苔白，脉沉迟者为辨证要点。

## ～◎ 治老人气虚而淋方 ◎～

【来源】《丹溪心法》卷三·淋四十三。

【组成】人参　白术　木通　山栀

【用法】杜牛膝（一合）上以水五钟煎，耗其四而留其一，去滓，入麝香少许。空心服之。

【功效】清热利水，益气通淋。

【主治】死血作淋，痛不可忍，此证亦能损胃不食。症见尿频尿急，小便淋沥不畅，涩痛，小腹坠胀，不思饮食。舌淡苔腻，脉濡细。

【方解】本方为治疗气淋的常用方，治宜清热利水，益气通淋。方中以人参、白术健脾益气为君药。木通"体滑主利窍，味淡主渗热"，上清心火，下利小便，使湿热之邪从小便而去为臣药。佐以栀子清泄三焦，通利水道以利小便。诸药合用，清热通淋补益兼备，使祛邪不伤正，扶正不碍邪。综合本方，用药精妙，配伍得当，攻补兼施，为邪正合治之良方。

【临证提要】治老人气虚而淋方治死血作淋，痛不可忍，此证亦能损胃不食。临床上以症见尿频尿急，小便淋沥不畅，涩痛，小腹坠胀，不思饮食，舌淡苔腻，脉濡细为辨证要点。

## ～ 治燥湿痰方 ～

【来源】《丹溪心法》卷二·赤白浊四十四。

【组成】南星　半夏各一两　蛤蚧粉二两

【用法】上为末，神曲糊丸如梧子大，青黛为衣。每服五十丸，姜汤下。

【功效】燥湿化痰。

【主治】燥湿痰，亦治白浊因痰者。痰湿阻肺之咳嗽痰多，胸膈胀满痞闷，气急呕恶，舌淡苔腻，脉滑。

【方解】本方证多因素体虚弱，加之痰浊内扰所致。方中半夏辛温，燥湿化痰，和胃止呕，为君药。臣以南星，取其甘而微寒，清热化痰，除烦止呕。半夏与南星相伍，一温一凉，化痰和胃，止呕除烦之功备；臣以蛤蚧粉补益肺肾，纳气平喘。使以姜汤，用为开痰之先导。综合全方，温凉兼进，令全方不寒不燥，理气化痰俾气顺则火降，火清则痰消，痰消则诸症悉除。湿痰加苍术燥湿化痰；食积痰加神曲、麦芽、山楂健胃消食；热加青黛以泻火。

【临证提要】治燥湿痰方治燥湿痰，亦治白浊因痰者。临床上以症见痰湿阻肺之咳嗽痰多，胸膈胀满痞闷，气急呕恶，舌淡苔腻，脉滑为辨证要点。

## ⌒⌒ 治疟病发渴方 ⌒⌒

【来源】《丹溪心法》卷二·疟八。

【组成】生地黄　麦门冬　天花粉　牛膝　知母　葛根　炒柏　生甘草

【用法】上咬咀，水煎。

【功效】滋阴润燥。

【主治】疟病口渴。寒热往来，肢体酸痛，胸闷呕恶，口渴心烦，大便秘结，小便短赤，舌红绛、苔少，脉弦数。

【方解】方中生地黄清热养阴，壮水生津为君药。麦冬甘寒清润，滋阴润燥；天花粉清热润燥，生津止渴，二药为臣药，增加君药滋阴作用。牛膝引热下行；知母清热解毒；葛根甘凉清热生津；炒黄柏清热利湿为佐药。使以生甘草调和诸药。

【临证提要】治疟病发渴方治疟病口渴。临床上以寒热往来，肢体酸痛，胸闷呕恶，口渴心烦，大便秘结，小便短赤，舌红绛、苔少，脉弦数者为辨证要点。

## ⌒⌒ 治疟寒热头痛方 ⌒⌒

【来源】《丹溪心法》卷二·疟八。

【组成】人参　白术　黄芪　黄芩　黄连　山栀　川芎　苍术　半夏　天花粉

【用法】上咀。水二盅，姜三片，煎服。

【功效】清热燥湿，化浊解毒。

【主治】温疫或疟疾，邪伏膜原证。憎寒壮热，或一日三次，或一日一次，发无定时，胸闷呕恶，头痛烦躁，脉弦数，舌边深红、舌苔垢腻，或苔白厚如积粉，脉洪数；或寒热头痛如破，渴饮冰水，外多汗出。

【方解】本方证因温疫秽浊毒邪伏于半表半里，邪正相争，故见憎寒壮热；温疫热毒内侵入里，导致呕恶、头痛、烦躁、苔白厚如积粉等秽浊之候。此时邪不在表，忌用发汗；热中有湿，不能单纯清热；湿中有热，又忌片面燥湿。方用黄芩、黄连苦寒，清热燥湿，栀子清泄三焦之热，共为君药。臣以川芎上行头目，为治头痛之要药。人参、天花粉清热润燥，生津止渴；白术、苍术健脾祛湿；半夏燥湿化痰为佐药。全方合用，共奏开达膜原，辟秽化浊，清热解毒之功，可使秽浊得化，热毒得清，阴津得复，则邪气溃散。

【临证提要】治疟寒热头痛方治温疫或疟疾，邪伏膜原证。临床上以憎寒壮热，或一日三次，或一日一次，发无定时，胸闷呕恶，头痛烦躁，脉弦数，舌边深红、舌苔垢腻，或苔白厚如积粉，脉洪数；或寒热头痛如破，渴饮冰水，外多汗出为辨证要点。

## ～◇ 治 疝 方 ◇～

【来源】《丹溪心法》卷四·疝痛七十四。

【组成】枳实十五片，一作橘核　山栀炒　山楂炒　吴茱萸炒，各等份

【用法】上为末，酒糊丸服。或为末，生姜水煎服，或长流水调下一二钱，空心。

【功效】通行气血，散结止痛。

【主治】诸疝。

【方解】方中山楂酸甘，入脾胃肝经，能通行气血，化瘀散结而止痛。枳实破气除痞，消积导滞，与山楂合用增强行气消积之力。栀子善清肝胆湿热；吴茱萸散寒止痛，疏肝降逆。本方寒、热、气、血、积皆治，可止诸疝之痛。湿胜，加荔枝核（炮）。

【临证提要】治疝方治诸疝。临床上以少腹部与阴囊部牵连坠胀疼痛，甚则控引睾丸，立则下坠，阴囊胀大，卧则入腹，阴囊肿胀自消，重则以手推托方能复原回腹，舌淡或暗、苔薄白，脉弦为辨证要点。

## 〜〜 治湿热食积痰流注方 〜〜

【来源】《丹溪心法》卷三·脚气五十五。

【组成】苍术　黄柏　防己　南星　川芎　白芷　犀角　槟榔

【用法】上为末，酒糊丸服。

【功效】清热燥湿，消食化积。

【主治】湿热食积痰流注。足膝红肿，脓肿溃破，脘腹胀满，舌红、苔黄腻，脉滑数。

【方解】本方证病因为湿热、食积郁久化热，痹阻筋脉，以致筋骨疼痛，足膝红肿，或为脚气，舌苔黄腻是为湿热之征。方中黄柏取其苦以燥湿，寒以清热，其性沉降，长于清下焦湿热；苍术辛散苦燥，长于健脾燥湿，二药相伍，清热燥湿，共为君药。臣以胆南星苦凉，清热化痰；防己祛风行水；白芷辛温能祛风除湿止痛，消肿排脓。佐以川芎活血行气；犀角清热凉血；槟榔化食积。诸药相配，共奏清热燥湿，消食化积之功。血虚加牛膝、龟甲以养血；肥人，加化痰药以化痰除湿。

【临证提要】治湿热食积痰流注方治湿热食积痰流注。临床上以足膝红肿，脓肿溃破，脘腹胀满，舌红、苔黄腻，脉滑数为辨证要点。

## ～ 治嗽血方 ～

【来源】《丹溪心法》卷二·咳嗽十六。

【组成】红花　杏仁去皮尖　枇杷叶去毛　紫草茸　鹿茸炙　木通　桑白皮

又云加大黄

【用法】上为末，炼蜜丸。含化。

【功效】降气祛痰，止咳平喘，清热凉血。

【主治】咳嗽，痰多，咳血，舌红苔黄，脉弦数。

【方解】本方证因素体多痰，壅滞于肺，不得宣降，郁而化热，灼伤肺络所致。症见咳嗽，痰多，咳血等。治宜宣肺降气，止咳平喘，清热祛痰，凉血止血。方中红花行血，和血，祛瘀；紫草茸苦寒能清热凉血，为君药。杏仁降气平喘，止咳祛痰；枇杷叶味苦能降，性寒能清，清降肺气；桑白皮清泄肺热，止咳平喘，共为臣药。鹿茸益精血以滋其源；木通清热利水，使热从小便去，为佐药。诸药合用，共奏清肺化痰止血之功，使肺复宣降，痰化咳平，血自止。

【临证提要】治嗽血方治素体多痰，壅滞于肺，不得宣降，郁而化热，灼伤肺络所致咳嗽。临床上以咳嗽，痰多，咳血，舌红苔黄，脉弦数为辨证要点。

## ～ 治痰热方 ～

【来源】《丹溪心法》卷二·痰十三。

【组成】 黄芩　香附　半夏<sub>姜制</sub>　贝母　栝楼仁　青黛

【用法】 作丸子。

【功效】 清热化痰，理气止咳。

【主治】 痰热证。咳嗽气喘，痰多色黄，胸闷，心烦，舌红、苔黄腻，脉滑。

【方解】 本方证因痰阻气滞，郁久化热，痰热互结所致。痰热为患，壅肺则肺失清肃，故见咳嗽气喘，咯痰黄稠；阻碍气机，则胸膈痞闷；痰热扰乱心神，可见烦躁不宁。治宜清热化痰，理气止咳。方中贝母苦甘微寒，润肺清热，化痰止咳；瓜蒌子甘寒，长于清热化痰，尚能导痰热从大便而下，二者共为君药。制半夏虽属辛温之品，但与苦寒之黄芩相配，一化痰散结，一清热降火，既相辅相成，又相制相成，共为臣药。治痰者当须降其火，治火者必须顺其气，故佐以青黛清肝火，泄肺热；香附行气开郁。诸药合用，化痰与清热、理气并进，俾气顺则火降，火清则痰消，痰消则火无所附，诸症悉除。

【临证提要】 治痰热方治痰热证。临床上以咳嗽气喘，痰多色黄，胸闷，心烦，舌红、苔黄腻，脉滑为辨证要点。

## ～ 治痰湿方 ～

【来源】 《丹溪心法》卷二·痰十三。

【组成】 苍术<sub>三钱</sub>　白术<sub>六钱</sub>　香附<sub>一钱半</sub>　白芍<sub>酒浸炒，二钱半</sub>

【用法】 上为末。蒸饼丸服。

【功效】 燥湿运脾，行气化痰。

【主治】 痰湿证。腹痛，腹泻，四肢沉重，乏力倦怠，舌苔薄白，关脉不调。

【方解】脾为太阴湿土，居中州而主运化，其性喜燥恶湿，湿邪滞于中焦，则脾运不健，且气机受阻，湿为阴邪，其性重着黏腻，故为肢体沉重，怠惰嗜卧；湿邪中阻，下注肠道，则为泄泻。治当燥湿运脾为主，兼以行气，使气行则湿化。方中以苍术为君药，以其辛香苦温，入中焦能燥湿健脾，使湿去则脾运有权，脾健则湿邪得化。以白术为臣，助君药健脾祛湿，以治生痰之源。佐以香附解郁行气止痛；白芍敛阴止泻。诸药合用，脾得健运，痰湿自消。

【临证提要】治痰湿方治痰湿证。临床上以腹痛，腹泻，四肢沉重，乏力倦怠，舌苔薄白，关脉不调为辨证要点。

## ～◌ 治痰嗽方 ◌～

【来源】《丹溪心法》卷二·痰十三。

【组成】黄芩 酒洗一两半　贝母　南星各一两　滑石　白芥子去壳，各半两　风化硝二钱半

【用法】上为末。汤泡蒸饼丸服。

【功效】清肺化痰止咳。

【主治】咳嗽，气喘，痰黄难咯，小便短赤，苔黄腻，脉滑数。

【方解】本方证为痰郁化火，痰热互结所致。痰热为患，壅肺则肺失清肃，故见咳嗽气喘，咯黄痰。治宜清热化痰止咳。贝母苦甘微寒，润肺清热，化痰止咳为君药。芥子长于豁痰，利气散结；南星燥湿化痰；风化硝取其消痰化结，与南星相制为用以消解顽痰，共为臣药。黄芩苦寒，清上焦之火热，以除痰热之源；滑石清热利尿，使湿热从小便去，为佐药。全方以清热化痰为主，且润肺而不留痰，化痰又不伤津，则肺得清润而燥痰自化，宣降有权而咳逆自平。

【临证提要】治痰嗽方治痰热咳嗽。临床上以咳嗽，气喘，痰黄难咯，小便短赤，苔黄腻，脉滑数为辨证要点。

## ～治痰嗽久远方～

【来源】《丹溪心法》卷二·咳嗽十六。

【组成】佛耳草　款冬花二钱　鹅管石　雄黄半钱

【用法】上为末。铺艾上，卷起，烧烟吸入口内，细茶汤送下。

【功效】宣肺化痰，止咳平喘。

【主治】痰咳日久不愈。症见咳嗽，咳痰，气短，喘促，苔白厚，脉弦滑。

【方解】本方证为痰湿所致。肺失清降，肺气上逆，故见咳痰喘逆等症。治宜宣肺止咳平喘。佛耳草功善止咳平喘为君药。鹅管石温肺主治肺寒久嗽，虚劳咳喘为臣；款冬花性苦能降，有清降肺气之功，亦为臣药。雄黄祛痰平喘兼为佐使。诸药相配，肺气得以宣降，痰化咳止。

【临证提要】治痰嗽久远方治痰咳日久不愈。临床上以症见咳嗽，咳痰，气短，喘促，苔白厚，脉弦滑为辨证要点。

## ～治心嘈索食方～

【来源】《丹溪心法》卷三·嘈杂三十五。

【组成】白术　黄连　陈皮

【用法】作丸，白汤下，七八十丸，数服而止。

【功效】健脾祛湿，清热化痰。

【主治】痰火所致脘腹胀闷不适，心中嘈杂不舒，多食易饥，舌红、苔黄厚腻，脉滑数。

【方解】本方证因脾胃纳运无力，生湿化热，故脘腹痞闷、嘈杂，苔腻微黄。治当燥湿化痰为主。本方用白术为君，健脾燥湿化痰。臣以陈皮芳香之品，功能理气开胃，醒脾化湿，可解除脘腹痞闷。黄连清热燥湿，且可清解痰湿所化之热，为佐药。诸药合用，健脾祛湿，清热化痰，诸症自愈。

【临证提要】治心嘈索食方治脘腹痞闷。临床上以痰火所致脘腹胀闷不适，心中嘈杂不舒，多食易饥，舌红、苔黄厚腻，脉滑数者为辨证要点。

## ∽ 治一人风热痰嗽方 ∾

【来源】《丹溪心法》卷二·咳嗽十六。

【组成】南星　海粉各二两　半夏一两　青黛　黄连　瓜蒌子　石碱　萝卜子各半两　皂角炭　防风各三钱

【用法】上为末，神曲糊丸服。

【功效】清肺化痰，理气止咳。

【主治】风热痰嗽。内有痰湿复感风热所致咳嗽痰多，痰黄稠，口渴，心烦，胸脘痞闷，胸痛，或心胸闷痛，舌红、苔黄腻，脉浮滑数。

【方解】本方证为本有痰湿，又感风热之邪，痰热互结，痰热为患，壅肺则肺失清肃，故见咳嗽气喘，咯痰黄稠；阻碍气机，则胸膈痞闷；痰热扰乱心神，可见心烦。治宜清肺化痰，理气止咳。制半夏、南星辛温燥湿化痰，与苦寒之黄连相配，一化痰散结，一清热除痞，辛开苦降，共为君药。瓜蒌子清热涤痰，宽胸散结，尚能导痰热从大便而下；青黛清肺、肝之热，凉血解毒以除烦；海粉清泻肺热，化稠痰，共为臣药。萝卜子（莱菔子）消食导滞，下气祛痰；防风祛肌表之风热为佐药。石碱《本草衍义补遗》："去湿热，消痰，磨积块"；皂角炭祛痰止咳，为使药。诸药合用，气顺痰消，诸症悉除。

【临证提要】治一人风热痰嗽方治风热痰嗽。临床上以内有痰湿复感风热所致咳嗽痰多，痰黄稠，口渴，心烦，胸脘痞闷，胸痛，或心胸闷痛，舌红、苔黄腻，脉浮滑数为辨证要点。

## ∽◇ 治郁痰方 ◇∽

【来源】《丹溪心法》卷二·咳嗽十六。

【组成】白僵蚕　杏仁　栝楼仁　诃子　贝母　五倍子

【用法】上为末，糊丸梧子大。每服五十丸，白汤下。

【功效】理气化痰解郁。

【主治】郁痰。气郁痰凝，阻滞脉络所致咳嗽，少痰，咯痰不爽，口干渴，四肢不利，苔少或干，脉细数。

【方解】本方证由痰阻气滞，气郁化热，痰热互结，脉络阻滞所致。方中贝母苦甘微寒，润肺清热，化痰止咳；瓜蒌子甘寒微苦，清肺润燥，开结涤痰，与贝母相须为用，是为润肺清热化痰的常用组合，共为君药。诃子酸涩而苦，其既收又降，既能收敛肺气止咳，又能清肺利咽开音；五倍子性寒味酸，能敛肺止咳，又能清降肺火，二者共为臣药。佐以杏仁加强君臣止咳平喘功效；僵蚕化痰散结通络而利四肢。诸药合用，肺得清润，顽痰得化而诸症自除。

【临证提要】治郁痰方治郁痰。临床上以气郁痰凝，阻滞脉络所致咳嗽，少痰，咯痰不爽，口干渴，四肢不利，苔少或干，脉细数为辨证要点。

# ～·坠 痰 丸·～

【来源】《丹溪心法》卷二·咳嗽十六。

【组成】黑丑头末，二两　枳实炒，一两半　白矾三钱，枯一半　朴硝二钱，风化　枳壳一两半，炒　猪牙皂角二钱，酒炒

【用法】上为末，用萝卜汁丸。每服五十丸，鸡鸣时服。

【功效】清热祛痰，泻热通便。

【主治】痰火谵狂。谵语妄言，口渴，大便干结。舌苔黄燥或黑焦，脉沉实。

【方解】本方证为邪热与顽痰互结所致。实热内结，燥屎结聚肠中，大便干结；里热炽盛，上扰神明，故谵语狂妄；舌苔黄燥或焦黑燥裂，脉沉实是热盛津伤，痰热内结之征。方中黑牵牛子苦寒，泻下除积峻猛为君。芒硝咸寒润降，泻热通便，软坚润燥，以除燥坚，用以为臣。佐以猪牙皂角能祛顽痰；枳实、枳壳行气消痞，通腑降气；白矾燥湿化痰。诸药合用，痰火皆从大便而去，诸症自除。

【临证提要】坠痰丸治痰火谵狂。临床上以谵语妄言，口渴，大便干结，舌苔黄燥或黑焦，脉沉实为辨证要点。

# ～·紫草饮子·～

【来源】《丹溪心法》卷五·痘疮九十五。

【组成】紫草一两

【用法】上锉细，百沸汤大碗沃之，盖定，勿令气出，逐旋温服。

【功效】凉血活血，解毒透疹。

【主治】小儿气实，烦躁热炽，大便秘结。断乳婴孩童子，患疹痘疾，候初觉，多伤寒，面色与四肢俱赤，壮热头痛，腰背疼，足多厥冷，眼睛黄色，脉息但多洪数，绝大不定，小便赤少，大便多秘，舌红苔黄，脉浮数。

【方解】本方证为高热内盛所致。治宜凉血活血，解毒透疹。方中紫草性寒，味甘、咸，归心、肝经，既能活血凉血，又能解毒透疹，为治热毒血滞之疹疾、痘疾之要药。虽全方仅一味药，但其功效亦能使诸症得除。

【临证提要】本方治小儿气实，烦躁热炽，大便秘结。临床上以断乳婴孩童子，患疹痘疾，候初觉，多伤寒，面色与四肢俱赤，壮热头痛，腰背疼，足多厥冷，眼睛黄色，脉息但多洪数，绝大不定，小便赤少，大便多秘，舌红苔黄，脉浮数为辨证要点。